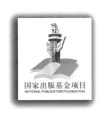

传染性相关肺炎
预防与康复

主　审　励建安　杨　毅

主　编　王红星　刘松桥

天津出版传媒集团

天津科技翻译出版有限公司

图书在版编目(CIP)数据

传染性相关肺炎预防与康复 / 王红星, 刘松桥主编
. —天津:天津科技翻译出版有限公司,2023.12
　　ISBN 978-7-5433-4417-4

　　Ⅰ.传… 　Ⅱ.①王… 　②刘… 　Ⅲ.①肺炎–防治 　②
肺炎–康复 　Ⅳ.①R563.1

　　中国国家版本馆 CIP 数据核字(2023)第 237058 号

传染性相关肺炎预防与康复

CHUANRANXING XIANGGUAN FEIYAN YUFANG YU KANGFU

出　　　版:天津科技翻译出版有限公司
出　版　人:刘子媛
地　　　址:天津市南开区白堤路 244 号
邮政编码:300192
电　　　话:(022)87894896
传　　　真:(022)87893237
网　　　址:www.tsttpc.com
印　　　刷:天津海顺印业包装有限公司
发　　　行:全国新华书店
版本记录:889mm×1194mm 　16 开本 　11.5 印张 　300 千字
　　　　　2023 年 12 月第 1 版 　2023 年 12 月第 1 次印刷
　　　　　定价:98.00 元

编者名单

主　审　励建安　杨　毅

主　编　王红星　刘松桥

副主编　胡正永　周　停

编者名单　(按姓氏汉语拼音排序)

常　炜　陈若暘　邓扬桥　高建芸　耿陶然

胡正永　黄丽丽　黄英姿　李国宏　刘松桥

陆雪松　潘　纯　单　纯　宋汝彦　王长松

王红星　王晓燕　谢剑锋　徐　亮　许　露

张　群　张　云　张爱娟　周　停　朱晓莉

序言一

2019 年，新型冠状病毒引起的疫情在全球暴发和蔓延，使人们意识到传染性相关疾病及其导致的肺炎对健康和生命的危害，正确防护是预防和阻止传染性相关肺炎感染和传播的关键。同时，大部分患者在救治过程中或治愈后，都存在不同程度的肺功能障碍和整体活动能力降低，安全、科学、有效的康复治疗可以有效降低并发症，改善身体活动能力，提高生活质量。因此，加强传染性相关肺炎的防护和康复治疗，对于普及和推广传染性相关肺炎的康复理念非常重要。

该书分别从传染性相关肺炎的防护、评估、康复治疗和护理等方面，进行了由浅入深的全面且细致的描述。本书的另一特点是，对中医传统的治疗手段，如中医和针灸在传染性相关肺炎治疗中的应用进行了阐述，丰富了传染性相关肺炎的治疗内容。

该书是广大医疗专业人员全面了解传染性相关肺炎的预防和康复治疗的重要参考工具。同时，该书也具有较好的科普性，有助于人民群众了解和掌握传染性相关肺炎预防和康复的基本知识。

祝贺本书出版的同时，也希望各位读者和同道能从此书中有所获益，让此书成为大家的良师益友。

2023 年 11 月

序　言　二

　　百年之前的"西班牙"流感肆虐，造成全球5亿人感染，5000万到1亿人死亡。近20年来传染性疾病，如严重急性呼吸综合征（SARS）、中东呼吸综合征（MERS）和甲型H1N1流感等，已经在全球，以及局部地区多次发生和流行，在寻找和控制感染源、控制传播途径的基础上，对感染人群进行临床治疗和康复救治等是减少死亡率和控制感染的重要措施。

　　"人民至上，生命至上"是医务人员的神圣使命，防治传染性疾病是保护人民健康的关键。现在我们还会想起当时面对未知的新型冠状病毒感染时的无助和坚定，无助的是面对新的、突发的、并不了解的传染性相关疾病，坚定的是我们已经有了面对SARS、MERS和H1N1等冠状病毒、流感病毒时积累的丰富经验。《传染性相关肺炎预防与康复》由众多临床一线的医务人员编写，对传染性相关肺炎的防护、预防、临床治疗、护理、功能评估和各种康复治疗进行了详细的阐述，对广大临床医生，尤其对从事传染性相关肺炎诊治相关的重症、急诊、呼吸、康复等临床医生有较好的参考价值。

　　"向着风，拥抱彩虹，勇敢地向前走，黎明的那道光，会越过黑暗"。本书的出版即是对过去经验的总结，我们深信，也会为未来面对突发传染性相关肺炎时提供指引。在此，对本书的出版表示衷心的祝贺，对编者的辛勤劳动致以深深的敬意！

杨毅

2023年11月

前　　言

传染性相关肺炎一直是人类发展进程中面临的巨大挑战。自 19 世纪初期的肺鼠疫，到 20 世纪相继暴发的高致病性流感病毒引起的甲型 H1N1 流感、H5N1 禽流感、猪流感、H7N9 禽流感流行，以及致命性冠状病毒感染引起的严重急性呼吸综合征(SARS)、中东呼吸综合征(MERS)，再到席卷全球的新型冠状病毒感染，都对人类健康和社会发展造成重大影响。新型冠状病毒感染的全球暴发，已造成全球超过 7 亿人感染，数百万人死亡(根据 WHO 统计，截至 2023 年 7 月 19 日)，再次给人类敲响了警钟——传染性相关肺炎仍是人类生命健康和社会发展的巨大威胁。面对如此严峻的全球疫情，在党和政府强有力的领导下，各地区各部门号召全民参与的科学防控，有效地阻断了新型冠状病毒感染在中国的大流行，有力地证明了科学防控是切断传染性肺炎传播和大流行的关键所在。因此，普及和加强对传染性相关肺炎的认识和防护尤为重要。

在寻找和控制传染源、切断传播途径的同时，对感染患者进行全面的支持治疗和康复治疗是减轻严重并发症和降低死亡率的重中之重。根据相关研究和临床观察，救治成功的传染性相关肺炎患者，其肺功能严重受损，均存在不同程度的肺功能减弱和障碍，并伴有全身耐力下降，影响日常生活和活动能力。康复治疗可显著改善传染性相关肺炎患者的功能恢复和预后，降低死亡率和致残率。因此，相关专业人员掌握传染性相关肺炎的临床表现、治疗方法和防止其向重症转化的干预措施，可以有效降低危重患者数量及死亡率。

为此，本书将从传染性相关肺炎的概述、防护、重症预防与临床治疗、康复评定、康复治疗、中医及针灸传统治疗、心理治疗等方面进行系统介绍，以使广大医疗专业人员掌握传染性相关肺炎的防护和临床干预，并了解传染性相关肺炎可能导致的功能障碍，及时开展相关的康复治疗，从而提高专业人员的临床救治和康复技能水平，以应对未来不可预知的传染性相关肺炎。

本书的编写团队具有丰富的临床经验，其中数位专家有参加 SARS、新型冠状病毒感染等一线抗疫临床医疗和防控工作的经历，保证了本书的实用性和先进性。

特别感谢美国医学科学院外籍院士励建安教授，以及曾在新型冠状病毒感染抗疫一线奋战的杨毅教授、黄英姿教授、潘纯教授等给予本书的大力支持和帮助。

由于时间和水平所限，错误在所难免，望广大读者给予批评指正。

目　　录

第1章

传染性相关肺炎的概述

第1节 概述

判断肺炎是否具有传染性,主要取决于引起肺炎的病原体。如果致病源有传染性,这时肺炎患者就具有传染性,那么称为传染性肺炎。细菌性肺炎是最常见的肺炎,由肺炎链球菌、金黄色葡萄球菌感染所致。一般情况下,细菌性肺炎不具有传染性,除非患者自身免疫力特别低下才会被传染。支原体肺炎、衣原体肺炎、军团菌肺炎这类不典型致病菌肺炎,具有一定传染性。冠状病毒[严重急性呼吸综合征(SARS)冠状病毒、中东呼吸综合征(MERS)冠状病毒、新型冠状病毒]、甲型流感病毒这类病毒性肺炎具有较强的传染性。传染性肺炎的传染源包括体内有病原体生长、繁殖并且能排出病原体的人和动物,包括患者、病原携带者和受感染的动物。不同的病原体有不同的传播途径,主要有飞沫传播、接触传播、气溶胶传播。病原体通过不同的传播途径感染易感人群,从而导致疾病的流行。

一、发病机制

从传染源、传播途径和易感者(宿主)角度来看,传染性肺炎的发生除了与病原体本身的毒力、感染途径及感染量有关外,宿主的年龄、呼吸道局部及全身的免疫功能状态等也是重要的影响因素。正常的呼吸道免疫防御机制使下呼吸道免于病原体感染,如果病原体数量多、毒力强和(或)宿主免疫系统受损,即可罹患肺炎。

病原体直接抵达下呼吸道,不断繁殖,可引起肺泡毛细血管充血、水肿、肺泡内纤维蛋白渗出及细胞浸润。

二、临床表现

1.起病情况

传染性肺炎大多呈急性病程,可因病原体、宿主免疫状态和并发症、年龄等不同而有差异。

2.胸部症状

咳嗽是最常见症状,可伴有或不伴有咳痰。

3.全身症状和肺外症状

发热是最常见的全身症状,可伴有寒战或畏寒。部分危重患者表现为低体温。

4.体征

发热患者常呈急性面容,重症患者合并呼吸衰竭时可有呼吸窘迫、发绀,合并感染性休克时可有低血压、四肢末梢湿冷。胸部体征随着病变范围、实变程度、是否合并胸腔积液等情况而异。

三、诊断与鉴别诊断

在传染性肺炎相关病原体的流行季节,如果患者有急性呼吸系统感染的症状和体征，并且胸部 X 线片有斑片状阴影或弥漫性间质性肺炎改变,应考虑传染性肺炎的可能,其确诊则依赖于病原学检查。对于该疾病的鉴别诊断,主要应与细菌性肺炎、肺结核、卡氏肺孢子菌肺炎等真菌性肺炎相鉴别。另外,还要与非感染性疾病,如血管炎、皮肌炎和机化性肺炎等鉴别。对疑似高传染性的病例,要尽可能采取快速抗原检测和多重聚合酶链式反应(PCR)等检测方法,对常见呼吸道病原体进行检测。

四、治疗原则

以对症治疗为主,必要时采取氧疗,同时注意隔离消毒,预防交叉感染。针对不同病原体选择合适的药物进行治疗。

第 2 节　支原体肺炎

支原体肺炎是由肺炎支原体引起的一种呼吸道和肺部急性炎症病变,常同时合并咽炎、支气管炎和肺炎。肺炎支原体是目前引起成人和儿童呼吸道感染的主要病原体之一,其感染率有逐年上升的趋势,占非细菌性肺炎的 1/3 以上。支原体肺炎有较强的传染性,主要通过呼吸道飞沫或气溶胶传播,潜伏期为 1~3 周,潜伏期内至症状缓解周均有传染性。由于该病的传染期较长,因此波及人群的隐性感染率较高。支原体肺炎常好发于儿童,经常在儿童聚集的场所及家庭成员中交叉传染,每隔 4~5 年会产生一次流行高峰,常发生于冬末春初的季节。由于罹患支原体肺炎患者的临床症状与体征常常轻微,甚至缺如,因此其容易被漏诊,或被误诊为某些细菌感染引起的肺部炎症,从而导致治疗时机的延误,其治疗效果不够理想。

一、发病机制

肺炎支原体是介于病毒和细菌之间的一种微生物,能在无生命培养基上生长繁殖,含有 DNA 和 RNA,无细胞壁,革兰染色阴性,但不易染色,能通过普通除菌滤器。肺炎支原体的发病机制主要有以下几点。

1.肺炎支原体与宿主细胞直接接触从而引起损害

肺炎支原体成功黏附到呼吸道上皮细胞是其定植和引起感染的前提条件,肺炎支原体黏附在呼吸道上皮细胞上可以有效躲避纤毛系统对其的清除作用。黏附在上皮细胞上的支原体经过一定程度的堆积,可使上皮细胞线粒体肿胀变性,宿主细胞能量代谢紊乱,纤溶系统失去生理功能,最终导致宿主细胞溶解死亡。

2.肺炎支原体入侵后引起免疫反应

肺炎支原体的细胞膜脂抗原与多种宿主细胞含有共同的抗原成分。在肺炎支原体感染的情况下,机体会产生自身抗体,对宿主细胞产生交叉反应,从而引起溶血性贫血,以及肾小球肾炎、心肌炎和脑炎等肺外并发症。

3.超抗原刺激

有学者报道,肺炎支原体感染后表现为三系血细胞减少及持续性 CD19+ 细胞减少,导致多形性红斑及全身多脏器损害等,认为其与选择性细胞毒性 T 细胞依赖的 B 细胞减少、超抗原激活 CD8+ T 细胞密切相关。

4.毒素的合成与释放

有研究表明,肺炎支原体通过一种名为社区获得性呼吸窘迫综合征毒素(MPN372)的毒力因子侵犯呼吸道,该毒素又被称为社区获得性呼吸道窘迫综合征毒素,其与百日咳毒素的 SI 亚基相似,具有 ADP-核糖转移酶活性及免疫原性。肺炎支原体感染后,MPN372 在体内合成,造成宿主细胞空泡化,并最终瓦解死亡。以上均为肺炎支原体的致病机制。近年来认为,肺炎支原体感染后致病及并发症的出现与机体免疫反应密切相关,可能伴有 Th1/Th2 细胞免疫失衡。

二、病理改变

肺部病变为支气管肺炎、间质性肺炎和细支气管炎。肺泡内可含有少量渗出液，并可发生灶性肺不张、支气管黏膜充血、上皮细胞肿胀、胞质空泡形成，有坏死和脱落现象。

三、临床表现

肺炎支原体感染的临床表现缺乏特异性。多数患者发病初期的临床表现类似于普通呼吸道感染，很少伴有大量气道脓性分泌物或颈部浅表淋巴结肿大。肺炎支原体感染的严重程度与致病菌数量及机体抵抗力密切相关。常见临床表现包括干咳、发热、肌痛、头痛及胃肠道症状。单纯肺炎支原体感染患者的肺部体征几乎正常，肺炎支原体感染波及其他系统、器官者会出现其他异常体征，如心动过缓等，但与伤寒、军团菌、鹦鹉热衣原体、立克次体感染等其他非典型感染相比，肺炎支原体感染所致心动过缓并不常见。此外，肺炎支原体患者的发热程度变化较大（从低热至超高热），发热前常出现畏寒症状。

1.肺部表现

干咳是肺炎支原体感染最常见的肺部表现，其程度从轻微清喉咙样症状到严重气道痉挛不等，且一般镇咳药物的治疗效果不佳，部分患者会出现胸闷、气促、咳嗽时胸痛等症状；有的肺炎支原体感染患者还会出现急性呼吸窘迫综合征（ARDS）或弥漫性肺泡出血。

2.肺外表现

（1）神经系统：据统计，神经系统受累者约占肺炎支原体感染患者的 10%，以儿童神经系统受累较常见；肺炎支原体感染所致神经系统的损伤程度不等，包括轻度脑膜刺激征、脑炎、脑膜炎、多发性神经病变、吉兰-巴雷综合征（GBS）、多发性脑神经麻痹及外周神经病变等。肺炎支原体感染所致早发型脑炎可根据临床表现及 PCR 确诊，但迟发型脑炎可出现假阴性结果。肺炎支原体感染所致致命性神经系统病变包括急性播散性脑脊髓炎、急性出血性脑白质炎、无菌性脑膜炎及继发于局部浸润的早发性横贯性脊髓炎。此外，肺炎支原体感染所致的免疫失调还可导致小脑功能障碍、迟发性横贯性脊髓炎、周围神经受累、脑神经麻痹等，但由于脑脊液培养出肺炎支原体的可能性极小，肺炎支原体感染所致神经系统受累只能依据血清肺炎支原体抗体检测及 PCR 确诊，因此肺炎支原体感染所致神经系统受累的早期诊断及治疗存在一定困难。

（2）心血管系统：心血管系统受累在肺炎支原体肺外感染中并不少见。心血管系统受累常见表现包括心包炎、心肌炎及心内膜炎等，且部分心血管系统受累患者并未伴有肺炎。

（3）消化系统：关于肺炎支原体感染所致消化系统受累的研究报道较多，消化系统受累常见表现包括食欲减退、恶心、呕吐、腹痛、腹泻、肝功能损伤及胰腺炎等。肺炎支原体感染所致肝功能损伤的临床转归较好，肺炎支原体感染所致早发性肝功能损伤可能与肺炎支原体直接侵袭及损伤肝细胞有关，而肺炎支原体感染所致晚发性肝功能损伤则可能由免疫反应及血管闭塞或损伤导致。

（4）泌尿系统：肺炎支原体感染所致泌尿系统受累的表现主要包括急性肾小球肾炎、肾病综合征、IgA 肾病、间质性肾炎及肾衰竭等。近年来，肺炎支原体相关性肾炎的发生率呈现逐年升高趋势，且以学龄儿童高发，已成为导致儿童急性感染后肾炎的重要原因。肺炎支原体相关性肾炎的主要表现包括血尿、蛋白尿、水肿、少尿、高血压及急性肾衰竭，病理类型包括膜增生型、系膜增生型、微小病变型等。与链球菌感染后急性肾小球肾炎相比，肺炎支原体相关性肾炎的潜伏期更短，但预后通常更好。

（5）皮肤：肺炎支原体感染所致皮肤受累主要涉及体表皮肤、口咽部黏膜、眼部及泌尿生殖道黏膜等，临床表现为多形性红斑、红色斑丘疹、荨麻疹、猩红热样皮疹、紫癜等。Stevens-Johnson 综合征是最常见的肺炎支原体感染所致的严重皮肤病表现。

（6）血液系统：肺炎支原体感染所致血液系统受累的主要表现包括溶血性贫血、血小板增多症、再生障碍性贫血、噬血细胞综合征、弥散性血管内凝血、血小板减少性紫癜、传染性单核细胞增多症、粒细胞减少症等。目前，肺炎支原体感染所致溶血性贫血的发病机制尚不明确，但有关于肺炎支原体抗体与冷凝集素存在交叉性的报道，而冷凝集素滴度与溶血性贫血的发生率及其严重程度呈正相关。

四、辅助检查

1.血常规检查

感染支原体肺炎时,血常规检查可表现为外周血白细胞计数及中性粒细胞计数正常或稍高,血沉增快。

2.X线检查

影像学表现变化多样,多为上肺或双肺受到累及,这和其他细菌所导致的肺炎表现比较具有一定的差异。其病变速度慢,完全被吸收需约5周的时间。可主要分为5种影像学表现:

(1)间质肺炎型:表现为肺纹理增粗、增多、模糊,可见网状阴影及细的不规则条纹状阴影。

(2)肺门周围炎型:表现为肺门阴影增大,结构及边界模糊不清,可呈球形或块状阴影,多为单侧。

(3)肺泡实变型:表现为云絮状阴影,以右下肺为主,呈扇形或楔形密度较模糊阴影,在阴影内可见致密的条索状和斑点状阴影。

(4)混合型:表现为同时存在间质改变与肺泡实质改变。

(5)并发症型:少部分患者可伴有淋巴结肿大,合并少量胸腔积液及胸膜反应性增厚。

3.病原体培养

病原体培养是通过检测呼吸道分泌物中的肺炎支原体来进行诊断的有效方法,因为肺炎支原体通常在患者出现呼吸道症状之前就可持续存在数周至数月,这种检测方法的特异性也很高,可达95%以上,但检测的敏感性不够好。

4.血清抗原、抗体测定

患者感染肺炎支原体后体内会产生特异性抗体,如IgG、IgM、IgE、IgA等。目前,在临床工作中最常检测的抗体类型是IgM和IgG两种。IgM是患者初次感染肺炎支原体后首先出现的抗体,一般在感染后的1周出现,2~4周后效价达到高峰,然后效价逐渐下降。极少数患者在感染后的数月仍可检测到肺炎支原体

IgM抗体。IgG抗体一般在IgM产生后出现,1个月后效价达到高峰,然后持续在体内存在。因此,若在患者体内检测到IgM抗体,则可作为近期感染肺炎支原体的依据。对于IgG抗体,需要在急性期和恢复期的两次血清样本中进行检测,若恢复期检测的IgG效价增高4倍以上,那么同样具有诊断意义。

值得注意的是,用分离培养和检测抗体的方法都不能达到早期诊断支原体感染的目的,而抗原检测可以弥补这一缺陷。因此,用已知的肺炎支原体抗体检测痰、咽拭、支气管灌洗液样本中的肺炎支原体抗原,或用基因探针检测标本中存在生物肺炎支原体的DNA,可做到早期快速诊断。

5.其他实验室检查

辅助诊断支原体肺炎的其他相关实验室检查项目包括补体结合试验、间接血凝抑制试验、冷凝集试验等,但由于受敏感性和特异性低、耗费时间长等限制,目前其在临床上的应用仍然受到一定限制。

五、诊断与鉴别诊断

需结合临床症状、影像学表现及血清学检查结果做出诊断。血清学试验有一定参考价值,尤其血清抗体增高4倍者,但多作为回顾性诊断。本病应与病毒性肺炎、军团菌肺炎相鉴别。

六、治疗原则

支原体肺炎的治疗与其他病原体肺炎的治疗原则基本相同,在止咳、化痰、平喘等对症治疗的同时选择有效抗生素。

1.抗生素的应用

早期适当使用抗生素可减轻症状及缩短病程。根据支原体的微生物学特性,常用的抗生素为四环素类、氟喹诺酮类和大环内酯类等药物,治疗疗程一般约为2周,对少数重症患者可考虑静脉给药,疗程一般为2~3周。由于氟喹诺酮类药物可使人体骨骼产生不良状况,四环素类药物可导致患者出现牙釉质和牙齿黄染等不良状况,因此,目前大环内酯类抗生素在支原体肺炎治疗中属于首选药物之一。其中,因为

红霉素对人体胃肠道刺激性较大,并可导致转氨酶和血胆红素增高,而克拉霉素和阿奇霉素等大环内酯类药物具有耐药性低、用药次数少、半衰期长、穿透组织力较强等优势,所以大环内酯类药物目前在临床应用中呈现一定优势。

2.免疫抑制剂的应用

免疫治疗目前主要有特异性免疫治疗和非特异性免疫治疗。特异性免疫治疗目前尚未完全在临床上被推广,主要原因是特异性肺炎支原体的疫苗、病原体成分等的相关研究多处于试验阶段。非特异性免疫治疗主要是应用各类免疫抑制剂和免疫调节剂。由于目前认为支原体肺炎合并肺外并发症的状况是人体免疫系统对肺炎支原体做出的一种免疫反应,因此,在疾病急性期,疾病状况较为严重,或部分患者出现肺部疾病迁延、治愈时间长的问题,或伴随有肺间质纤维化或肺不张的患者,可在短期治疗中给予激素等治疗,以尽可能恢复由肺炎支原体感染引起的机体免疫功能紊乱状态。已有报道称肾上腺皮质激素的使用对加快病情恢复具有一定作用,常用氢化可的松 5~10mg/(kg·d)静脉点滴,或泼尼松 1~2mg/(kg·d)分次口服,疗程为 3~5 天。应用激素治疗时,应注意排除肺结核病变。

3.中药的应用

根据中医辨证,肺炎属于温热病范畴中的"风温犯肺""肺热咳嗽"等证。常用的中药有麻黄、杏仁、甘草、生石膏、银花、苏子等。

第3节 衣原体肺炎

肺炎衣原体系 20 世纪 80 年代发现的一种衣原体新种,是儿童和成人急性及慢性呼吸道感染的常见病原体,不仅可引起咽炎、鼻窦炎、中耳炎及下呼吸道感染,而且在支气管哮喘、慢性阻塞性肺疾病(COPD)、结节病的发病中也起到重要作用。肺炎衣原体是一种专性细胞内寄生菌,最初感染是宿主细胞将有感染性的原体吸入,在吞噬体内的原体经二分裂繁殖为始体,后者经组织再生形成包涵体,其内含有许多成熟的原体。随后被感染的宿主细胞破裂而释放出原体,再感染其他细胞,或排出体外成为感染致病源。肺炎衣原体细胞为圆形,革兰染色呈阴性,不含糖原,碘染色阴性,具有革兰阴性细菌类似的细胞壁且对广谱抗生素敏感。目前发现人类是肺炎衣原体的唯一宿主,即肺炎衣原体属严格的人类病原体,不存在动物中间宿主,目前仅有一种血清型。肺炎衣原体的传染途径是呼吸道分泌物的人–人传播,无症状携带状态和长期的微生物排泌(某些患者可达 1 年以上)有助于其传播。因此,在半封闭的环境,如家庭、学校、军队及其他人口集中的工作区域可存在小范围的流行。

一、发病机制

肺炎衣原体感染时主要引起单核巨噬细胞反应,由于肺泡巨噬细胞是肺脏的主要炎症反应调节细胞,因此它可能作为肺炎衣原体贮主和传播的载体,在慢性肺炎衣原体感染持续存在中起重要作用。肺炎衣原体可能通过促进细胞因子分泌及其具有的革兰阴性菌内毒素样作用引起机体的炎症反应,其中干扰素可能在导致或延长肺炎衣原体感染中起重要作用。肺炎衣原体感染倾向慢性、潜在、易复发,导致宿主的免疫超敏感性,从而易于感染其他病原体。

二、病理改变

肺炎衣原体肺部感染的组织病理学特征是伴有细支气管炎的间质性肺炎,并有轻至中度血管炎性改变。炎性浸润在感染早期以多形核粒细胞占优势,后期则以单核细胞浸润为主。尽管在相当长的时间内可以从感染的肺组织中分离出肺炎衣原体,但感染是不致命的,肺组织病变可以完全恢复正常或仅残留轻度病变。仅有个别动物的肺部病变较重,但均见于反复感染者。由于尚未有人感染肺炎衣原体后的病理改变描述,因此尚不清楚人感染肺炎衣原体后是否会出现同样的肺部病理改变。

三、临床表现

肺炎衣原体主要引起急性呼吸道感染,包括肺炎、支气管炎、鼻窦炎、中耳炎、咽炎、喉炎等,其中肺炎占 50% 以上,急性支气管炎占 25%,鼻窦炎、咽炎,以及中耳炎则不到 5%。通常以上呼吸道感染的症状以咽痛、声嘶等起病,继而出现咳嗽、咳痰、胸痛、呼吸困难等。肺炎衣原体感染复发较为常见,尤其抗生素治疗不充分时,少数可伴随肺外表现,如脑炎、吉兰-巴雷综合征。发热少见,白细胞总数增加不常见。

四、诊断与鉴别诊断

肺炎衣原体肺部感染的临床症状及 X 线片表现均无特异性,故确诊有赖于实验室检查。最可靠的方法是进行肺炎衣原体培养,取鼻咽部或咽后壁拭子、气管和支气管吸出物、肺泡灌洗液等标本培养,分离物可用肺炎衣原体的特异性单克隆抗体进行鉴定。但由于肺炎衣原体的培养要求高,一般实验室难以做到。应用 PCR 试验对上述标本进行检测对诊断有很大帮助,但需要注意质量控制,以防止出现假阳性结果。微量免疫荧光试验(Mm)是目前国际上标准的且最常用的肺炎衣原体血清学诊断方法。血清学诊断标准为:MIF 试验 IgG≥1:512 和(或)IgM≥1:32,或双份血清抗体滴度 4 倍或以上升高,在排除类风湿因子所致的假阳性后可诊断为近期感染。临床上应注意将其与支原体肺炎、病毒性肺炎及其他衣原体所致肺炎相鉴别。

五、治疗原则

目前,肺炎衣原体感染主要应用四环素、红霉素治疗,多西环素、阿奇霉素、克拉霉素、氟喹诺酮类抗菌药物等也是有效的。首选治疗为红霉素,每次 0.5g,每日 4 次;或多西环素,首剂 0.2g,以后每次 0.1g,每日 2 次;或四环素(不用于妊娠女性和儿童),每次0.25~0.5g,每日 4 次;口服,疗程均为 21 天。新生儿和婴儿的用量为红霉素每日 40mg/kg,疗程 2~3 周。一般 1~2 个疗程有效。应当注意,即使用此疗法,部分病例仍可复发。某些资料表明,四环素、红霉素及喹诺酮类抗菌药物对肺炎衣原体感染的疗效并非很好,而大环内酯类抗生素,如阿奇霉素、罗红霉素、克拉霉素的疗效较好。通常用法为克拉霉素每次 0.5g,每日 2 次,疗程为 21 天;阿奇霉素,第 1 天 0.5g,后 4 天每次 0.25g,每日 2 次。肺炎衣原体对氟喹诺酮类也敏感,如氧氟沙星或托氟沙星(每次 0.2g,每日 2 次)可用于成人患者的治疗,但不推荐用于儿童。由于肺炎衣原体感染常合并其他病原菌,因此,在对其他病原体感染进行治疗时,要注意有无合并肺炎衣原体感染的可能,并进行相应的治疗。值得注意的是,对肺炎衣原体感染的治疗,如果四环素或红霉素的剂量太小,或疗程太短,常使患者的全身不适、咳嗽等症状持续数月之久。

第 4 节　病毒性肺炎

病毒性肺炎是由病毒侵入呼吸道上皮细胞而引起的肺间质及实质性炎症,免疫功能正常或抑制的个体均可罹患。常见的病毒有甲型流感病毒、乙型流感病毒、副流感病毒、腺病毒、呼吸道合胞病毒和冠状病毒。近年来,由于免疫抑制药物被广泛应用于肿瘤、器官移植,以及艾滋病的发病患者数逐年增多等,单纯疱疹病毒、麻疹病毒、巨细胞病毒等都可引起严重的肺炎。其中部分病毒具有高传染性,主要有 SARS 冠状病毒、禽流感病毒 A/II5N1、甲型 H1N1 流感病毒。最值得关注的是,自 2019 年 12 月以来,全球陆续发现了多例新型冠状病毒感染的肺炎患者。该病是一种急性呼吸道传染病,2020 年世界卫生组织(WHO)将其命名为新型冠状病毒肺炎(COVID-19)。2020 年 2 月,国家卫生健康委员会 1 号公告将新型冠状病毒感染的肺炎纳入《中华人民共和国传染病防治法》规定的乙类传染病,并采取甲类传染病的预防、控制措施。新型冠状病毒属于 β 属冠状病毒,有包膜,颗粒呈圆形或椭圆形,常为多形性。其基因特征与 SARS-CoV 和 MERS-CoV 有明显不同。

一、流行病学

据 WHO 估计,全球每年 4.5 亿肺炎患者中有 400 万人死亡,占死亡人口的 7%。病毒仍然是引起成人社区获得性肺炎的第二大病原体,大多可自愈。其流行时间多在秋冬交替,暴发或散发流行。其中呼吸道合胞病毒(RSV)的典型流行时间是每年或每隔 1 年的晚秋,鼻病毒多在秋季和春季流行。而副流感病毒、腺病毒全年均可流行。近年来，由于新型变异病毒的不断出现，产生多地区，甚至全球范围的暴发流行，患者的死亡率较高，其成为公共卫生防御的重要疾病之一。

导致新型冠状病毒感染的新型冠状病毒是近期最值得关注的病毒，它的传染源主要包括两方面：新型冠状病毒感染的患者及无症状感染者。从临床资料分析来看，新型冠状病毒感染的患者是导致疾病流行的主要传染源，新型冠状病毒感染患者的传染性存在个体差异。可以确定的新型冠状病毒感染传播途径主要为直接传播、气溶胶传播和接触传播。直接传播是指患者打喷嚏、咳嗽、说话的飞沫、呼出的气体近距离直接被吸入导致的感染；气溶胶传播是指飞沫混合在空气中，形成气溶胶，被吸入后导致感染；接触传播是指飞沫沉积在物品表面，接触污染物后，再接触口腔、鼻腔、眼睛等黏膜而导致感染。人群对新型冠状病毒普遍易感。

SARS 的传染源有两个主要问题：SARS-CoV 的病毒来源和临床病例的传染源。果子狸和貉等野生动物是 SARS-CoV 的宿主之一。目前确定的主要传播途径为人与人的近距离飞沫传播、直接接触和间接接触传播，有研究提出可能通过气溶胶传播及尿液、汗液接触传播。主要传播时期是从发热开始到疾病恢复，共 3~4 周时间。目前的研究表明，潜伏期、隐性感染者及康复出院的患者没有传染性。一般认为人群普遍易感，需要隔离与出现症状的感染者密切接触过的人群。

甲型 H1N1 流感最初于墨西哥发生并迅速蔓延，该疾病因含有人流感、禽流感和猪 2 种流感病毒基因片段，可以在人与人之间传播，传播途径与普通流感类似，主要为飞沫传播，也通过手接触感染性分泌物而接触口鼻传播，该病毒的传染期是确诊病例发病前 1 天至发病后 1 周，幼儿传染期可能更长。针对甲型 H1N1 流感，我国卫生计划委员会颁布了甲型 H1N1 流感诊疗方案，方案中指出，应及时确诊，早期治疗。

禽流感 A/H5N1 病毒在自然界中广泛存在，我国暴发的禽流感病毒主要来源于鹅，禽流感主要以直接的禽类-人呼吸道传播为主，发病前 1 周有患病禽类接触史是该病主要的危险因素。虽然有报道称禽流感存在聚集性发病的情况，但发病成员有共同暴露史，因此缺乏确切的人传人证据。

二、发病机制

大多数呼吸道病毒都可引起病毒性肺炎，一般儿童发病率高于成人，婴幼儿高于年长儿。流行性感冒病毒是成年和老年人病毒性肺炎最为常见的病原，婴幼儿病毒性肺炎则常由呼吸道合胞病毒感染所致。器官移植和骨髓移植患者易引起巨细胞病毒性肺炎。病毒性肺炎主要为吸入性感染，通过人与人的飞沫传播，主要由上呼吸道病毒感染向下蔓延所致，常伴气管-支气管炎，患者可同时受两种或两种以上病毒感染，并可继发细菌感染，免疫抑制宿主还常继发真菌感染。

目前关于流感病毒的致病机制研究相对较多。流感病毒通过血凝素结合呼吸道上皮细胞含有唾液酸受体的细胞表面，通过细胞内吞作用进入细胞，病毒基因组在细胞核内进行转录和复制，继而复制出大量新的子代病毒颗粒，病毒颗粒通过呼吸道黏膜进行扩散并感染其他细胞。流感病毒感染人体后，可以诱发细胞因子风暴，导致全身炎症反应，出现 ARDS、休克及多脏器功能衰竭。

冠状病毒的致病机制类似，SARS-CoV 的致病过程为病毒与 ACE2 受体结合，继而侵犯气管上皮细胞及肺泡上皮细胞，引起过度免疫反应和急性肺损伤。SARS-CoV 感染可以促进生成多种细胞因子，其中趋化因子干扰素可以诱导蛋白-10 表达升高，从而激活 JAK/STAT 信号转导通路，最终导致免疫应答损伤肺部。人禽流感的发病机制尚不明确，有研究认为该病毒可能感染主要表达 α-2,3-糖苷唾液酸受体的 2 型肺泡上皮细胞和巨噬细胞，从而导致发病。

三、病理改变

病毒可对机体造成直接损伤，另外自身免疫性损伤在病毒性肺炎中也起着重要作用。病毒入侵细支气管上皮可引起细支气管炎，感染波及肺间质和肺泡而引起肺炎。病变部位充血、出血，并出现由单核细胞参与的强烈炎性反应。肺泡内可有含纤维蛋白单核细胞，偶尔还有多形核白细胞的炎性渗液，严重病例可出现透明膜，导致肺泡弥散功能严重受损。肺泡细胞和吞噬细胞内可以看到特征性的病毒包涵体。肺炎病灶多为局灶性或弥漫性，偶也可呈实变。病变吸收后，可留有程度不等的肺纤维化或结节性钙化。

引起肺炎的病毒中以流感病毒和呼吸道合胞病毒最常见。流感病毒的特点是胞膜中含有神经氨酸酶,可以经飞沫传播进入呼吸道。病毒在呼吸道黏膜细胞中生长、增生,继而引起上皮细胞破坏、黏膜充血水肿及细胞变性脱落等局部改变,病毒侵入血液后对全身器官有广泛毒性作用。流感病毒经由气管、支气管蔓延至细支气管,可以引起间质性肺炎。呼吸道合胞病毒属于副黏病毒,婴幼儿易感,由于其呼吸道缺少分泌型IgA,来自母体的IgG抗体与合胞病毒在肺组织中形成抗原抗体复合物,从而产生局部变态反应,其有可能是产生严重肺炎的重要原因。腺病毒在呼吸道黏膜侵犯上皮细胞而繁殖3~5天后使患者发生上呼吸道急性炎症,并蔓延至附近组织,进入血液循环形成病毒血症而引起全身病变。巨细胞病毒属B组病毒疱疹病毒科,该病毒进入人体后首先分布在上皮细胞和肠系膜血管内皮细胞中。通过血行感染,可经大单核细胞及淋巴细胞播散至肺、肝、脾、骨髓及中枢神经系统,肺脏受巨细胞病毒感染后主要表现为肺间质改变。病变吸收后,可留有纤维化或结节性钙化。肺和免疫器官是SARS病毒攻击的主要靶器官。肺部早期变化为脱屑性肺泡炎性改变,恢复期呈机化性肾小球样肺炎变化。病变吸收后,可遗有程度不等的肺纤维化。新型冠状病毒感染的肺脏呈不同程度的实变。渗出细胞主要为单核和巨噬细胞,易见多核巨细胞。Ⅱ型肺泡上皮细胞显著增生,部分细胞脱落。Ⅱ型肺泡上皮细胞和巨噬细胞内可见包涵体。肺泡隔血管充血、水肿,可见单核和淋巴细胞浸润及血管内透明血栓形成。肺组织灶性出血、坏死,可出现出血性梗死。部分肺泡腔渗出物机化和肺间质纤维化。肺内支气管黏膜部分上皮脱落,腔内可见黏液及黏液栓形成。少数肺泡过度充气、肺泡隔断裂或囊腔形成。电镜下支气管黏膜上皮和Ⅱ型肺泡上皮细胞胞质内可见冠状病毒颗粒。免疫组化染色显示部分肺泡上皮和巨噬细胞呈新型冠状病毒抗原阳性,RT-PCR检测新型冠状病毒核酸阳性。

四、临床表现

1.症状

本病的临床表现与病毒种类、机体免疫状况等有关。常见的病毒性肺炎起始症状各异。起病一般较缓慢,临床症状通常较轻,可有发热、乏力、头痛、咽痛、鼻塞、流涕等上呼吸道感染症状。亦有少数病例起病较急,肺炎进展迅速。病变进一步发展累及肺实质,出现咳嗽、咳少量白色黏痰、气促等呼吸道症状。由于肺泡间质和肺泡内水肿,严重者会出现ARDS。如并发细菌感染,病情严重,死亡率较高。对于小儿、老年人,以及存在免疫缺损的患者,其临床症状常比较严重,有持续性高热、心悸、气急、发绀、意识障碍,甚至可发生休克、呼吸衰竭、心力衰竭等合并症。

新型冠状病毒感染患者的常见症状是发热、咳嗽、肌肉疼痛或疲劳;较不常见的症状是咳痰、头痛、咯血和腹泻;大多有基础性疾病,包括糖尿病、高血压和心血管疾病。并发症包括ARDS、急性心脏损伤、继发感染等,从收治的病例情况看,多数患者预后良好,少数患者病情危重。老年人和有慢性基础性疾病者预后较差。患有新型冠状病毒感染的孕产妇的临床过程与同龄患者相近。儿童病例症状相对较轻。

与新型冠状病毒感染患者不同的是,畏寒和寒战是SARS患者的特征性症状。临床数据统计显示,99%~100% SARS患者的首发症状为发热,近半数患者有肌肉疼痛和咳嗽症状,除此之外,患者还可能出现胃肠道症状和呼吸困难。老年人由于机体免疫功能下降,发热等症状可能不典型,但可能出现营养不良等并发症。ARDS是SARS患者的常见并发症,约25%的成年患者合并ARDS。此外,在SARS回顾性研究中发现,肾功能不全的患者较少见。

禽流感多为急性起病,早期临床表现可有发热、咳嗽、流涕、鼻塞、咽痛等。无畏寒、寒战等SARS特征性症状。禽流感的热程较短,一般为2~3天。然而,禽流感并发ARDS的比例高于SARS,80%以上患者可迅速进展为ARDS,约50%的患者可发展为多器官功能衰竭,其死亡率高达50%。

2.体征

除水痘-带状疱疹病毒性肺炎、麻疹病毒性肺炎有特征性皮疹出现外,大多数病毒性肺炎常无明显的体征,在部分患者可闻及细湿啰音。病情严重者有呼吸频率加快、发绀、肺部干湿啰音,甚至可见三四征及鼻翼扇动。

五、辅助检查

1.一般检查

外周血白细胞计数、中性粒细胞计数可正常或稍高，也可偏低。如白细胞计数明显增加，提示有继发细菌感染。重症患者明显年龄较大，有更多的潜在疾病，通常白细胞和中性粒细胞、D-二聚体、肌酸激酶水平升高，并伴淋巴细胞数明显减少。

2.影像学检查

胸部 X 线片征象常与症状不平行，且不同的致病源，其 X 线片表现亦有不同的特征。可见双肺纹理增粗、网状或斑片状密度增高模糊影，严重病毒感染者的两肺中下野可见弥漫性结节性浸润、间质性水肿、肺气肿等，少见大叶实变及胸腔积液。

3.病原学检查

对于病毒性肺炎与细菌性肺炎，很难从症状、体征、除病原学检查外的实验室检查及影像学表现上分辨出其致病病原，借助敏感性、特异性均较高的分子诊断学显得尤为重要。病毒性肺炎的病原学诊断依赖于呼吸道标本的病原检测。上气道标本因其微生态环境复杂，存在较高假阳性及假阴性可能，因此临床上诊断病毒性肺炎时有赖于获得下气道标本（如痰、支气管吸出物、支气管肺泡灌洗液等）。目前临床上常用的病毒检测方法包括病毒分离培养法、免疫荧光或酶联免疫抗原测定法等，用这些方法测定抗原、检测血清中特异性免疫球蛋白 M 和免疫球蛋白 G 抗体，以及通过 PCR 检测核酸。其中通过病毒分离培养法鉴定病毒有很高的敏感性和特异性，但该方法操作复杂、耗时长，同时对实验室要求条件高，在临床难以被广泛开展。免疫荧光或酶联免疫抗原测定法可以在数小时内得到结果，操作方法简便，是目前临床工作中的常用方法，但其敏感性受标本取材质量、病毒载量及试剂盒的限制，一般仅用于少数病毒的检测。PCR 方法可直接测定病毒核酸，在感染早期即可对疑似患者做出准确判断，其敏感性、特异性均较高，且具有高效性，目前已被广泛应用于临床。随着分子生物学的飞速发展，核酸恒温扩增技术、高通量测序技术等因其具有高敏感性、高特异性的特点，也越来越多地被应用于呼吸道病毒的检测。

六、诊断与鉴别诊断

1.诊断思路

病毒性肺炎的明确诊断依赖于病毒的核酸检测，临床诊断依赖于流行病学史、临床表现、实验室检查及影像学检查。在病毒感染的流行季节，根据患者有急性呼吸系统感染的症状和体征，以及胸部 X 线片有斑片状阴影或弥漫性间质性肺炎改变，外周血白细胞正常，并排除其他病原体引起的肺炎，应考虑病毒性肺炎的可能。确诊则有赖于病原学检查，包括病毒分离、血清学检查及分子病毒学检查等。呼吸道分泌物中细胞核内的包涵体可提示病毒感染，但并非一定来自肺部，需早期进一步收集肺活检标本或经纤维支气管镜获取的下呼吸道分泌物、支气管肺泡灌洗液标本来做培养分离病毒。血清学检测是目前临床诊断病毒感染的重要方法，可检测病毒特异性 IgG、IgM，双份血清病毒抗体滴度升高 4 倍以上有诊断意义，但早期诊断价值不大。

2.鉴别诊断

主要应与细菌性肺炎、支原体性肺炎、衣原体肺炎、肺结核、卡氏肺孢子虫肺炎、真菌性肺炎等相鉴别。一般根据发病季节、流行史及临床表现等方面，并结合实验室检查和 X 线胸片所见，有助于病毒性肺炎的诊断，并可与其他呼吸道疾病相鉴别。还要与非感染性疾病，如血管炎、皮肌炎和机化性肺炎等鉴别。

七、治疗原则

目前针对病毒性肺炎尚无统一指南。一般来说，抗病毒治疗应该是治疗的关键，但多数病毒具有高度的变异性，从而给治疗药物的研制造成巨大困难，特效抗病毒药物的研发仍然面临艰巨挑战。

1.对症支持治疗

（1）一般治疗：患者应保证充足的休息，严格隔离消毒以防止交叉感染。病房保持空气新鲜,温度、湿度适宜。适当饮水,进食营养丰富且易消化的食物。水摄入量不宜过多,避免发生稀释性低钠血症。发热患者可先进行物理降温,高热不退者在无禁忌情况下可适当使用解热镇痛类药物。适当补充液体,高热不退或摄入量不足时予以输液。

(2)呼吸道管理:病情严重者要注意加强护理,及时清理口鼻咽分泌物,保持呼吸道通畅,必要时注意给患者更换体位,避免误吸引起继发性的肺部感染。

(3)氧疗:低氧血症是导致肺炎患者死亡的危险因素,应监测血氧饱和度。可以根据低氧的严重程度选择经鼻导管、面罩或头罩给氧及经鼻高流量湿化氧疗等方法。

(4)通气支持:对难以纠正的低氧血症,可使用无创正压通气给氧。常用无创通气模式为持续气道正压通气或双水平气道正压通气。若应用无创通气1~2小时病情无好转,应进行机械通气。

2.药物治疗

(1)抗病毒治疗:目前已被批准用于临床治疗流感病毒性肺炎的药物有神经氨酸酶(NA)抑制剂、血凝素(HA)抑制剂、M2离子通道阻滞剂、RNA聚合酶(RdRps)抑制剂4种,前3种在我国上市。NA抑制剂是目前应用最广泛的药物,该药物作用于甲型及乙型流感病毒的NA蛋白,该类药有奥司他韦、扎那米韦、帕拉米韦。阿比多尔是一种血凝素抑制剂,也可用于成人甲、乙型流感的治疗。该药在我国的应用缺乏大样本临床数据,使用时需密切观察其疗效和不良反应。M2离子通道阻滞剂的代表药物有金刚烷胺和金刚乙胺,这类药物主要针对甲型流感M2蛋白的跨膜区,但该药目前不被推荐用于甲型流感病毒的治疗,由于它在甲型流感病毒中有广泛的耐药性。RNA聚合酶抑制剂是最新的针对病毒复制的药物,主要针对甲型和乙型流感病毒,包括核苷酸类似物法匹拉韦。另一种常用的抗病毒药物为利巴韦林,它是一种广谱抗病毒药物,属单磷酸次黄嘌呤核苷酸脱氢酶抑制剂。该药能抑制多种RNA/DNA病毒核酸的合成。针对新型冠状病毒感染,可试用干扰素、洛匹那韦/利托那韦、利巴韦林、磷酸氯喹、阿比多尔。使用时要注意上述药物的不良反应、禁忌证(患有心脏疾病者应禁用氯喹),同时要注意与其他药物的相互作用等问题。在临床应用中

进一步评价目前所试用药物的疗效。不建议同时应用3种及以上抗病毒药物,在出现不可耐受的副作用时应停止使用相关药物。对孕产妇患者的治疗,应考虑妊娠周数,尽可能选择对胎儿影响较小的药物,以及是否终止妊娠后再进行治疗等问题,并知情告知。

(2)抗细菌治疗:针对病毒性肺炎患者是否全部需要使用抗菌药物治疗的问题,目前国内外尚无明确共识。某些专家推荐指出,病毒性肺炎患者难以排除细菌感染且病毒感染后易继发细菌感染,如继发肺炎链球菌、流感嗜血杆菌感染等。但对于未合并细菌感染的病毒性肺炎患者是否需要经验性使用抗生素还存在争议。原则上应避免盲目或不恰当使用抗菌药物,尤其是联合使用广谱抗菌药物。

(3)糖皮质激素:病毒性肺炎是否应使用激素治疗仍然存在争议。目前已有研究证明,激素对呼吸道合胞病毒无效。在SARS暴发流行时,激素曾经被广泛应用于抗病毒治疗,但是激素也产生了不容忽视的副作用。2009年H1N1禽流感暴发流行时,有1/3的患者使用了大剂量激素,结果有研究显示,早期应用激素与患者较高死亡率和医院获得性肺炎(HAP)发生率明显相关,同时激素应用组的患者机械通气的时间也明显延长,所以并不推荐大剂量使用激素。也有研究表明,对于水痘-带状疱疹病毒和汉坦病毒性肺炎,在使用激素后可改善肺炎预后。因此,是否使用激素及激素使用的剂量、疗程都有待进一步研究。不推荐常规使用,但存在下列情况时可考虑应用糖皮质激素:①喘息、气促明显或合并支气管哮喘、间质性肺炎等;②中毒症状明显、合并缺氧性中毒性脑病等并发症者;③重症患者,特别是腺病毒肺炎合并高细胞因子血症者等。

(4)静脉注射人免疫球蛋白或恢复期血浆:由于呼吸道病毒的普遍存在,大多数静脉注射免疫球蛋白(IVIG)具有显著的抗体效价,包括对常见呼吸道病毒的中和抗体。严重病毒感染患者的恢复期血浆可能更有效,但由于血浆来源困难,实用性有限,广泛的临床应用有待进一步获取循证医学证据。不推荐常规使用人免疫球蛋白或恢复期血浆,但对重症腺病毒肺炎或存在免疫缺陷病的患者,尤其是丙种球蛋白缺乏者可考虑使用。免疫治疗和免疫预防仍然是未来研究的重要方向。有研究表明,免疫球蛋白接种,如RSV-静脉注射人免疫球蛋白、帕利珠单抗可以预防RSV感染。

(5)中医及中成药治疗:中医认为病毒性肺炎以

发热、咳嗽、痰壅、气促为临床主症,因此可根据具体临床表现进行辨证辅以中成药物治疗,中药疗效有待进一步观察及研究。

3.预防和控制

就病毒性肺炎的发生和传播而言,依然需要从以下 3 个方面进行干预:控制传染源、切断传播途径、保护易感人群。对于病原携带者、疑似感染者,应早发现、早观察、早隔离、早治疗。预防接种灭活疫苗仍然是降低流感病毒相关的发病率和死亡率的重要措施。但是除了流感疫苗和新型冠状病毒疫苗,目前还没有批准其他的病毒疫苗。免疫治疗和免疫预防仍然是未来研究的重要方向。

参考文献

[1]Kaysin A, Viera AJ. Community-Acquired Pneumonia in Adults: Diagnosis and Management[J]. London: National Institute for Health and Care Excellence (NICE),2023.

[2]中华医学会呼吸病学分会. 中国成人社区获得性肺炎诊断和治疗指南(2016 年版)[J]. 中华结核和呼吸杂志,2016,39 (4):253-279.

[3]中华人民共和国国家卫生健康委员会. 儿童肺炎支原体肺炎诊疗指南(2023 年版) [J]. 中国合理用药探索, 2023, 20 (03): 16-24.

[4]中华人民共和国国家卫生健康委员会.流行性感冒诊疗方案(2020 年版)[J].中国病毒病杂志,2021,11 (01): 1-5.

[5]中华人民共和国国家卫生健康委员会,国家中医药局.新型冠状病毒感染诊疗方案(试行第十版)[J].传染病信息,2023,36 (1):18-25.

第2章

传染性相关肺炎的防护

第1节 传染性相关肺炎的传播途径

一、飞沫传播

飞沫传播指经由患者打喷嚏、咳嗽、呼气，或一些医源性操作，如吸痰、气管插管等产生的带有传染性病原的飞沫（一般直径>5μm），在短距离内移动至易感人群的口、鼻黏膜或眼结膜等部位，造成的疾病传播。因直径较大的飞沫较快发生沉降，不易在空气中长时间停留，故这种传染方式仅能波及传染源周围的密切接触者。飞沫传播常发生在有近距离交谈的场合及人群密集的场所，如车站、学校、商场等。谈话产生

的飞沫一般在1米内，而打喷嚏产生的飞沫往往能达到3米以上（图2-1）。飞沫传播为呼吸道病原的主要传播形式，经飞沫传播的可引起肺炎的病原有流行性感冒病毒、禽流感病毒、冠状病毒（SARS、MERS、SARS-CoV-2等）、麻疹病毒、腺病毒、支原体、结核分枝杆菌等。

如图2-1所示，红点即为直径>5μm的飞沫传播所能达到的距离，一般在1m以内，黑点为直径<5μm的飞沫核或气溶胶，传播距离较远。

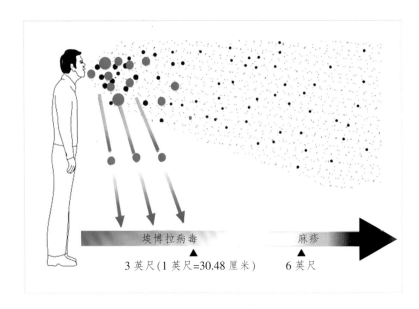

图2-1 飞沫和气溶胶传播的范围。（图片来源：https://www.npr.org/sections/goatsandsoda/2014/12/01/364749313/ebola-in-the-air-what-Science-says-about-how-the-virus-spreads。）

二、气溶胶传播

气溶胶是指悬浮在气体(如空气)中的所有固体和液体颗粒。气溶胶传播是指传染源排出的飞沫在空气悬浮过程中失去水分而剩下的蛋白质和病原体所形成的飞沫核(一般直径<5μm),因其密度和质量较小,可以通过气溶胶的形式漂浮至远处,造成较远距离的传播。传染性气溶胶的产生途径和飞沫类似(喷嚏、咳嗽、气管插管等)。由于空气中的病毒浓度随着离传染源距离的扩大而呈指数级下降,故这种传播方式主要也是发生在传染源的近距离内,或是通风不良的场所,如密闭的室内、车内、船舱等(图2-2)。经气溶胶传播的病原有流感病毒、结核分枝杆菌、军团菌、曲霉菌、支原体等。气溶胶传播的典型案例是,1976年美国费城退伍军人协会聚会时暴发的军团菌肺炎,221 人感染疾病,其中死亡 34 人,病原体是经中央空调传播的军团菌。在新型冠状病毒疫情中,吉林大学第一医院院长华树成教授团队在吉林大学第一医院重症病房的空气里检测到了新型冠状病毒,提示了新型冠状病毒存在气溶胶传播的可能性,但病毒实际上通过气溶胶传播的能力尚待进一步证实。

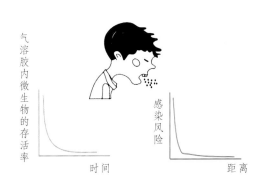

图 2-2　气溶胶的传染效力随时间和距离的增加而递减。(数据来源:钱华,章重洋,郑晓红.呼吸道传染病气溶胶传播致病机理及预测方法[J].科学通报,2018,931-939。)

三、接触传播

接触传播分为直接接触传播和间接接触传播两种类型。直接接触传播是指病原体从传染源直接传播至易感者合适的侵入门户。在呼吸道传染病里多体现为以接吻、贴面礼等方式传播。间接接触传播指易感人群

接触了被传染源污染的物品所造成的传播。如手、日常生活用品、门把手、电梯按钮等被传染源的分泌物或排泄物污染后,被不注意手卫生的易感人群接触,再经触碰口眼鼻等有黏膜暴露的部位而造成的传播。间接接触传播的场景较直接接触传播更加广泛,与人群密度、个人卫生习惯及环境清洁程度相关。可通过接触传播的呼吸道病原体有流感病毒、冠状病毒、麻疹病毒、水痘-带状疱疹病毒。对 SARS 的研究发现,在室内条件下,SARS 病毒在滤纸、棉布、木块、土壤、金属、塑料、玻璃等表面可存活 3 天(图 2-3)。接触传播是新型冠状病毒的重要传播方式之一,在患者存在的区域内日常物品的表面可以检测出新型冠状病毒的存在。

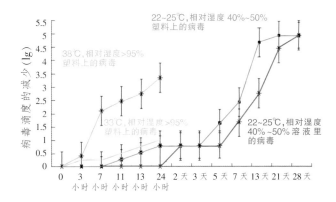

图 2-3　SARS 病毒在体外不同条件下的失活率。[图片来源:K. H. Chan, J. S. Malik Peiris, S. Y. Lam, et al. The Effects of Temperature and Relative Humidity on the Viability of the SARS Coronavirus. Adv Virol 2011, 734690 (2011)。]

四、粪口传播

粪口传播指病原体通过感染者的粪便排出体外后,又经呼吸道或消化道感染易感人群的传播途径(图2-4)。常见的粪口传播的疾病以消化道传染病为主,如甲型肝炎、戊型肝炎、伤寒、霍乱、手足口病,还包括一些寄生虫疾病,如绦虫病、蛲虫病、蛔虫病。但呼吸道病毒,如流感病毒、SARS 病毒等也可经胃肠道排出。比如,在鸟类的粪便中可检出禽流感病毒,在SARS 患者的粪便中可分离到病毒。在 24℃条件下,SARS 病毒能在痰中和粪便中存活约 5 天,在尿液中存活约 10 天。在 2003 年 SARS 流行期间,一位患者含有病毒的粪便被排至下水道后,由于其他一些住户

传播途径

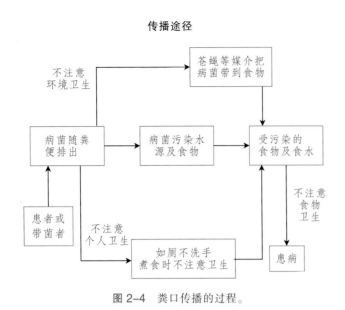

图 2-4　粪口传播的过程。

洗手间地漏内 U 型池处于干涸状态,SARS 病毒以液滴或气溶胶的形式扩散至其他住户家中,造成大范围

感染。钟南山团队在新型冠状病毒感染者的粪便中也分离出了活的新型冠状病毒,提示新型冠状病毒经粪口传播的可能性,但目前尚无明确经粪口途径感染的新型冠状病毒感染病例。

五、其他传播方式

在新型冠状病毒感染疫情中,有数例确诊的母亲分娩后新生儿感染新型冠状病毒的报道,亦有数个咽拭子核酸阴性的新生儿体内被检测出新型冠状病毒的 IgM 和 IgG 抗体。由于 IgM 无法从胎盘进入胎儿体内,若 IgM 阳性,提示新生儿可能经母婴垂直途径接触过新型冠状病毒。但目前尚缺乏胎盘、羊水、脐带血的病原学结果,且妊娠期中的阴道出血、介入性产前诊断,如绒毛、羊水穿刺等因素可能会潜在破坏胎盘屏障,导致非自然状态下的母婴垂直传播。故目前支撑母婴传播的证据尚不充足,有待进一步研究。

第 2 节　传染性相关肺炎的防护

一、防护的原则

医疗机构传染性肺炎的防护可参照国家卫生健康委员会医政医管局于 2020 年 1 月颁布的《医疗机构内新型冠状病毒感染预防与控制技术指南(第一版)》执行。此指南于新型冠状病毒感染疫情期间发挥了重要作用。其中,防护原则如下:

1.医疗机构和医务人员应当强化标准预防措施的落实,做好诊区、病区(房)的通风管理,严格落实《医务人员手卫生规范》要求,佩戴医用外科口罩/医用防护口罩,必要时戴乳胶手套。

2.采取飞沫隔离、接触隔离和空气隔离防护措施,根据不同情形,做到以下防护:

(1)接触患者的血液、体液、分泌物、排泄物、呕吐物及污染物品时:戴清洁手套,脱手套后洗手。

(2)可能受到患者血液、体液、分泌物等喷溅时:戴医用防护口罩、护目镜,穿防渗隔离衣。

(3)为疑似患者或确诊患者实施可能产生气溶胶的操作(如气管插管、无创通气、气管切开、心肺复苏、插管前手动通气和支气管镜检查等)时:①采取空气

隔离措施;②佩戴医用防护口罩,并进行密闭性能检测;③眼部防护(如护目镜或面罩);④穿防体液渗入的长袖隔离衣,戴手套;⑤操作应当在通风良好的房间内进行;⑥房间中的人数限制在患者所需护理和支持的最低数量。

3.医务人员使用的防护用品应当符合国家有关标准。

4.医用外科口罩、医用防护口罩、护目镜、隔离衣等防护用品被患者血液、体液、分泌物等污染时应当及时更换。

5.正确使用防护用品,戴手套前应当洗手,脱去手套或隔离服后应当立即用流动水洗手。

6.严格执行锐器伤防范措施。

7.对于每位患者用后的医疗器械、器具,应当按照《医疗机构消毒技术规范》要求进行清洁与消毒。

二、防护的措施

世界卫生组织也根据既往防控 SARS、MERS 的经验,于 2020 年 1 月初制定了《怀疑发生新型冠状病毒感染时医疗机构的感染预防和控制》临时指导文

件,同样适用于传染性肺炎的防控。其中具体防护措施内容整理如下:

落实分诊、早期识别和源头控制(隔离疑似感染病毒的患者);针对所有患者采取标准预防措施;对疑似感染病例,实施经验性的额外预防措施(飞沫和接触,酌情采取空气传播预防措施);实施行政控制;实施环境和工程控制。

1.落实分诊、早期识别和源头控制

临床分诊包括建立制度,对所有患者在入院时进行评估,以便及早识别可能的病毒感染,并立即隔离疑似感染者,将其安排在与其他患者分开的区域(源头控制)。为促进及早发现疑似感染病例,医疗机构应:鼓励医护人员保持高度临床怀疑态度;在入口处设置设备完善的分诊台并安排训练有素的工作人员;根据最新的病例定义使用筛查问卷(如 https://www.who.int/publications-detail/global-surveillance-for-HuMan-infection-with-novel-coronavirus-2019-ncov);在公共场所张贴标志,提醒有症状患者告知医护人员;最基本预防措施是促进手卫生和呼吸卫生。

2.针对所有患者采取标准预防措施

标准预防措施包括手卫生和呼吸卫生、根据风险评估结果使用合适的个体防护装备、注射安全措施、安全废物管理、被服洗消、环境清洁和患者护理设备的消毒。确保采取以下呼吸卫生措施:

(1)确保所有患者在咳嗽或打喷嚏时用纸巾或肘部掩住口鼻。

(2)在候诊/公共场所或集合室向疑似冠状病毒感染患者提供医用口罩。

(3)接触呼吸道分泌物后采取手卫生措施。医护人员应根据 WHO 的《手卫生的五个时刻》在以下五个时刻采取手卫生措施:接触患者前;进行任何清洁或无菌操作前;体液暴露后;触碰到患者后;触碰患者周围环境后。

(4)手卫生措施包括用含乙醇(酒精)成分的免洗洗手液或肥皂和水清洁双手;如果手部没有明显污垢,最好使用含乙醇成分的免洗洗手液;手部有明显污垢时用肥皂和水清洗双手。

合理、正确、一贯地使用个体防护装备也有助于减少病原体传播。使用个体防护装备的有效性在很大程度上取决于充足和经常的物资供应、充分的人员培训和恰当的手卫生措施,特别是人的行为要恰当。

确保前后一贯地正确遵守环境清洁和消毒程序十分重要。应根据常规安全程序管理医疗器械和设备、被服、餐食服务用具和医疗废物。

3.实施经验性的额外预防措施

(1)针对接触和飞沫的防护:除采取标准预防措施外,所有人(包括患者家人、探访者和医护人员)在进入疑似或确诊传染性病毒患者的病房前均应采取针对接触和飞沫的预防措施;患者应被安置在通风良好的单人病房。对于自然通风的普通病房,每位患者的通风量应达到 60L/s;如果没有单人病房可用,应将疑似感染传染性病毒的患者安排在一起;所有患者的病床之间应该至少相距 1m,不管他们是疑似还是确诊感染传染性病毒;在可能的情况下,应指定一组医护人员专门照顾疑似或确诊病例,以减少传播风险;医护人员应使用医用口罩,佩戴眼镜保护(护目镜)或面部保护(防护面罩)设备,以避免黏膜污染;医护人员应穿着清洁、无菌的长袖袍服;医护人员应戴手套;在日常护理期间,无须使用靴子、连体工作服及围裙;在护理完患者后,应正确脱下所有个体防护装备并采取手卫生措施。此外,护理不同患者时,需要一套新的个体防护装备;设备应为一次性,即用即弃或者专用(例如,听诊器、血压袖带和体温计)。如果设备需要多位患者共用,两次使用之间须进行清洗和消毒(例如,使用 75% 的乙醇);医护人员应避免用可能被污染的手套或裸手触摸眼睛、鼻子或口部;除非医学上有需要,否则应避免移动和运送患者离开病房或病区。使用指定的便携式 X 线机和(或)其他指定的诊断设备。如果需要运送患者,应采用事先确定的运送路线并让患者戴上医用口罩,以尽量减少工作人员、其他患者和探访者的暴露;确保运送患者的医护人员根据本部分内容采取手卫生措施并穿着适当的个体防护装备;在患者抵达前尽早通知接收患者的病区采取任何必要的预防措施;定期清洁和消毒患者接触的表面;限制与传染性病毒疑似和确诊患者有接触的医护人员、家属和探访者的数量;记录所有进入病房的人员,包括所有工作人员和探访者。

(2)针对产生气溶胶操作的空气传播的预防措施:

一些产生气溶胶的操作会增加传播冠状病毒(严重急性呼吸综合征冠状病毒和中东呼吸综合征冠状病毒)的风险,例如,气管插管、无创通气、气管切开术、心肺复苏、插管前人工通气和支气管镜检查,应确保进行产生气溶胶操作的医护人员的安全。

在充分通风的房间里操作,即每位患者的空气流量至少为 160 L/s 的自然通风房间,或每小时至少换气 12 次且使用机械通风时可以控制空气流动方向的负压房间;使用防颗粒物呼吸器,其防护程度至少应达到美国国家职业安全卫生研究所认证的 N95、欧盟 FFP2 标准或同等标准。使用一次性防颗粒物呼吸器时,必须检查密封是否良好。注意,如果佩戴者有胡须,可能造成呼吸器不能正确贴合;保护眼睛(即使用护目镜或防护面罩);穿着干净、无菌的长袖袍服和戴手套。如果长袍不耐液体,在进行预计会产生大量液体并可能渗透进袍服的操作时,医护人员应使用防水围裙。

4.实施行政控制

医疗机构内预防和控制传染性病毒感染传播的行政控制措施和政策包括但不仅限于以下几点:建立可持续的感染预防控制基础设施和开展活动;教育患者的护理人员;制订促进及早识别可能由传染性病毒造成的急性呼吸道感染的政策;确保及时进行实验室检测以查明病原体;防止过度拥挤,特别是在急诊部;为有症状的患者提供专门的等候区;适当隔离住院患者;确保个体防护设备的充足供应;确保医疗机构各方面工作遵守感染预防控制政策和程序。

与医护人员有关的行政措施:为医护人员提供足够培训;确保充足的医护人员和患者配比;在医护人

员中建立针对可能由传染性病毒引起的急性呼吸道感染的监测程序;确保医护人员和公众了解及时就医的重要性;监测医护人员遵守标准预防措施的情况,并酌情建立改进机制。

5.实施环境和工程控制

这些控制措施针对医疗机构的基本基础设施。其目的是确保医疗机构内各区域都有足够的通风和充分的环境清洁。此外,所有患者之间应保持至少 1 米的空间距离。空间分隔和充分通风有助于减少许多病原体在医疗机构内的传播。

确保前后一贯地正确遵守环境清洁和消毒程序。使用水和清洁剂彻底清洁环境表面并使用医院常用消毒剂(例如,次氯酸钠)的做法有效且充分。应根据常规安全程序管理被服洗消、餐食服务用具和医疗废物。

三、门诊护理建议

感染预防控制的基本原则和标准预防措施应适用于所有医疗机构,包括门诊和初级卫生保健机构。针对新型冠状病毒感染,应采取以下措施:

分诊和早期识别;强调有呼吸道症状的患者的手卫生、呼吸卫生及医用口罩的使用;对所有疑似病例均适当采取针对接触和飞沫的预防措施;优先诊治有症状的患者;当有症状的患者需要等候时,确保他们有一个单独的等候区;教育患者和家属及早识别症状并采取基本预防措施,告知他们应向哪些医疗机构求诊。

参考文献

[1]关于印发医疗机构内新型冠状病毒感染预防与控制技术指南(第三版)的通知(https://www.gov.cn/xinwen/2021-09/14/content_5637141.htm)

[2]《怀疑发生新型冠状病毒感染时的医疗机构的感染预防和控制临时指导文件》(https://www.who.int/publications-detail/infection-prevention-and-control-during-health-care-when-novel-coronavirus-(ncov)-infection-is-suspected-20200125)。

第 3 章

传染性相关肺炎对机体功能的影响

第1节 对呼吸功能的影响

一、对肺通气功能的影响

肺通气是指通过呼吸运动使肺泡内气体与外界气体交换的过程。凡能影响肺通气与阻力的因素均可影响肺通气功能,肺通气功能是否正常不只是决定于推动肺通气的动力大小,还要决定于肺通气的阻力。当肺通气功能障碍时,肺泡通气量不足、肺泡氧分压下降、二氧化碳分压上升,可发生Ⅱ型呼吸衰竭,即PaO_2下降和$PaCO_2$升高同时存在。

肺通气功能障碍可分为限制性通气不足、阻塞性通气不足和混合性通气不足三种类型。由肺泡、支气管或胸廓扩张受限引起者称为限制性通气不足;因气道阻力增高引起者称为阻塞性通气不足;两者兼具则为混合性通气不足。下面分别加以阐述。

1.限制性通气不足

吸气时肺泡张缩受限制所引起的肺通气不足称为限制性通气不足。通常吸气运动是吸气肌收缩引起的主动过程,呼气则是肺泡弹性回缩和胸骨、肋骨复位的被动过程。主动过程发生障碍易导致肺泡扩张,主要涉及呼吸肌、胸廓、呼吸中枢和肺顺应性,前三者的障碍可统称为呼吸泵衰竭。

(1)呼吸泵衰竭主要因呼吸驱动力不足。重症肺炎导致严重缺氧和(或)高二氧化碳血症,或人工辅助呼吸时使用镇静药物过量均可导致呼吸驱动力不足。呼吸运动受限制则见于长期卧床后肋胸关节、肋椎关节僵硬导致胸廓活动度下降,大量胸腔积液和气胸时。对于肺气肿后遗症患者,呼吸肌疲劳也是引起呼吸泵衰竭的重要原因之一。

(2)小气道周围组织受损降低了气道开放能力。肺部炎症导致肺泡壁破坏和肺泡间隔缺失可引起气体排空困难、肺过度充气,并进一步影响肺泡扩张、加剧吸气阻力。严重肺纤维化时,肺组织顺应性下降,肺泡扩张受限,肺容量下降,亦可限制肺通气量。

2.阻塞性通气不足

由气道狭窄或阻塞引起的气道阻力增加而导致通气障碍称为阻塞性通气不足。肺部炎症时,气道充血、肿胀、管壁平滑肌痉挛、管腔内分泌物增多潴积,临床治愈后遗留气道瘢痕增生、扭曲,均导致气道阻力增加。部分炎症,如肺炎杆菌肺炎在进展过程中发生肺实质破坏,临床治愈后常遗留纤维增生、支气管扩张和肺气肿。其远端的气体空腔扩大,肺弹性回缩能力下降,可导致肺残气量增多。弹性回缩力下降和气道结构改变使本来已压缩的气道更加狭窄,又进一步增加气道阻力并加重阻塞。肺气肿时气道缩窄的主要原因就是弹性回缩力下降。大多数患者的肺气肿分布是不均匀的,低弹性回缩区可能与正常弹性回缩区共存,所以每一肺区的通气都是不均匀的。这就解释

17

了气体交换差异的存在,也能很好地解释为什么切除病变肺组织能够提高剩余肺组织的通气功能及气体交换功能。

二、对肺换气功能的影响

1.通气-血流比例失调

肺有效的气体交换不仅要求有足够的通气量和血流量,而且要求两者的比例适当。当通气量大于肺血流量时,进入肺泡内的气体不能完全充分地与肺泡毛细血管内的血液接触,从而得不到充分的气体交换,造成无效腔通气。如肺炎进展过程中发生肺实质破坏,遗留纤维增生、支气管扩张和肺气肿时,肺大疱、肺栓塞时亦可能出现以上情况。另一方面,当肺血流量较肺通气量增加时,静脉血流经过通气不良的肺泡毛细血管而未经充分氧合返回左心,形成了动脉血内静脉血掺杂,称之为功能性动-静脉血分流。严重肺组织破坏导致肺气肿患者存在功能性分流。在肺炎致肺不张时,肺内气体减少或无气体,而血流继续,此时流经肺脏的血液未经气体交换而掺入动脉血,类似解剖分流,称之为病理性动-静脉血分流。

通气-血流比例失调主要引起低氧血症,也是引起低氧血症最常见的机制,对 $PaCO_2$ 影响甚微。其结果表现为 PaO_2 下降而无 $PaCO_2$ 升高。

2.弥散功能障碍

气体弥散系指气体分子从高浓度区向低浓度区移动的过程。肺泡内气体与肺泡壁毛细血管血液中的气体交换是通过弥散进行的。

弥散功能障碍不仅受肺泡毛细血管膜影响,也受肺毛细血管血流的影响。凡能影响肺泡毛细血管膜面积、肺泡毛细血管床容积、弥散膜厚度以及气体与血红蛋白结合的因素,均能影响弥散功能。在临床实践中,弥散功能障碍极少是唯一病理因素,疾病过程中往往总是与通气-血流比例失调同时存在,因为肺泡膜增厚或面积减少常导致通气-血流比例失调。例如,病毒性肺炎在病理上多数为间质性肺炎,肺泡隔有大量单核细胞,肺泡水肿,表面覆盖含蛋白及纤维素的透明膜,肺泡弥散距离增宽,导致弥散可能障碍合并通气-血流比例失调。后期出现肺纤维化时,肺间质破坏、纤维增生,肺泡毛细血管膜增厚、血管床减少,亦可出现上述功能障碍。因为二氧化碳通过肺泡毛细血管膜的弥散速率约为氧气的 21 倍,所以弥散功能障碍主要影响氧气的交换。弥散功能障碍所致低氧血症可通过吸入高浓度氧加以纠正,因为肺泡氧分压增加可以克服增加的弥散阻力。临床上常用吸氧纠正低氧血症,也可用吸氧是否能纠正低氧血症来识别是弥散功能障碍,还是动-静脉分流所致的低氧血症。

第2节　对免疫功能的影响

传染性肺炎患者的免疫功能紊乱现象较为普遍,尤其重症肺炎或炎症迁延不愈时免疫紊乱进一步加剧。免疫功能紊乱可表现为免疫功能低下和免疫过度。例如,肺结核时,大量结核菌导致 T 淋巴细胞转化作用降低,从而引起结核菌感染症状,CD4+数量减少,CD8+数量增多,CD4+/CD8+下降,从而导致细胞免疫功能下降。在免疫功能紊乱同时,常伴有炎性因子水平的变化。IL-6 是在白细胞或免疫细胞间相互作用的淋巴因子,主要由 T 细胞、巨噬细胞、成纤维细胞等产生,属于促进炎症反应类因子,能够加快机体对炎症反应的速度;IL-10 属于抑制炎症反应类细胞因子,由单核巨噬细胞、B 细胞等产生,对结核分枝杆菌感染所引起的免疫反应有一定抑制作用,维持免疫平

衡。某些病原体,如肺炎支原体的细胞膜脂抗原与多种宿主细胞含有共同的抗原成分,导致机体产生自身抗体,对宿主细胞产生交叉反应,从而引起多脏器损伤,如溶血性贫血、肾小球肾炎、心肌炎和脑炎等。

但是,流感后肺炎的一个主要表现即为体内炎症因子过度表达而出现的"细胞因子风暴"。"细胞因子风暴"发生期间,免疫网络中的细胞因子在促进疾病进展、诱导局部炎症、消除感染、调节细胞和分子免疫反应、调控组织修复等方面的作用十分复杂,呈现交叉式的网络作用特点。"细胞因子风暴"可对机体造成严重的损害,如弥漫性肺泡损伤、透明膜形成、纤维蛋白渗出等,进而加速肺损伤,而严重的肺部毛细血管损伤和对机体免疫功能的损害以及细胞因子在循环

系统中导致的全身"细胞因子风暴"会进一步引起全身脏器,如心脏、肾脏、肝脏等功能障碍。"细胞因子风暴"在流感后肺炎的发病过程中起着重要作用,可检测到多种炎症因子在流感后肺炎患者中高表达,包括干扰素(IFN)、肿瘤坏死因子(TNF)、白细胞介素(IL)和趋化因子等。在流感病毒感染机体发展为流感后肺炎的过程中,细胞因子起到重要作用,趋化因子诱导促炎因子和抗炎因子到达感染部位,促炎因子和抗炎因子相互作用导致肺组织广泛水肿、肺毛细血管渗漏,进展为急性呼吸窘迫综合征,甚至呼吸循环衰竭、死亡。

第 3 节　对心理功能的影响

对重症肺炎患者,无论是在重症监护病房中身上插满管子的经历,还是在隔离病房与世隔绝的日子,都将带来无助、紧张、焦虑、恐惧、绝望的情绪,即便在炎症治愈后这种情绪阴影仍可持续很长时间。难治性肺炎反复发作、迁延不愈不仅给患者的身体健康造成严重影响,还给患者及其家庭带来一定负担,导致患者负面情绪增加,从而影响治疗效果,造成恶性循环。包括 SARS 在内的重症肺炎治愈后遗留的器官和功能损害所造成的精神的、心理的、情感的后遗症,却是更持久的,也更隐匿,并且更容易被忽视。患者的心理功能障碍主要包括以下几个方面。

一、抑郁

抑郁主要表现为绝望、悲观情绪、睡眠减少或增多、食欲下降、难以集中注意力以及社交减少。除此之外,抑郁还会对患者日常生活产生负面影响。情绪低落影响患者行为、社会功能和精神状态,并加重抑郁症状,使日常生活能力进一步受损。抑郁症状会引起健康状况恶化并影响患者自我管理能力。

二、焦虑

焦虑症状表现各异,常见的有语速快、肢体动作夸张以及可能出现心动过速、大汗、呼吸困难等。部分患者可经历过 1 次或多次突然出现的无端恐惧(紧张性焦虑发作),易激惹,并有暂时性认知障碍以及想要逃离现实等情况。有惊恐体验的患者通常误解并过度描述他们的躯体症状。呼吸困难伴随的窒息和死亡恐惧感是导致患者焦虑的主要原因。焦虑引起的情绪改变使机体通气需求增加,并且可能出现低氧和高碳酸血症。这种生理状况的改变又反之加重焦虑症状,导致更严重的生理功能不全,形成恶性循环。

第 4 节　对躯体运动功能的影响

一、对肌肉力量和运动耐力的影响

传染性肺炎患者活动受限的主要原因是骨骼肌功能障碍,其主要诱因包括制动导致的功能失调、全身炎症反应、营养不良、高龄、贫血和低氧血症等,上述问题能通过肺康复得到改善。此外,药物治疗,如类固醇,可能导致肌病,加重骨骼肌功能障碍。骨骼肌功能障碍主要表现为结构性(肌细胞蛋白质合成抑制、凋亡增加)和功能性(肌纤维类型再分布、线粒体氧化能力下降)改变。临床主要表现为肌肉力量下降、肌肉易疲劳致运动耐力减退、做功负荷减少、6 分钟步行距离缩短。

二、对骨关节的影响

重症肺炎患者 ICU 监护治疗导致四肢主动活动受限,四肢各关节,尤其是掌指关节和指间关节屈伸受限,双侧踝关节体位摆放不当易导致跟腱挛缩,严重时需手术治疗,以上情况均可通过早期康复介入加以预防。

重症肺炎疾病进展期长时间卧床以及激素冲击治疗加剧骨钙流失,后遗症期运动耐力下降致活动量减少,可加剧骨质疏松进展,导致躯体疼痛、肌肉力量下降、平衡障碍、跌倒风险增加,严重影响患者生活质量。

疾病进展期大剂量激素冲击治疗可能导致股骨头坏死,加剧髋关节功能障碍,从而影响脊柱核心肌群稳定性,加剧步行功能障碍,影响日常活动,进一步降低运动耐力。

第5节 对机体其他功能的影响

一、对心血管功能的影响

严重的缺氧和二氧化碳潴留可引起心悸、心律失常、肺动脉高压、右心衰竭、低血压等。冠状病毒感染主要累及肺部,但对心血管系统的损伤作用也不容忽视。冠状病毒可通过直接侵犯心肌、诱发细胞因子风暴和心脏免疫炎症反应等机制导致心肌损伤,诱发心力衰竭、心律失常,甚至心源性猝死。

二、对消化功能的影响

严重缺氧可使胃壁血管收缩,因而降低胃黏膜屏障作用,加上二氧化碳潴留,可增强胃壁细胞碳酸酐酶活性,使胃酸分泌增多,故可出现胃黏膜糜烂、坏死、出血和溃疡形成。缺氧亦可引起肝血管收缩,导致肝小叶中心区细胞变性坏死、肝功能受损,但多见功能性改变,随着缺氧改善可恢复正常。只有缺氧严重时,可发生不可逆肝细胞坏死。肺气肿并发慢性右心功能不全者可致肝淤血、肿大,久之可导致肝硬化,但较少见。重症肺炎进展期长期卧床、活动量减少致胃肠动力下降、胃潴留、食欲减退,抗生素的长期、大量使用可能导致肠道菌群紊乱而引起腹泻或便秘。

三、对肾脏功能的影响

缺氧可反射性通过交感神经使肾血管收缩,肾血流量严重减少,可引起肾功能不全。如同时有心力衰竭、弥散性血管内凝血和休克存在时,则肾血液循环和肾功能障碍更严重。但此时肾结构并无明显改变,为肾功能不全,只要缺氧纠正,肾功能就可较快地恢复正常。某些病原体,如肺炎支原体可通过自身抗体的产生导致泌尿系统受累,主要表现为急性肾小球肾炎、肾病综合征、IgA肾病、间质性肾炎及肾衰竭等。其病理类型包括膜增生型、系膜增生型、微小病变型等,而与链球菌感染后急性肾小球肾炎相比,肺炎支原体相关性肾炎的潜伏期更短,但预后通常良好。

四、对脑功能的影响

脑对缺氧非常敏感,尤其是大脑皮质,故缺氧最易引起脑功能障碍。缺氧可使脑血管扩张和血管内皮损伤,从而使其通透性增高,导致脑间质水肿缺氧,亦可使细胞氧化过程障碍、细胞内ATP生成减少,Na^+-K^+泵所需能量不足,引起脑细胞水肿。脑充血、脑水肿使颅内压增高,压迫脑血管,更加重脑缺氧,由此形成恶性循环。早期轻、中度缺氧可表现为兴奋性增高、判断力降低、不安及精神错乱等;重度缺氧或缺氧晚期可由兴奋转为抑制,表情淡漠、嗜睡,甚至昏迷、惊厥,严重者可因呼吸、循环中枢抑制而死亡。

参考文献

[1]葛均波,徐永健,王辰. 内科学[M]. 北京:人民卫生出版社,2010.
[2]F Yang,N Liu,J Y Hu,et al. Pulmonary Rehabilitation Guidelines in the Principle of 4S for Patients Infected With 2019 Novel Coronavirus (2019-nCoV)[J]. Zhonghua Jie He He Hu Xi Za Zhi, 2020,12;43(3):180-182.
[3]张曦,黎檀实.流感后肺炎的细胞因子风暴及免疫治疗[J].医学综述,2020,26(6):1142-1146.
[4]汪婷,项前,金培培,等. 冠状病毒生物学特性、基因组结构及其诱导的免疫应答研究进展[J]. 山东医药,2020,60(11):102-105.
[5]范亚硕,潘静,韦昭. 难治性肺炎患者心理弹性和自我效能感、应对方式的相关性 [J]. 中国健康心理学杂志,2019,27(12):1783-1786.
[6]王宇成,陈瑞珍,熊丁丁. 冠状病毒感染对心血管系统的损伤及可能机制[J]. 中国临床医学,2020,27(2):206-210.
[7]Yong Li,Fan He,Ning Zhou,et al. Organ Function Support in Patients With Coronavirus Disease 2019:Tongji Experience[J]. Front Med, 2020,14(2):232-248.

第4章

传染性相关肺炎的护理

第1节　传染性相关肺炎护理常规

一、新型冠状病毒感染患者护理常规

(一)护理问题

1.体温过高。
2.清理呼吸道无效。
3.气体交换受损。
4.活动无耐力。
5.潜在并发症。

(二)护理措施

1.病情观察

(1)严密监测患者生命体征变化,重点监测体温、呼吸节律、频率和深度及血氧饱和度等。

(2)观察患者全身症状,如全身肌肉疼痛、乏力、食欲减退等。

(3)观察患者咳嗽、咳痰、胸闷、呼吸困难及发绀情况。

(4)风险评估与并发症预防。①呼吸衰竭的评估和预防——动态观察患者有无呼吸困难及口唇、甲床发绀等缺氧表现。发绀或呼吸困难的患者遵医嘱给予吸氧。保持呼吸道通畅,指导患者有效咳嗽,协助翻身叩背,遵医嘱雾化吸入或机械排痰。当患者痰液无法咳出,出现喘憋、发绀时给予吸痰处理,必要时遵医嘱协助气管插管、气管切开、呼吸机辅助通气。②感染性

休克的评估和预防——动态观察患者有无精神萎靡、表情淡漠、神志模糊等情况,观察患者生命体征及尿量情况,动态监测血气。

2.感染防护管理

(1)严格执行医务人员手卫生规范及"飞沫传播消毒隔离规范"。

(2)实行二级及以上防护。实施吸痰、呼吸道采样、气管插管和气管切开等有可能发生患者呼吸道分泌物、体内液体物质喷射或飞溅的工作时实行三级防护。

(3)患者住院期间佩戴医用外科口罩,谢绝探视。

3.呼吸支持管理

(1)吸氧:根据呼吸窘迫和(或)低氧血症情况,遵医嘱给予患者鼻导管或面罩吸氧。

(2)高流量氧疗:执行"高流量氧疗患者护理常规"。

(3)无创机械通气:使用无创呼吸机辅助通气患者,执行"无创呼吸机辅助通气患者护理常规",遵医嘱调节吸气压力、呼气压力和吸氧浓度等参数。

(4)有创机械通气:采用肺保护性通气策略。对于建立人工气道的患者,护理人员需要在三级防护措施下,采用密闭式吸痰。执行"有创呼吸机通气患者护理常规",建议不优先使用主动湿化。对于俯卧位通气及体外膜肺氧合(ECMO)患者,执行相应护理常规。

4.饮食护理

进食清淡、易消化、高蛋白、高维生素的食物。多饮水,每日摄入量在 2000mL 以上。不能进食者遵医嘱补液。对于留置鼻饲管患者,执行"鼻饲患者护理常规"。

5.体位与活动

呼吸困难患者取半卧位 (抬高床头 30°~50°),休克型患者取中凹位(头胸部抬高 10°~20°,双下肢抬高 20°~30°)。卧床患者进食取半卧位,避免吸入性肺炎的发生。

6.用药护理

(1)遵医嘱给予发热患者退热处理。使用退热药物后应密切监测患者的体温变化和出汗情况。

(2)遵医嘱使用治疗药物,观察药物作用及其副作用。

7.心理护理

患者常存在焦虑、恐惧情绪,向患者及家属讲解新型冠状病毒感染的相关知识及防护知识,安慰患者,缓解患者的焦虑、恐惧心理。

8.口腔护理

协助患者漱口或口腔护理,保持口腔清洁,口唇干裂者可涂润唇油保护。

9.转运护理

为保证转运安全,运送患者时应使用专用车辆,并做好运送人员的个人防护和车辆消毒。

10.健康教育及出院指导

公共场所佩戴口罩,勤洗手,增强免疫力,做好个人防护。

二、非典型性肺炎患者护理常规

(一)护理问题

1.体温过高。

2.清理呼吸道无效。

3.气体交换受损。

4.活动无耐力。

5.潜在并发症。

(二)护理措施

1.病情观察

(1)严密监测患者生命体征变化,重点监测体温、畏寒、呼吸节律、频率和深度及血氧饱和度等。

(2)观察患者全身症状,如头痛、肌肉酸痛、全身乏力、腹泻等。

(3)观察患者有无干咳、少痰、频繁咳嗽、气促和呼吸困难等。

(4)风险评估与并发症预防。①呼吸衰竭的评估和预防——动态观察患者有无呼吸困难及口唇、甲床发绀等缺氧表现。发绀或呼吸困难的患者遵医嘱给予吸氧。保持呼吸道通畅,指导患者有效咳嗽,协助翻身叩背,遵医嘱雾化吸入或机械排痰。当患者痰液无法咳出,出现喘憋、发绀时给予吸痰处理,必要时遵医嘱协助气管插管、气管切开、呼吸机辅助通气。②感染性休克的评估和预防——动态观察患者有无精神萎靡、表情淡漠、神志模糊等情况,观察患者生命体征及尿量情况,动态监测血气。

2.感染防护管理

(1)严格执行医务人员手卫生规范及"飞沫传播消毒隔离规范"。

(2)实行二级及以上防护。实施吸痰、呼吸道采样、气管插管和气管切开等有可能发生患者呼吸道分泌物、体内液体物质喷射或飞溅的工作时实行三级防护。

(3)患者住院期间佩戴医用外科口罩,谢绝探视。

3.呼吸支持管理

(1)鼻导管吸氧:对于重症患者来说,在休息状态下即使无缺氧表现,也应常规给予持续鼻导管吸氧。

(2)高流量氧疗:有低氧血症者,通常需要较高的吸入氧流量,应使 SpO_2 维持在 93% 或以上,必要时可面罩吸氧,执行"高流量氧疗患者护理常规"。

(3)无创机械通气:使用无创呼吸机辅助通气患者,执行"无创呼吸机辅助通气患者护理常规",遵医嘱调节吸气压力、呼气压力和吸氧浓度等参数。

(4)有创机械通气:采用肺保护性通气策略。对于建立人工气道的患者,护理人员需要在三级防护措施下,采用密闭式吸痰。执行"有创呼吸机通气患者护理常规",建议不优先使用主动湿化。对于俯卧位通气及ECMO患者,执行相应护理常规。

4.饮食护理

进食清淡、易消化、高蛋白、高维生素、高热量的食物。多饮水,每日摄入量在 2000mL 以上。不能进食者遵医嘱补液,给予鼻饲流质。

5.体位与活动

卧床休息,避免用力和剧烈咳嗽。呼吸困难者取半卧位(抬高床头 30°~50°),休克型患者取中凹位(头胸部抬高 10°~20°,双下肢抬高 20°~30°)。卧床患者进食取半卧位,避免吸入性肺炎的发生。

6.用药护理

(1)高热患者给予冰敷、乙醇擦浴、降温毯等物理降温,必要时遵医嘱使用解热镇痛药物。使用退热药物后应密切监测患者体温变化和出汗情况。

(2)遵医嘱使用激素、止血药物、抗真菌药物,观察药物作用及其副作用。

(3)对于咳嗽、咳痰者,可给予镇咳、祛痰药;有心、肝、肾等器官功能损害者,应采取相应治疗;对于腹泻患者,应注意补液及纠正水、电解质失衡,观察患者出入液量。

7.心理护理

患者常存在焦虑、恐惧情绪,向患者及家属讲解新型冠状病毒感染的相关知识及防护知识,安慰患者以缓解其焦虑、恐惧心理。

8.口腔护理

协助患者漱口或口腔护理,保持口腔清洁,口唇干裂者可涂润唇油保护。

9.转运护理

为保证转运安全,运送患者时应使用专用车辆,并做好运送人员的个人防护和车辆消毒。

10.健康教育及出院指导

公共场所佩戴口罩,勤洗手,增强免疫力,做好个人防护。

第2节　传染性相关肺炎常用治疗措施护理常规及操作流程

一、墙式吸氧操作流程

(一)用物准备

1.治疗车上层:吸氧装置一套,湿化瓶内放湿化液,治疗盘(棉签、手电筒、冷开水、吸氧管、吸氧延长管)。

2.治疗车下层:弯盘两个。

(二)操作流程(图4-1)

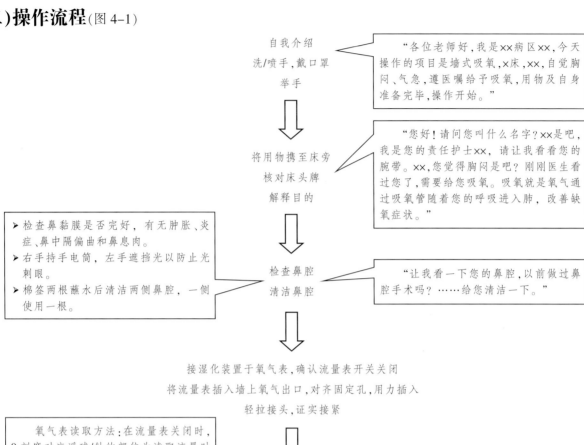

自我介绍
洗/喷手,戴口罩
举手

"各位老师好,我是××病区××,今天操作的项目是墙式吸氧,×床,××,自觉胸闷、气急,遵医嘱给予吸氧,用物及自身准备完毕,操作开始。"

将用物携至床旁
核对床头牌
解释目的

"您好!请问您叫什么名字?××是吧,我是您的责任护士××,请让我看看您的腕带。××,您觉得胸闷是吧?刚刚医生看过您了,需要给您吸氧。吸氧就是氧气通过吸氧管随着您的呼吸进入肺,改善缺氧症状。"

> 检查鼻黏膜是否完好,有无肿胀、炎症、鼻中隔偏曲和鼻息肉。
> 右手持手电筒,左手遮挡光以防止光刺眼。
> 棉签两根蘸水后清洁两侧鼻腔,一侧使用一根。

检查鼻腔
清洁鼻腔

"让我看一下您的鼻腔,以前做过鼻腔手术吗?⋯⋯给您清洁一下。"

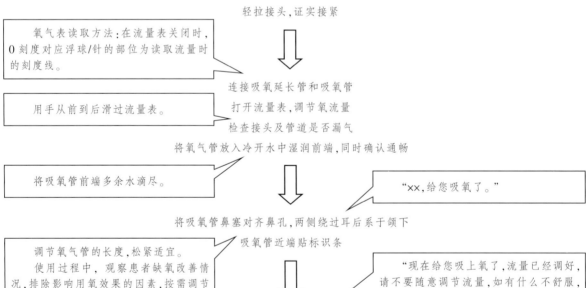

接湿化装置于氧气表,确认流量表开关关闭
将流量表插入墙上氧气出口,对齐固定孔,用力插入
轻拉接头,证实接紧

氧气表读取方法:在流量表关闭时,0刻度对应浮球/针的部位为读取流量时的刻度线。

用手从前到后滑过流量表。

连接吸氧延长管和吸氧管
打开流量表,调节氧流量
检查接头及管道是否漏气

将氧气管放入冷开水中湿润前端,同时确认通畅

将吸氧管前端多余水滴尽。

"××,给您吸氧了。"

将吸氧管鼻塞对齐鼻孔,两侧绕过耳后系于颌下
吸氧管近端贴标识条

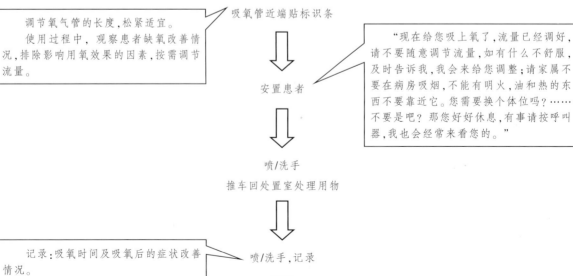

调节氧气管的长度,松紧适宜。
使用过程中,观察患者缺氧改善情况,排除影响用氧效果的因素,按需调节流量。

"现在给您吸上氧了,流量已经调好,请不要随意调节流量,如有什么不舒服,及时告诉我,我会来给您调整;请家属不要在病房吸烟,不能有明火,油和热的东西不要靠近它。您需要换个体位吗?⋯⋯不要是吧?那您好好休息,有事请按呼叫器,我也会经常来看您的。"

安置患者

喷/洗手
推车回处置室处理用物

记录:吸氧时间及吸氧后的症状改善情况。

喷/洗手,记录
⋯⋯

图4-1　墙式吸氧操作流程。(待续)

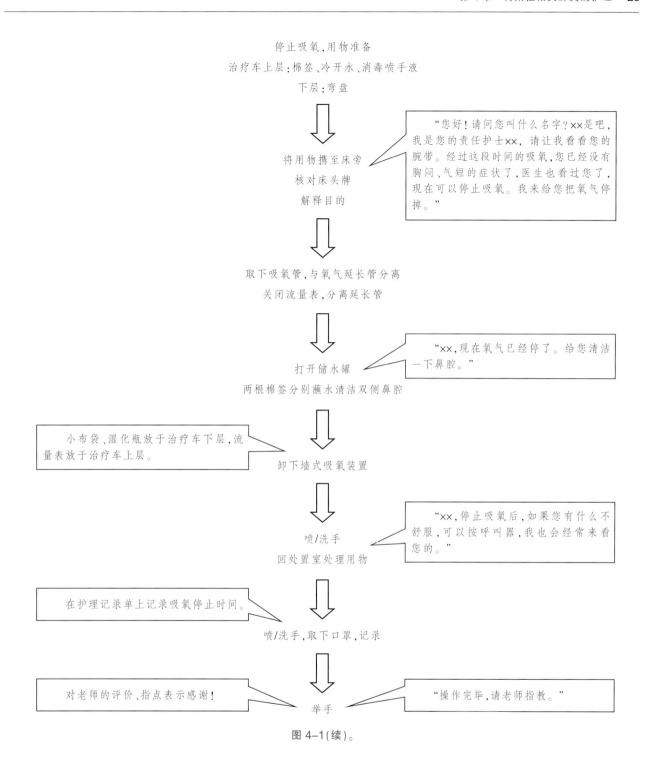

图 4-1(续)。

二、经鼻高流量湿化氧疗仪操作流程

(一)用物准备

1.治疗车上:高流量湿化氧疗仪一台(性能良好)、高流量湿化氧疗管路一套(内含湿化罐)、鼻塞及头带、吸氧延长管一根、灭菌注射用水一瓶、手电筒一个、网套一个、快速手消毒液一瓶、干棉签一包、氯己定消毒液一瓶。

2.床边备:吸氧装置。

(二)操作流程(图4-2)

洗/喷手,戴口罩

评估患者病情、意识状态、配合程度、体型。
评估呼吸道通畅性、鼻腔黏膜情况。
评估有无面部及上呼吸道手术。
向患者及家属解释高流量湿化氧疗仪使用的目的、方法、作用等。

携用物至床旁
评估、解释目的

"请问您叫什么名字? 请给我看一下您的腕带,我是责任护士xx,您的血气结果显示SpO$_2$较低,遵医嘱予经鼻高流量湿化氧疗。

经鼻高流量湿化氧疗就是将鼻塞戴在您的鼻部,然后连接到机器上,通过机器辅助您呼吸。这个是无创操作,您不要紧张,一会用鼻子吸气,闭口呼吸就可以。

让我看一下您鼻腔黏膜是否完好。
请问这种卧位还舒服吗?

协助患者取舒适卧位(床头抬高至少20°)
头肩颈保持同一水平

连接湿化罐和湿化液
准备高流量湿化氧疗仪
吸氧延长管连接氧气流量表至仪器输氧口

连接电源、氧源

遵医嘱调节高流量
湿化氧疗仪参数

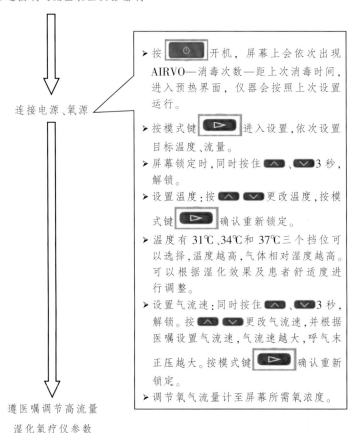

> 按 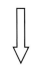 开机,屏幕上会依次出现AIRVO—消毒次数—距上次消毒时间,进入预热界面,仪器会按照上次设置运行。
> 按模式键进入设置,依次设置目标温度、流量。
> 屏幕锁定时,同时按住3秒,解锁。
> 设置温度:按更改温度,按模式键确认重新锁定。
> 温度有31℃、34℃和37℃三个挡位可以选择,温度越高,气体相对湿度越高。可以根据湿化效果及患者舒适度进行调整。
> 设置气流速:同时按住3秒,解锁。按更改气流速,并根据医嘱设置气流速,气流速越大,呼气末正压越大。按模式键确认重新锁定。
> 调节氧气流量计至屏幕所需氧浓度。

图4-2 经鼻高流量湿化氧疗仪操作流程。(待续)

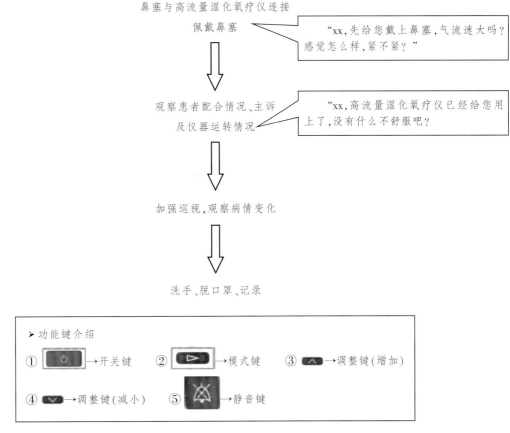

图 4-2(续)。

(三)注意事项

1.和患者充分交流,说明治疗目的,取得患者配合,建议半卧位或头高位(>20°)。

2.对于张口呼吸患者,需嘱其配合闭口呼吸,如不能配合且不伴有二氧化碳潴留者,可应用转接头将鼻塞转变为鼻/面罩方式进行氧疗。

3.避免湿化过度或湿化不足,密切关注气道分泌物性状,按需吸痰,保持气道通畅,防止痰堵、窒息等紧急事件的发生。

4.注意调节鼻塞固定带松紧,避免固定带过紧引发颜面部皮肤损伤。

5.严密监测患者生命体征、呼吸形式及血气分析的变化,及时做出针对性调整。

6.如若出现患者无法耐受的异常高温,应停机检测,避免灼伤气道。

7.及时处理管路冷凝水,警惕误入气道引起呛咳和误吸,鼻塞位置高度应高于机器和管路水平。

8.为克服呼吸管路阻力,建议最低流量不小于15L/min。

三、无创呼吸机辅助通气患者护理常规

(一)护理问题

1.舒适度的改变。

2.恐惧。

3.语言沟通障碍。

4.潜在并发症:腹胀、刺激性角膜炎、压力性损伤、误吸。

(二)护理措施

上机前

1.心理护理:使用前解释目的和配合方法,取得患者的配合。

2.患者准备:上机时间选择在饭前或饭后 1~2 小时进行,上机前监测患者血氧饱和度或血气,协助患

者排空大小便,完成生活护理。

3.呼吸机准备:检查呼吸机性能是否完好,必要时更换滤网(3个月更换一次)。

上机时

1.体位护理:协助患者取半坐卧、坐位,抬高床头30°~45°,使患者头、颈、肩在同一水平,头稍向后仰,保持气道通畅。

2.面罩护理:固定面罩,松紧以面罩周围无漏气、头带可插入1~2指为宜。面罩与鼻面部连接不严者,可在鼻梁、颧骨处用纱布、海绵衬垫,严防鼻梁根部漏气。

3.流量的调节:遵医嘱调节氧流量,吸氧浓度为30%~50%。保持呼吸道通畅:协助患者翻身,叩背,及时排出痰液。

4.加强巡视,及时发现患者的不适情况及病情变化。采用写字、画画、打手势等方式和患者交流,以了解患者的不适症状。

5.观察要点

(1)观察患者呼吸的频率、节律及深浅度的改变,有无呼吸对抗、使呼吸困难加重等人机对抗的表现。

(2)观察患者神志的变化,注意发绀的情况,以及血气分析、血氧饱和度的变化,上机后20~30分钟监测血氧饱和度,1~2小时复查动脉血气。

(3)注意观察呼吸机的工作状态,注意各管道之间的连接是否紧密,有异常随时处理。

(4)风险评估和并发症预防。①腹胀的评估与预防——动态观察患者有无腹胀不适、腹部膨隆等表现。上机前指导患者勿张口呼吸,避免上机后说话和反复地吞气;指导患者进食清淡易消化食物,避免碳酸饮料及产气食物摄入;开始上机时压力要偏小,吸气压 4~6cmH_2O(1cmH_2O=0.098kPa),呼气压 2~3cmH_2O,经过 5~15 分钟,逐渐增加压力,在保证疗效的前提下吸气压维持在 25cmH_2O 以下。有明显胃胀气者,可留置胃管持续开放或负压引流。②刺激性角膜炎的评估与预防——观察患者有无异物感、畏光、流泪、眼睛充血等角膜炎表现。上机后观察面罩周围有无漏气,面罩与鼻面部连接不严者,可在鼻梁、颧骨处用纱布、海绵衬垫,严防鼻梁根部漏气,预防刺激性角膜炎。对于出现角膜炎症状者,遵医嘱涂抹眼药膏或滴眼药水。③压力性损伤的评估与预防——每天观察患者的鼻面部皮肤有无压红、破损。选择合适的

鼻面罩,松紧以面罩周围无漏气、头带可插入 1~2 指为宜。在患者病情允许、血氧饱和度≥90%的情况下,应每 2 小时放松一次面罩,每次 5 分钟。使用非自黏性泡沫敷料进行局部减压,根据患者的鼻型将泡沫敷料剪裁成中空的整体三角形,避免分散减压的泡沫敷料引起呼吸机面罩移动。④误吸的评估与预防——观察患者咳嗽、咳痰的情况,协助患者翻身,叩背,及时排出痰液,保持呼吸道通畅。教会患者或家属在紧急情况下(咳痰、呕吐)松解面罩的方法,避免饱餐后使用,适当的头高位或半坐卧位,以及应用促进胃动力的药物,有利于减少误吸的可能性。

下机后

1.下机后 15~30 分钟指脉氧或遵医嘱检查血气。

2.安置患者于舒适卧位,遵医嘱给予氧气吸入。

3.协助患者用清水漱口、饮水,以保证口腔清洁、湿润。

4.面罩及管道专人专用。面罩每次用完后温水擦净,管道每例患者使用结束后送供应室消毒。

四、机械通气患者护理常规

(一)护理问题

1.气体交换受损。

2.清理呼吸道无效。

3.语言沟通障碍。

4.潜在并发症:气压伤。

5.潜在并发症:肺部感染。

(二)护理措施

1.环境——保持病室环境清洁,定时通风,室温维持在 22~25℃,相对湿度为 70%~80%。

2.床边备吸痰所需用品、简易呼吸囊及吸氧装置。

3.根据患者血气分析结果及病情,遵医嘱调节呼吸机模式及参数。吸痰前后予 100%氧气吸入 2 分钟。

4.病情观察

(1)监测有无自主呼吸、呼吸频率、与呼吸机是否同步等。

(2)心率与血压。

(3)意识状态。

(4)皮肤黏膜及周围循环状况。

(5)腹部胀气及肠鸣音情况。

(6)监测体温。

(7)记 24 小时出入量,记每小时尿量。

(8)观察痰液的色、质、量和黏稠度。

(9)观察呼吸机运转情况。

5.风险评估与并发症预防

(1)气道导管堵塞的风险与预防——观察患者有无出现呼吸困难,严重者出现窒息、发绀和 SpO_2 下降,及时清除呼吸道分泌物。

(2)气管导管脱出的风险与预防——每天检查导管置入的深度及固定的情况。

(3)喉损伤的风险与预防——观察患者有无喉头水肿、声带肉芽肿形成及喉瘢痕狭窄。

(4)气道黏膜损伤的风险与预防——选择合适的负压吸引,定时监测气囊压。

6.报警的处理

(1)气道高压报警:与人机对抗、呛咳、咬管、管道折叠、气道内分泌物过多、报警设置不合理有关。处理措施包括清理呼吸道分泌物,调整管道,遵医嘱给予镇静、镇痛,调整合适报警值,做好心理护理。

(2)气道低压报警:与管道断开、漏气、报警设置不合理、自主呼吸浅慢有关。处理措施包括检查管道是否漏气,检查患者的呼吸模式、自主呼吸及报警设置是否合适。

7.预防 VAP

(1)加强手卫生。

(2)病情许可抬高床头 30°~45°。

(3)吸痰时严格遵循无菌原则。

(4)口腔护理至少每日两次。

(5)使用湿化装置和声门下吸引。

(6)定时监测气管内导管的气囊压力,维持压力为 25~30cmH_2O。

(7)减少不必要的拆卸管路。

(8)病情允许,尽早拔管。

8.提供足够的心理护理。

9.机械通气撤机后护理

(1)安置患者于半卧位,床头抬高 30°,肿胀肢体抬高,保持功能体位,给予氧疗。

(2)协助患者漱口,以保证口腔清洁、湿润。

(3)鼓励患者适当活动。

(4)将呼吸机放置在指定地点。

五、ECMO 护理常规

(一)护理评估要点

1.知情同意。

2.患者:生命体征(SpO_2、心率、血压、脉搏、体温),镇痛、镇静评分。

3.仪器性能:ECMO 机器、电源、气源、氧源。

(二)护理问题

1.组织缺氧。

2.组织灌注不足。

3.潜在并发症:出血、血栓、感染、心律失常。

(三)护理措施

1.环境管理

(1)保护性隔离、单间、严格控制入室人员。

(2)开窗通风、拖地,消毒床头柜、床旁桌、病床、仪器,2 次/日。

2.心理护理、心理支持。

3.镇痛、镇静。CPOT 评分:0~1 分;RASS 评分:0~-5 分(常规 RASS 评分:0~-3 分,深镇静患者的 RASS 评分:-4~-5 分)。

4.体位

(1)对于无禁忌证患者,可抬高床头。

(2)对于重度 ARDS 患者,行俯卧位通气,避免压疮、意外拔管等。

5.气道管理(同人工气道患者护理常规)。

6.ECMO 导管

(1)固定导管,保障引血通畅:①ECMO 插管处无菌透明贴膜覆盖(参照《导管护理更换时间的相关规定》更换贴膜)。管路使用托举平台法分别固定于腿部或头部,必要时使用水胶体或泡沫敷料保护导管下方皮肤,保证通畅,防止打褶。②防止滑脱,翻身或活动时避免脱出或位置变动(翻身时专人固定并监测 ECMO 运转情况)。③每班检查并记录外露钢丝管长度。

(2)穿刺点护理:①局部消毒范围直径≥20cm,采取托举平台法妥善固定;②余见 ICU 置管护理。

7.液体管理

(1)输液:慎用脂肪乳、丙泊酚等乳剂制品。

(2)容量:遵医嘱控制液体量、速度、顺序、出入平衡。

（3）营养支持：建议在 ECMO 治疗初期使用肠外营养（PN），通气、氧合、血流动力学改善者应尽早开始肠内营养（EN），余详见肠内外营养护理常规。

8.监测

（1）患者：①生命体征——HR(P)、MAP(≥65mmHg)、T(血温或肛温)、SpO$_2$(VA-ECMO 时，对比两侧上肢 SpO$_2$ 的差值)、CVP。②循环——a.皮肤是否出汗、潮湿；b.监测尿量的变化；c.动态监测血乳酸；d.观察心率变化，有无心律失常发生。③呼吸功能——a.监测 SpO$_2$ 的变化，监测 VT(重度 ARDS 患者 VT≤3mL/kg，以标准体重计算)、Ppeak、f 的变化；b.关注血气分析结果：SvO$_2$、PaO$_2$、PaCO$_2$。④神经系统——a.神志、瞳孔变化；b.每日评估肌力、机体活动度的变化。⑤穿刺侧肢体的观察：观察并记录穿刺侧肢体的动脉搏动及皮温，每小时一次，如有缺血表现(皮温凉、花斑、肿胀、动脉搏动无法触及等)，需建立侧支循环。

（2）仪器：①流量——离心泵转速与血流速是否匹配，如引血管路有抖动现象，提示可能引血不畅，应及时处理；②动、静脉管路颜色差异；③报警设置，流量≥2L/min。

（3）并发症预防与处理。①感染：a.严格执行无菌操作、手卫生，限制不必要的人员进出；b.尽量减少在所有管路接口处进行任何操作，避免通过 ECMO 管路输注静脉营养液；c.如出现局部穿刺点异常、体温升高、出血、寒战等症状需及时处理；d.预充好的备用替换管路：若不能确定使用时间，可常规将含电解质的盐水作为预冲液，存放时间不超过 30 天；e.尽量选择外周静脉间断推注药物和输血。②出血：a.遵医嘱正确使用抗凝剂，尽量减少静脉穿刺、手指针刺、气管内吸痰、经鼻腔或尿道留置导管、胸腹腔穿刺等有创操作；b.在 ECMO 建立之前常规放置动脉导管(加压袋生理盐水内不加肝素)，以备采血和监测血压；c.血管穿刺后应对穿刺点进行加压止血，确认无出血后方可减压；d.吸痰和留置体内导管时需动作轻柔；e.每日监测血常规 2 次；f.严密监测出血的相关临床表现(注意观察插管位置、皮肤黏膜、子宫、颅内或脑实质、消化道等有无出血发生)。③栓塞。a.空气栓塞：各接头连接紧密，防止进入空气；b.血栓栓塞：观察管道及氧合器内有无血栓形成。④漏血：氧合器下端有血浆渗出，有泡沫，说明存在漏血，需更换氧合器。

9.故障处理

（1）如发生停电或离心泵故障，立即取下离心泵泵头，并手动摇泵进行运转。

（2）如果管路进气、漏血或血栓，应立即应用阻断钳夹动静脉插管处，阻止气体或血栓进入患者体内并立即通知医生予以处理。

10.拔管后处理

（1）导管拔出后要注意加压止血(经皮置入：静脉至少 30 分钟，动脉至少 60 分钟；切开血管置入需手术缝合，压迫时用力大小以拔出瞬间有少量血液随插管溢出为宜)。

（2）止血后 6 小时内仍需注意以下事项：平卧位，减少患者屈腿与翻身，若必须翻身应采取轴线翻身；暴露穿刺部位，前 2 小时内每半小时查看一次穿刺口是否出血，以后每小时一次；如果穿刺的是股动脉，每小时检查一次肢体远端动脉搏动情况。

六、肺移植术后护理常规

（一）护理评估要点

1.术前观察

（1）评估患者的一般情况，制订合适的活动计划。

（2）向患者解释各种临床检查及抗排异药的重要性和必要性，督促患者完成各项术前检查。

（3）根据患者的营养程度和病情制订合理的饮食，以提高患者的体质。

（4）评估患者及家属心理状态，鼓励他们说出心中的顾虑和恐惧，给予心理疏导。

（5）向患者讲解手术大致经过及术后可能会经受的各种不适，使患者有充分的心理准备。

2.术前护理

（1）依据外科术前护理常规。

（2）密切观察患者的体温变化，遵医嘱进行抗感染治疗，必要时采取降温措施。

（3）遵医嘱纠正营养失衡，必要时予以血浆、白蛋白、全血等支持疗法。

（4）指导肺功能训练，预防感冒，防止术后肺部并发症。

（5）根据手术部位进行皮肤准备。①术侧的前胸正中线至后脊柱线，上从锁骨水平线至剑突下，包括腋下；②前胸左腋后线至右腋后线，包括双侧腋下；③左颈部、右胸部(同后外切口)、腹部(包括脐孔、会阴部)；④双下肢大腿至膝盖以上。

(6)将患者送手术室时，由医务人员共同护送途中备好急救药械及术中药物(特别交代:排异药、供体备血试管)，监护病房备好移植术后所需用物。

3.术后评估与观察

(1)生命体征:神志、瞳孔、血流动力学情况，体温、血氧饱和度、镇静评分的评估。

(2)呼吸系统监测:观察呼吸形态，保持有效通气，观察呼吸机模式、报警设置、气囊压力、动脉血气，观察痰液性状。

(3)循环系统:血管通路通畅，观察血管活性药物应用，术后输液管理。

(4)引流管是否通畅，引流液的量、颜色及性状。有无活动性出血，若术后 3 小时内胸液量每小时100mL 或以上，呈鲜红色并伴有血容量不足的全身表现，以及血红蛋白进行性下降，则可考虑为活动性出血。

(5)潜在并发症的观察:通气/血流失调、再灌注损伤、急性肺水肿、吻合口瘘、原发性移植肺功能丧失、感染、ARDS、肺不张、出血、肺栓塞等。

(二)护理措施

1.严密监测呼吸、神经、循环系统，密切观察，保证各种监护设备在正常使用状态，开启并设置各种报警界限值。

2.按要求准确记录每小时的出入量，保持进出平衡。

3.妥善固定各引流管，保持引流通畅，并密切观察引流液的色、质、量，准确记录，出现异常及时与医生联系。

4.人工气道管理:正确使用呼吸机，保持呼吸道通畅，根据病情尽早脱机拔管。

5.如患者在监护期间使用 ECMO 治疗，参照 EC-MO 护理常规。

6.正确遵医嘱按时、按量用药，并严密观察有无药物的副作用。

7.严格执行无菌技术操作、消毒隔离制度。

8.并发症的观察:严密观察患者有无出血、肺再灌注损伤、感染、排斥反应、气道并发症等。

9.根据医嘱及时正确留取各种检验标本，出现阳性结果及时通知医生。

10.做好患者的基础护理，防止并发症的发生。根据病情指导并鼓励患者进行术后体能、呼吸等方面的锻炼。

11.合理营养，根据病情尽早开放肠内营养，促进胃肠功能的恢复。

12.加强患者的心理护理，鼓励患者配合医护人员进行各种治疗和检查。

13.适时满足患者亲情的需要，病情许可的情况下，可安排家属探视。

(三)健康指导

1.指导患者坚持循序渐进的体能和呼吸功能的锻炼，避免劳累。

2.指导患者家居要通风良好，避免养猫、狗等宠物，防止疾病的感染。卧室内不要放置鲜花等，防止霉菌的感染。

3.指导患者按时、按量服用药物，不得擅自改变剂量或停服药物。督促患者按时随访，由医生根据血药浓度、肝肾功能等情况及时调整用药。

4.注重家庭、社会支持对患者康复的重要性，使患者保持心情愉快。

5.建立随访手册，专人负责，保证患者治疗、护理的连续性。

参考文献

[1]许萍.肺移植护理[M].南京:东南大学出版社,2007.

[2]邱海波.ICU 主治医师手册(第 1 版)[M].南京:江苏科学技术出版社,2007.

[3]王辰.体外膜氧合治疗成人重症呼吸衰竭临床操作推荐意见[J].中华结核和呼吸杂志,2014,37(8).

[4]Mossadegh C, Combes A. Nursing Care and ECMO[M]. Springer International Publishing Switzerland, 2017.

[5]霍孝蓉.护理常规(第 1 版)[M].南京:东南大学出版社,2012:199-200.

[6]张波.急危重症护理学[M].北京:人民卫生出版社,2012:280-281.

[7]孙红.北京协和医院重症医学科护理工作指南[M].北京:人民卫生出版社,2016:152-155.

[8]王惠珍.急危重症护理学[M].北京:人民卫生出版社,2014:

181-184.

[9]中华医学会呼吸病学分会呼吸生理与重症监护学组.无创正压通气临床应用专家共识[J].中华结核和呼吸杂志,2009,32(2):86-97.

[10]尤黎明,吴瑛.内科护理学[M].北京:人民卫生出版社,2012:141-144.

[11]何山,蔡萍.BiPAP 无创呼吸机辅助通气治疗 COPD 急性加重期合并呼吸衰竭患者的护理观察[J].护士进修杂志,2014,(21):1979-1981.

[12]夏漫,王玉梅,徐莉真,等.老年终末期肺炎患者无创呼吸机所致压疮的管理[J].中国护理管理,2017,17(3):423-427.

[13]国家卫生部和国家中医药管理局.传染性非典型肺炎 SARS 诊疗方案 2004 版.国卫办医函[2005]80 号.

[14]李小寒,尚少梅.基础护理学[M].北京:人民卫生出版社,2013,37-42.

[15]国家卫生健康委办公厅,国家中医药管理局办公室,国家卫生健康委员会.新型冠状病毒感染的肺炎诊疗方案(试行第五版).国卫办医函[2020]103 号.

[16]中华医学会呼吸病学分会.中国成人社区获得性肺炎诊断和治疗指南(2016 年版)[J].中华结核和呼吸杂志,2016,39(04):253-279.

[17]Bonten MJ,Huijts SM,Bolkenbaas M,et a1. Polysaceharide-conjugate vaccine against pneumoeoccal pneumonia in adultsf[J]. N Engl J Med, 2015,372(12):1114-1125.

第**5**章

传染性相关肺炎重症患者的临床治疗

第 1 节　传染性相关肺炎重症患者的临床概述

　　传染性相关肺炎一直是人类发展进程中面临的巨大挑战,其传播途径主要为呼吸道飞沫传播和密切接触传播,包括在 19 世纪初期由中东铁路传向中国东北地区的肺鼠疫,20 世纪相继暴发的高致病性流感病毒引起的甲型 H1N1 流感、H5N1 禽流感、猪流感、H7N9 禽流感,以及致命性冠状病毒感染引起的严重 SARS、MERS 及席卷全球的新型冠状病毒感染大流行。100 年前暴发的西班牙流行性感冒造成 5 亿人感染,2500 万~4000 万人因此丧命。2002 年暴发的 SARS 感染全球累计确诊 8096 例, 累计死亡 774 例(9.56%);2012 年暴发的 MERS 感染全球累计确诊 2519 例,累计死亡 866 例(34.38%);3 年的新型冠状病毒疫情虽然已经过去,但截至 2023 年 5 月,全球诊断新型冠状病毒感染病例超过 7 亿人,死亡人数超过 600 万。传染性相关肺炎病例近年来逐年增多,是严重威胁人类公共卫生安全的重要问题。积极控制传染源、切断传播途径、对感染患者进行支持治疗是我国现阶段应对疫情的主要策略,而减轻传染性相关肺炎的严重并发症与降低死亡率是重中之重。

　　冠状病毒是常见的人类呼吸道致病病毒。进入 20 世纪以来,全球已经暴发了 3 次人类高致病性冠状病毒引起的传染病流行。冠状病毒是单链 RNA 基因结构的被膜病毒, 主要分为 α-冠状病毒、β-冠状病毒、γ-冠状病毒和 δ-冠状病毒 4 个类型,其中对人类致病的冠状病毒 SARS-CoV、MERS-CoV 和新型冠状病毒主要集中在 β-冠状病毒属, 均可造成人际

传播,引起肺炎、急性呼吸窘迫综合征,甚至休克及多器官功能衰竭,发展至重症时有较高的死亡率。冠状病毒在人群中传播已达几世纪之久, 可引起症状轻微的呼吸系统疾病, 但对牲畜具有高致病性, 引起呼吸、肠道和神经系统的多种疾病。SARS-CoV、MERS-CoV 和新型冠状病毒感染引发的在人群中蔓延的传染性疾病显示,冠状病毒可越过物种屏障感染人类且具有致命性特征。人类自身是 SARS-CoV 的主要传染源, 感染的动物源和中间宿主可能为果子狸、野猫等,人群普遍易感;骆驼是 MERS-CoV 的主要宿主,也是人类感染 MERS-CoV 的动物源,但骆驼在病毒传播中的确切作用和传播途径尚不清楚,目前观点认为,人群中感染蔓延主要是医疗环境中人际传播造成的。

　　明确病毒特点、研发特异性疫苗是控制疫情发展的关键。在新型冠状病毒感染疫情暴发后,新型冠状病毒株很快即被分离并进行检测, 其基因特征与 SARS-CoV 和 MERS-CoV 有一定区别。在体外研究中对新型冠状病毒株进行分离培养,96 小时左右即可在人呼吸道上皮细胞内发现其存在,但此种病毒的来源、感染后动力学特点及发病机制等尚不明确。尚无经过临床研究证实有效的疫苗或抗病毒药物用于预防和治疗高致病性冠状病毒 (SARS-CoV、MERS-CoV 和新型冠状病毒)感染,各国疫苗的开发与研制仍在积极地进行之中。我国针对 SARS-CoV 疫苗研发已经获得了突破性进展。

33

明确传染性相关肺炎的临床特点,对患者的早期识别、早期诊断、早期处理具有重要意义。不同病因引起的传染性相关肺炎的临床特征存在差异,为临床医生早期识别及早期干预新型传染性相关肺炎带来了巨大挑战。通常传染性相关肺炎患者均有发热、咳嗽、乏力等症状。然而,与H1N1、MERS感染患者相比,新型冠状病毒感染患者的潜伏期较长,年龄普遍较大,大多数患者年龄超过50岁并且合并慢性疾病。不同于H1N1感染患者发病后迅速出现呼吸衰竭,新型冠状病毒感染患者从首发症状到出现呼吸衰竭病程常超过7天。同时,在新型冠状病毒感染老年患者中呼吸窘迫症状、体征不典型,即出现"沉默性低氧血症"。与其他传染性病毒感染导致的肺炎患者中所见的多器官受累不同,新型冠状病毒感染患者主要以呼吸衰竭为主,发病早期合并其他器官功能损伤,如急性肾损伤或休克的比例很低。

构建传染性相关肺炎重症患者的预警模型、针对高危患者积极处理、防止疾病进一步发展,对降低死亡率可以起到决定性作用。不同病因引起的传染性相关肺炎重症病例的危险因素也存在差异,因此在面临新型传染性相关肺炎时,积极明确重症患者死亡的高危因素、构建重症及死亡预警模型具有重要临床意义。新型冠状病毒感染具有鲜明的临床特点,传统用于识别高危者的评价及预警系统,如快速序贯器官衰竭评分(qSOFA)或早期预警评分(NEWS)均不适用于此类重症患者。因此,遇到新型传染性相关肺炎时,需要针对疾病特点制订新的重症和死亡预测模型,明确各种高危因素,寻找各种潜在的预防、干预及治疗措施。实现传染性相关肺炎重症患者的"关口前移",即早期识别及有效干预对降低死亡率至关重要。

合理的器官功能支持是改善患者预后的关键环节。传染性相关肺炎重症患者常合并呼吸及其他器官功能障碍,并常因合并多器官功能衰竭而导致死亡。2008—2013年美国多中心研究对纳入的27万例住院患者调查显示,存在多脏器功能衰竭使死亡率增加了5倍。我国流行病学研究显示,感染患者的死亡率随着器官衰竭数目的增多而提高,单个器官衰竭者死亡率是10.4%;2个器官衰竭者为23.9%,其中肺和肾脏衰竭对死亡率的影响较大,肺、肾脏2个器官同时被累及时,死亡率为80%以上;出现3个以上脏器功能衰竭时死亡率可达81.6%。一项WHO发布的纳入161例MERS感染病例的报道表明,需要接受呼吸或循环功能支持的重症肺炎患者比例可达63.4%,其死亡率高达59.8%,而非重症肺炎病例(29.8%)的死亡率为0。中国疾病预防控制中心发布的有关72 314例病例的报告总结显示,在确诊病例中重型及危重型患者的比例为19%(8255/44 415),危重病例的死亡率高达49.0%,为总死亡率(2.3%,1023/44 672)的20倍以上。针对传染性相关肺炎,给予合理的器官支持,并针对器官功能进行积极保护,是提高患者存活率的关键环节。

制订并优化传染性相关肺炎患者的诊疗流程,是降低重症患者死亡率的必要途径。按照标准化的流程进行干预,有助于提高整体的医疗质量。面对新型的传染性相关肺炎时,缺乏统一的诊疗流程,各个医疗中心乃至各个医生所采取的措施都可能千差万别。通过深入临床一线,总结临床患者特点,并通过细致的统计分析,用临床科研的思维总结各种治疗方案的优劣,制订并不断优化诊疗流程,规范广大医务人员的诊疗行为,有利于整体提高患者的存活率。

传染性相关肺炎是重大的公共卫生事件,一旦发生,危害巨大。新型冠状病毒疫情发生后,国家及地方政府从各个层面加强抗击疫情的建设。只有快速发现且控制住传染源、明确并切断传染途径、建立早期识别早期干预的方法,才能有效地应对传染性相关肺炎等突发公共卫生事件。

第 2 节　传染性相关肺炎重症患者的临床表现和特点

一、新型冠状病毒感染

1.流行病学特点

（1）感染源：2020 年 1 月 18 日，钟南山院士首次对外宣布新型冠状病毒存在人传人。目前，传染源主要是新型冠状病毒感染的患者，无症状感染者也可能成为传染源。该病毒的自然宿主尚未明确，多国科学家在穿山甲及蛇的宿主病毒中发现与 SARS-CoV-2 同源性很高的冠状病毒基因序列。新型冠状病毒感染的基本传染常数为 2.2（即在没有外力的介入时，1 例新型冠状病毒感染确诊患者平均可能传给 2.2 个人）。新型冠状病毒的变异是值得关注的问题，随着时间的延长，新型冠状病毒在不断地变异，已经有新型冠状病毒阿尔法、德尔塔病毒变异毒株流行较为广泛。德尔塔变异病毒株（Delta，B.1.617.2）为全球新型冠状病毒大流行的主要病毒株，在 92 个国家和地区传播并造成严重疫情。德尔塔变异病毒株的传染性明显增强，在世界卫生组织已经确定的几个需要关注的变异株里，其传播能力最强，基本传染常数为 5~8，和传播率强的水痘的传染性相似。但有研究提示，新型冠状病毒阿尔法、德尔塔病毒变异毒株的致病性并未明显增加，有症状和重症患者的比率、死亡率均没有明显增加。除了德尔塔变异毒株之外，奥密克戎等病毒变异毒株，传染性更强，但其致病性并没有明显增加。

（2）传播途径：经呼吸道飞沫传播和密切接触传播是新型冠状病毒感染的主要传播途径。

（3）易感人群：人群普遍易感，各年龄段人群对新型冠状病毒均无免疫力，男性患者略多于女性患者。接种新型冠状病毒疫苗可提供较好的免疫力，无论是灭活疫苗，还是 mRNA 疫苗均可使感染的概率明显下降，并提供有效的保护。近期的研究发现，接种疫苗后仍有突破性感染的可能，但接种疫苗后的新型冠状病毒感染患者的病情严重程度明显下降，重症比例也明显下降。

2.临床表现

迄今为止的流行病学调查显示，新型冠状病毒感染的潜伏期为 1~14 天，多数为 3~7 天。但同时也有调查发现，其最长潜伏期可达 24 天。

新型冠状病毒感染的主要临床表现是发热、干咳、乏力，严重时出现呼吸困难、低氧血症。部分患者以感冒症状为首要症状，如鼻塞、头痛、咽痛、肌痛等。少数患者以消化道症状为首发症状，出现恶心、呕吐、腹痛、腹泻。轻型患者仅表现为低热、轻微乏力等，无肺炎表现。部分儿童及新生儿病例的症状可不典型，表现为呕吐、腹泻等消化道症状或仅表现为精神弱、呼吸急促。目前认为，新型冠状病毒感染的十大早期症状包括发热、干咳、咽痛、鼻塞、流涕、眼部结膜炎、肌肉酸痛、味觉改变、嗅觉改变、腹泻。

轻型、普通型患者预后良好。老年患者及有慢性基础疾病患者的预后较差。孕产妇患者的临床过程与同龄患者相近。儿童病例的症状相对较轻。

3.临床诊断

（1）发热和（或）呼吸道症状。

（2）影像学特点：早期呈现多发小斑片影及间质改变，以肺外带明显。进而发展为双肺多发磨玻璃影、浸润影，严重者可出现肺实变，胸腔积液少见。

（3）在发病早期，白细胞总数正常或降低，淋巴细胞计数正常或减少。

有流行病学史中的任何 1 条，且符合临床表现中任意 2 条；无明确流行病学史的，符合临床表现中的 3 条即可诊断为新型冠状病毒感染。

核酸检测是新型冠状病毒感染确诊的金标准，但核酸检测存在假阴性现象，因此对于肺部 CT 高度疑似新型冠状病毒感染者，即使核酸检测阴性，也可先按临床诊断病例处理，隔离观察并连续进行标本联合送检，多次进行监测以避免遗漏诊断。

4.临床分型

新型冠状病毒感染可分为轻型、普通型、重型、危重型4种类型。根据临床分型进行患者集中管理、分层诊治是十分关键性的举措。

(1)轻型:临床症状轻微,影像学未见肺炎表现。

(2)普通型:具有发热、呼吸道症状,影像学可见肺炎表现。

(3)重型:

1)成人符合下列任何1条:①出现气促,RR≥30次/分;②静息状态下,指氧饱和度≤93%;③动脉血氧分压(PaO₂)/吸氧浓度(FiO₂)≤300mmHg(1mmHg=0.133kPa)。高海拔(海拔超过1000m)地区需根据以下公式对 PaO_2/FiO_2 进行校正:$PaO_2/FiO_2 \times [$ 大气压 $(mmHg)/760]$。

注:肺部影像学显示24~48小时内病灶明显进展>50%者按重型管理。

2)儿童符合下列任何1条:①出现气促(<2月龄,RR≥60次/分;2~12月龄,RR≥50次/分;1~5岁,RR≥40次/分;>5岁,RR≥30次/分),除外发热和哭闹的影响。②静息状态下,指氧饱和度≤92%。③辅助呼吸(呻吟、鼻翼扇动、三凹征),发绀,间歇性呼吸暂停。④出现嗜睡、惊厥。⑤拒食或喂养困难,有脱水征。

(4)危重型:

符合以下情况之一者:①出现呼吸衰竭,且需要机械通气;②出现休克;③合并其他器官功能衰竭,需ICU监护治疗。

普通型患者多以发热、乏力、干咳为主要表现。重型患者多在发病1周后出现呼吸困难和(或)低氧血症。同时常并发感染性休克、代谢性酸中毒和凝血功能障碍,以及多器官功能障碍等。最常见的并发症是ARDS,研究显示,重型或危重型新型冠状病毒感染患者从发病到出现ARDS的平均时间为9天,需要有创机械通气患者占总患者数的3%。新型冠状病毒感染患者中重症患者约占20%,其中因病情危重入住ICU的患者占5%。新型冠状病毒感染患者的总体死亡率为0.3%~2.5%,但危重型患者的死亡率为49%~62%。

5.重症患者的特点

重症患者表现出新的"与众不同"的特点:

(1)发热:重症患者一般发热热峰不高,甚至没有发热。

(2)沉默型低氧血症:沉默型低氧血症是重症新型冠状病毒感染患者比较突出的表现,即患者虽然存在低氧血症,但没有呼吸频率快、气促、动用辅助肌呼吸等呼吸窘迫的表现。国外的研究也有类似报道:一些到急诊室就诊的重症新型冠状病毒感染患者的氧饱和度已低至70%,有些病例甚至低于60%,但却仍能行走、意识清楚。有学者认为,这种现象的机制可能是人体的低氧感受器故障,也称"快乐低氧症"。

(3)极少在发生ARDS之前出现肺外器官功能障碍:只有极少数重症患者在发生ARDS之前出现肺外器官功能障碍(如休克、急性肾损伤)。

二、中东呼吸综合征

2012年暴发的MERS首次在沙特阿拉伯被发现,是由中东呼吸综合征冠状病毒引起的病毒性呼吸道传染病。全球累计确诊2519例,累计死亡866例(34.38%)。发现的MERS病例主要集中在中东和欧洲,中东以外国家的确诊病例发病前多有中东地区工作史或旅居史。

1.流行病学特点

中东呼吸综合征冠状病毒是中东呼吸综合征的病原体,人体可能通过接触含有病毒的分泌物、排泄物、未煮熟的乳制品或肉而感染。骆驼可能是MERS-CoV的主要中间宿主和人类感染的动物来源。病毒在人际间,人与人通过飞沫经呼吸道传播而被感染,也可能因人接触患者的分泌物、排泄物而传播。MRES能直接感染呼吸系统而引起单纯性病毒性肺炎和严重肺损伤,而且能侵犯多个器官,导致重症患者发生多器官功能障碍,甚至死亡。

2. MERS 患者的临床表现

该病毒的潜伏期为2~14天,起病急,典型症状表现为急性呼吸道感染,早期主要表现为发热、畏寒、乏力、头痛、肌痛等,随后出现咳嗽、胸痛、呼吸困难,部分病例还可能出现呕吐、腹痛、腹泻等症状。重症病例在肺炎基础上,可很快发展为呼吸衰竭、急性呼吸窘迫综合征或多器官功能衰竭,部分病例可出现肾衰竭和死亡。个别病例(如免疫缺陷病例)也可能仅有腹泻等非典型临床表现。继发病例的病情相对较轻,或为无症状感染。免疫系统功能低下的人群、老年人,以及患有糖尿病、癌症和慢性肺部疾病等慢性病患者感染后的症状可能更为严重。

3.重症 MERS 患者的特点

重症 MERS 患者表现为短期内快速发展的低氧血症,胸部影像学检查提示,患者双侧肺组织进展性炎性浸润,甚至出现"大白肺"的病理改变,部分病例可出现器官衰竭,尤其是肾衰竭和感染性休克。出现呼吸衰竭患者需要进入 ICU 进行呼吸支持,乃至有创机械通气和其他器官功能支持治疗。该病毒似乎会导致免疫力低下的人群、老年人和伴有慢性病(如糖尿病、癌症和慢性肺部疾病)的患者发生疾病进展更快,更加严重。

三、严重呼吸窘迫综合征/传染性非典型肺炎(SARS)

SARS 在全球共波及亚洲、美洲、欧洲等 32 个国家和地区。经过全球的科学家多方面积极研究,2003 年 4 月 16 日 WHO 在日内瓦宣布一种新的冠状病毒是 SARS 的病原,并将其命名为 SARS 冠状病毒。

1.流行病学特点

现有资料表明,SARS 患者是最主要的传染源。极少数患者在刚出现症状时即具有传染性。一般情况下,传染性随病程而逐渐增强,在发病的第 2 周最具传播力。通常认为,症状明显患者的传染性较强,特别是持续高热、频繁咳嗽、出现 ARDS 时传染性较强。退热后其传染性迅速下降,尚未发现潜伏期患者以及治愈出院者有传染他人的证据。患者的传播力存在多样性,有的患者可能存在超级传播现象;存在基础性疾病的患者,不但较其他人容易感染 SARS,而且感染后更容易成为超级传播者。尚未发现隐性感染者的传染性。有人检测发现,从果子狸分离的病毒与 SARS-CoV 的基因序列高度符合,因此推测本病最初可能来源于动物。近距离呼吸道飞沫传播,即通过与患者近距离接触、吸入患者咳出的含有病毒颗粒的飞沫是 SARS 经空气传播的主要方式,是 SARS 传播最重要的途径。气溶胶传播、接触传播都是 SARS 的传播方式,同时人群普遍易感,统计报道,儿童的感染率略低。

2.重症患者的临床表现

SARS 患者的临床表现通常为发热、干咳、腹泻,以及白细胞减少、X 线胸片阴影等。重症 SARS 患者的进展更为迅速,出现快速恶化的低氧血症,并容易并发 ARDS、脓毒症,以及多器官功能障碍。SARS 疫情期间的研究指出,重症患者的临床表现包括高热并持续时间长,很早出现气促等。与轻症患者相比,影像学检查明显多见累及双侧,伴有快速进展的呼吸困难,合并 ARDS 的 SARS 患者约占 86%。同时,与普通患者相比,重症患者也更容易出现多器官功能损伤,主要表现为不同程度的肝肾功能异常。重症患者的继发感染明显增多,可能与重症患者行有创通气、大量使用糖皮质激素引起的细胞免疫功能低下有关。

3.重症患者的特点

SARS 重症患者的特点主要表现为快速起病和迅速进展的肺部损伤。对重症 SARS 患者的特点进行回顾性分析可以发现,持续高热是重症 SARS 患者的特征之一,甚至使用激素后体温不降或反升;明显进展的呼吸急促或低氧血症,实验室检查结果显示,伴有淋巴计数的进行性下降。影像学与临床表现变化的不同步也是 SARS 重症患者的重要特点。在针对 SARS 患者影像学改变的研究中,发现重症患者的胸片阴影迅速进展成磨玻璃样改变,并累及超过 4 个肺野,合并严重的低氧血症(42~66mmHg)且阴影吸收与氧和改善不平行,通常胸片阴影见吸收但低氧血症仍持续 3~4 天,可能机制是炎症反应的滞后性,但是未得到进一步证实。

综上所述,传染性肺炎由于其病原体的不同,往往表现出不同的流行病学特征。但重症患者的临床表现存在共性,如合并慢性疾病或者免疫抑制的患者更容易发展为重症患者;表现为迅速发展的低氧血症;通常伴 ARDS 和脓毒症等严重合并症,且容易发展为多器官功能障碍。随着科学技术以及医疗设备的不断发展,早期识别重症患者的危险因素,早期防止普通患者向重症患者转变,是应对疫情防控的新目标。

第3节　传染性相关肺炎转化为重症的临床评估和预防策略

一、新型冠状病毒感染转化为重症的临床评估和预防策略

1.新型冠状病毒感染

新型冠状病毒感染患者的死亡率为 0.3%~5%，其病毒传播速度快，传染范围广，感染的患者大部分为轻症患者，但有 17%~29% 的患者可能迅速转化为重症及危重症患者，需要尽早进行器官功能支持。重症及危重症患者的死亡率为 20%~40%，为非重症患者的 10 倍。除早期诊断和隔离，及时识别可能转化为重症的患者，并根据疾病的严重程度分别制订个体化治疗方案，避免新型冠状病毒感染患者转为危重型患者，可能改善新型冠状病毒感染患者的临床预后。

成人新型冠状病毒感染患者符合下列任何 1 条时考虑转化为重症：①出现气促，RR≥30 次/分；②静息状态下，指氧饱和度≤93%；③PaO_2/FiO_2≤300mmHg。

肺部影像学显示，24~48 小时内病灶明显进展>50% 者按重症管理。符合下列任何 1 条时考虑转化为危重型：①出现呼吸衰竭，且需要机械通气；②出现休克；③合并其他器官功能衰竭，需 ICU 监护治疗。

确诊的新型冠状病毒感染儿童患者符合下列任何 1 条时考虑为重症患儿：①出现气促(<2 月龄,RR≥60 次/分;2~12 月龄,RR≥50 次/分;1~5 岁,RR≥40 次/分;>5 岁,RR≥30 次/分)，除外发热和哭闹的影响。②静息状态下，指氧饱和度≤92%。③辅助呼吸(呻吟、鼻翼扇动、三凹征)，发绀，间歇性呼吸暂停。④出现嗜睡、惊厥。⑤拒食或喂养困难，有脱水征。

2.新型冠状病毒感染转化为重症的临床预测

研究显示，新型冠状病毒感染重症患者入住 ICU 的住院率为 4.9%~11.5%，预计新型冠状病毒感染新发患者数将持续上升，而且 ICU 的需求会随之日益增长。寻找一种简单的临床工具，快速识别潜在的重症患者对患者和临床医生来说至关重要。

T 淋巴细胞和自然杀伤细胞是病毒感染时清除病毒必要的免疫细胞。回顾性研究总结分析重症和非重症患者的淋巴细胞计数，12 项研究 Meta 分析发现，与非重症患者相比，重症患者的淋巴细胞计数低于 $0.31×10^9/L$。因此，低淋巴细胞血症是新型冠状病毒感染患者重症的预测指标之一。

新型冠状病毒感染重症患者除了合并 ARDS、感染性休克外，还会出现凝血功能异常。既往关于 SARS 及 MERS 的研究也发现高凝及纤溶亢进可能会导致不良预后。因此，凝血功能变化也可能对重症及非重症新型冠状病毒感染患者有一定的预测价值。重症患者的纤维蛋白原、FAR（纤维蛋白原/白蛋白）、D 二聚体明显增高，而血小板计数及白蛋白水平降低，对这些因素进行多因素 COX 分析后发现，FAR 及血小板计数均是疾病进展的独立危险因素。当 FAR<0.0883 和血小板计数>$135×10^9/L$ 时，新型冠状病毒感染患者不易发展为重症。

根据新型冠状病毒感染患者的临床特征进行预测，可进行初步的判断。近年来，机器学习和深度学习成为人工智能的主要内容。通过临床及影像学特点建立模型来预测新型冠状病毒感染的严重程度，基于 5 个临床及影像学特性，包括年龄、LDH、CRP、$CD4^+$ T 细胞计数和 MOICT，分别计算每位患者的得分，建立模型方程 $M=V×[(A_{mean}+1000)×0.001]$，V 为感染的体积，$A_{mean}$ 为 Hounsfield 单位平均衰减。这个模型的具体计算公式为 $y=-3.790+1.498e-02×年龄（岁）+4.717e-03×LDH(U/L)+4.661e-03×CRP(mg/L)-8.450e-05×CD4^+$ T 细胞计数（个/μL）$+2.073e-06×MOI(mg)$，ROC 曲线的截断值为-1.238，当分值超过 -1.238 时，患者可能发展为重症。

基于江苏省 2020 年 625 例新型冠状病毒感染患者的临床数据和确诊新型冠状病毒感染患者入院数据，根据患者入院时的常见临床指标进行患者发展为重症、危重症患者的预测。重症发展的高危因素包括：①年龄；②淋巴细胞计数；③CT 病变所占全肺比例。通过预测公式 $1/\{1+exp[-(-4.4926099+0.059287819×$

年龄+0.053162381×CT 病变占全肺比例-2.567343×淋巴细胞计数)]}进行新冠患者重症发生风险预测:0~10%以下为低风险,10%~40%为中风险,40%以上为高风险。其敏感性和特异性均较高,预测准确性经过外部验证,ROC 可达 0.85。

在另外 1 项针对 366 例患者的研究中,通过利用 LASSO 回归模型对是否转化为重症进行预测。多元 logistic 回归分析筛选出 7 个独立危险因素,包括入院时的体温、咳嗽、呼吸困难、高血压、心血管疾病、慢性肝脏疾病、慢性肾脏疾病,对每 1 个因素进行赋值,然后计算每例患者的总分值。这个模型预测的曲线下面积为 0.862,有一定的临床意义。

3.新型冠状病毒感染转化为重症的预防策略

(1)高危患者和重症患者的早期识别:疾病的严重程度与预后密切相关,因此改善预后的基本和必要策略是高危和危重患者的早期识别。根据新型冠状病毒感染患者救治过程中积累的经验,1 个重要的策略是将重症关口前移,对所有患者进行早期评估和筛查。新型冠状病毒感染患者每天筛查 2 次,并定期监测其呼吸频率(RR)、心率(HR)、血氧饱和度(SpO_2)。一旦观察到 SpO_2<93%、RR>30 次/分、HR>120 次/分或任何器官衰竭表现,需将患者转至 ICU,由 ICU 专科医护人员接管治疗。采用预警模型与早期筛查相结合的流程,对高危患者进行识别,为早期干预提供可能。

(2)重症团队主导下的早期干预治疗及多学科协作诊疗:目前尚无有效的针对新型冠状病毒感染的抗病毒治疗,因此降低死亡率的重要途径是及早采取强有力的预防干预措施,阻断疾病进程。在重症患者的救治过程中,降低气管插管率有 3 个环节:①胸部 CT 提示大面积渗出的 ARDS 患者,早期使用高流量氧疗或者无创机械通气来维持一定水平的 PEEP,并防止肺泡塌陷;②保证组织灌注的前提下进行个体化的限制性液体治疗以减轻肺水肿;③既往研究证实了俯卧位改善中重度 ARDS 患者预后的价值。对于没有插管的新型冠状病毒感染患者,采用清醒俯卧位的治疗,清醒俯卧位可以显著改善肺不均一性,并降低气管插管率。

重症新型冠状病毒感染患者病情变化快,常累及多器官,需要在重症医学科基础上进行多学科协作(MDT)。科学决策是 MDT 的核心,系统分析是 MDT 的关键。高龄的、存在基础疾病的患者容易进展为危

重症。在关注新型冠状病毒感染疾病演化的同时,患者的基础状况、合并症、并发症、每日的检查结果需要综合分析,研判病情趋势,做好提前干预,阻断疾病进展,积极采取抗病毒、氧疗、营养支持等措施。个性化诊治是 MDT 的结果,治疗方案要做到因人施策、精准施策,充分考虑不同个体、不同病程、不同类型的患者在治疗上的差异性。

(3)动态监测炎症、免疫指标及影像学检查,支持临床治疗决策:重症患者病情发展变化快,因此需动态监测反映机体炎症和免疫状态的指标,有助于判断临床进程,预警重症、危重症倾向,为治疗策略的制订提供依据。肺部影像学检查在新型冠状病毒感染诊断、疗效监测及出院评估中具有重要价值,重症患者须定期复查床旁胸片。动态观察肺部影像、氧合指数、细胞因子水平,尽早发现有重症、危重症倾向的患者。

(4)资源整合与调配:卫生部门高度重视疫情的发生、发展,有效部署疾病防控措施。充足的物质和人力资源是控制新型冠状病毒感染的重要基石。

二、MERS 转化为重症的临床评估和预防策略

MERS 患者的总体死亡率为 35%,伴随其他感染及白蛋白水平低是评估病情严重程度的重要指标。年龄大于 65 岁的患者往往预后不良。2016 年发表的一篇关于影响 MERS 预后因素的 Meta 分析对既往的研究进行了系统分析,分析发现,在大多数研究中,存活者比死于 MERS 者年轻,性别因素在其中也占有一定比重,MERS 感染的男性比女性死亡率高,OR 为 1.4,性别差异对死亡风险值为 48.6%。此外,MERS 感染患者的基础合并症也影响预后,主要包括糖尿病、肾脏疾病、呼吸系统疾病、心脏病和高血压,其中心脏病的 OR 值最高(3.5),其次是呼吸系统疾病(OR 值为 3.1)。

虽然 MERS 患者的数量不多,但其死亡率高。需要关注患者的危险因素,及时评估和预防患者转化为重症,并避免多器官功能损伤,防治重症患者的器官功能衰竭,降低死亡率。

三、SARS 转化为重症的临床评估和预防策略

SARS 患者的总体死亡率超过 10%,重症患者的死亡率明显增加。因此,及时评估和预防 SARS 患

由轻症转化为重症有重要的临床意义。

SARS患者转化为重症的临床特征包括：①床上活动或短期脱离氧气即出现明显呼吸窘迫，RR>30次/分，或血氧饱和度下降至90%；②氧合指数<200mmHg，或鼻导管吸氧(5L/min)状态下血氧饱和度持续<92%(动脉血氧分压持续低于60mmHg)；③胸片出现多叶病变或12小时内胸片高密度区进展>50%；④出现肺外脏器功能衰竭；⑤有糖尿病、慢性阻塞性肺疾病、肿瘤(特别是化学治疗中)、自身免疫性疾病或年龄超过60岁的人群应视为潜在重症患者。

研究显示，SARS重症患者发病初期CD3⁺、CD4⁺、CD8⁺细胞计数即出现显著下降，提示患者免疫系统受损更为严重。SARS患者外周血T淋巴细胞各个亚群的下降程度可以作为患者病情严重程度以及预后评估的重要指标。高龄、中性粒细胞计数高、LDH高是判断SARS患者病情严重程度及预后的临床预测指标，其中年龄每增加10岁，OR值增高1.73，中性粒细胞每增加$1×10^9$/L，OR值增高1.06，LDH每增加100U/L，OR值增高1.17。综合考虑临床表现和实验室检查结果，可以作为患者重症的预警指标，进而严密观察，必要时进行有效的器官功能支持，避免出现多器官功能损伤，导致患者死亡。

第4节　传染性相关肺炎重症患者的治疗原则

一、新型冠状病毒感染的治疗

1.根据病情确定治疗场所

(1)疑似及确诊病例应在具备有效隔离条件和防护条件的定点医院隔离治疗，疑似病例应单人、单间隔离治疗，确诊病例可多人收治在同一病室。

(2)重症和危重症病例应当被尽早收入ICU治疗。

2.一般治疗

(1)卧床休息，加强支持治疗，保证充足热量；注意水、电解质平衡，维持内环境稳定；密切监测生命体征、指氧饱和度等。

(2)根据病情监测血常规、尿常规、CRP、生化指标(肝酶、心肌酶、肾功能等)、凝血功能、动脉血气分析、胸部影像学等。有条件者可行细胞因子检测。

(3)及时给予有效氧疗措施，包括鼻导管、面罩给氧和经鼻高流量氧疗。有条件可采用氢氧混合吸入气(H_2/O_2:66.6%/33.3%)治疗。

(4)抗病毒治疗：大量研究显示，除了瑞德西韦有一定的改善作用外，其他抗病毒药物均未被证实有效，甚至有些药物还会增加死亡风险。

(5)抗菌药物治疗：避免盲目或不恰当使用抗菌药物，尤其是联合使用广谱抗菌药物。

3.重症、危重症病例的治疗

(1)治疗原则：在对症治疗的基础上，积极防治并发症，治疗基础疾病，预防继发感染，及时进行器官功能支持。无论采用何种氧疗方式，对于存在低氧血症的新型冠状病毒感染患者，均可以采用长时间俯卧位通气策略，可有效改善低氧血症，避免低氧血症恶化，降低气管插管率，有可能改善预后。

(2)呼吸支持。

1)氧疗：重症患者应当接受鼻导管或面罩吸氧，并及时评估呼吸窘迫和(或)低氧血症是否缓解。

2)高流量鼻导管氧疗或无创机械通气：当患者接受标准氧疗后而呼吸窘迫和(或)低氧血症无法缓解时，可考虑使用高流量鼻导管氧疗或无创机械通气。若短时间(1~2小时)内病情无改善甚至恶化，应当及时进行气管插管和有创机械通气。

3)有创机械通气：采用肺保护性通气策略，即小潮气量(6~8mL/kg理想体重)和低水平气道平台压力(≤30cmH₂O)进行机械通气，以减少呼吸机相关肺损伤。在保证气道平台压≤30cmH₂O时，可适当采用高PEEP。保持气道温化、湿化，避免长时间镇静，早期唤醒患者并进行肺康复治疗。较多患者存在人机不同步，应当及时使用镇静剂以及肌松剂。根据气道分泌物情况，选择密闭式吸痰，必要时行支气管镜检查并采取相应治疗。

4)挽救治疗：对于严重ARDS患者，建议进行肺复张。在人力资源充足的情况下,每天应当进行 12 小时以上的俯卧位通气。俯卧位机械通气效果不佳者,如条件允许,应当尽快考虑 ECMO。相关指征:①在 $FiO_2>90\%$ 时,氧合指数小于 80mmHg,持续 3~4 小时;②气道平台压≥35cmH$_2$O。对于单纯呼吸衰竭患者,首选 VV ECMO 模式;若需要循环支持,则选用 VA EC-MO 模式。在基础疾病得以控制,心肺功能有恢复迹象时,可开始撤机试验。

(3)循环支持:在充分液体复苏的基础上,改善微循环,使用血管活性药物,密切监测患者血压、心率和尿量的变化,以及动脉血气分析中乳酸和碱剩余,必要时进行无创或有创血流动力学监测,如超声多普勒法、超声心动图、有创血压或持续心排血量(PiCCO)监测。在救治过程中,注意液体平衡策略,避免过量和不足。

如果发现患者心率增加超过基础值的 20% 或血压下降超过基础值的 20%,若伴有皮肤灌注不良和尿量减少等表现,则应密切观察患者是否存在脓毒症休克、消化道出血或心功能衰竭等情况。

(4)肾衰竭和肾替代治疗:对于危重症患者的肾功能损伤,应积极寻找导致其肾损伤的原因,如低灌注和药物等因素。对于肾衰竭患者的治疗,应注重体液平衡、酸碱平衡和电解质平衡,而在营养支持治疗方面应注意氨基酸、热量和微量元素的补充。重症患者可选择连续性肾替代治疗(CRRT)。其指征包括:①高钾血症;②酸中毒;③肺水肿或水负荷过重;④多器官功能不全时的液体管理。

(5)康复者的血浆治疗。

1)适应证:适用于病情进展较快、重型和危重型患者。可遵循以下原则:①原则上病程不超过 3 周;②新冠病毒核酸检测阳性或临床专家判定患者存在病毒血症;③病情进展快的重症患者,危重症早期患者或临床专家综合评估需要进行血浆治疗的患者。

2)输注剂量:根据临床状况、患者体重等决定。通常输注剂量为 200~500mL(4~5mL/kg 体重)。

(6)血液净化治疗:血液净化系统功能包括血浆置换、吸附、灌流、血液/血浆滤过等,能清除炎症因子,阻断"细胞因子风暴",从而减轻炎症反应对机体的损伤,可用于重型、危重型患者细胞因子风暴早中期的救治。

(7)免疫治疗:对于双肺广泛病变者及重症患者,且实验室检测 IL-6 水平升高者,可试用托珠单抗治疗。首次剂量 4~8mg/kg,推荐剂量为 400mg、0.9%生理盐水稀释至 100mL,输注时间>1 小时。首次用药疗效不佳者,可在 12 小时后追加应用 1 次(剂量同前)。累计给药次数最多为 2 次,单次最大剂量不超过 800mg。注意过敏反应,有结核等活动性感染者禁用。

(8)其他治疗措施。

1)对于氧合指标进行性恶化、影像学进展迅速、机体炎症反应过度激活状态的患者,短期内酌情使用糖皮质激素,建议剂量不超过相当于甲泼尼龙 1mg/(kg·d),应当注意由于免疫抑制作用,较大剂量糖皮质激素会延缓对冠状病毒的清除。

2)目前,没有充分的循证医学证据支持静脉人免疫球蛋白对冠状病毒有临床疗效,危重型患者可以酌情应用。可静脉给予血必净每次 100mL,每日 2 次治疗。可使用肠道微生态调节剂,维持肠道微生态平衡,预防继发细菌感染。

3)患有重型或危重型新型冠状病毒感染的妊娠期女性应积极终止妊娠,剖宫产为首选。

4)患者常存在焦虑、恐惧情绪,应当加强心理疏导。

4.中医治疗

新型冠状病毒感染属于中医"疫"病范畴,病因为感受"疫戾"之气,各地可根据病情、当地气候特点以及不同体质等情况进行辨证论治。涉及超药典剂量应当在医生指导下使用。

二、MERS 的治疗

1.基本原则

(1)根据病情严重程度评估确定治疗场所:疑似、临床诊断和确诊病例应在具备有效隔离和防护条件的医院隔离治疗;危重病例应尽早入 ICU 治疗。转运过程中严格采取隔离防护措施。

(2)一般治疗与密切监测

1)卧床休息,维持水、电解质平衡,密切监测病情变化。

2)定期复查血常规、尿常规、血气分析、血生化及胸部影像。

3）根据氧饱和度的变化，及时给予有效氧疗措施，包括鼻导管、面罩给氧，必要时应进行无创或有创通气等措施。

（3）抗病毒治疗：目前尚无明确有效的抗 MERS 冠状病毒药物。体外试验表明，利巴韦林和 α-干扰素联合治疗具有一定抗病毒作用，但临床研究结果尚不确定。可在发病早期试用抗病毒治疗，使用过程中应注意药物的副作用。

（4）抗菌药物治疗：避免盲目或不恰当使用抗菌药物，加强细菌学监测，出现继发细菌感染时应用抗菌药物。

2.重症病例的治疗建议

重症和危重症病例的治疗原则是在对症治疗的基础上，防治并发症，并进行有效的器官功能支持。实施有效的呼吸支持（包括氧疗、无创/有创机械通气）、循环支持、肝脏和肾脏支持等。对于有创机械通气治疗效果差的危重型病例，有条件的医院可实施体外膜氧合支持技术。维持重症和危重症病例的胃肠道功能，适时使用微生态调节制剂。

三、传染性非典型肺炎的治疗

1.治疗原则

虽然 SARS 的致病源已经基本明确，但其发病机制仍不清楚，目前尚缺少针对病因的治疗方法。临床上仍以对症支持治疗和防治并发症的治疗为主。应避免盲目应用药物治疗，尤其应避免多种药物（如抗生素、抗病毒药、免疫调节剂、糖皮质激素等）长期、大剂量地联合应用。

2.一般治疗与病情监测

卧床休息，注意维持水、电解质平衡，避免用力和剧烈咳嗽。密切观察病情变化（很多患者在发病后的 2~3 周都可能属于进展期）。

根据病情需要，早期给予持续鼻导管吸氧（吸氧浓度一般为 1~3L/min），每天定时或持续监测 SpO_2。定期复查血常规、尿常规、血电解质、肝肾功能、心肌酶谱、T 淋巴细胞亚群（有条件时）和 X 线胸片等。

3.对症治疗

（1）体温高于 38.5℃，或全身酸痛明显者，可使用解热镇痛药。高热者给予冰敷、乙醇擦浴、降温毯等物理降温措施。儿童禁用水杨酸类解热镇痛药。

（2）咳嗽、咳痰者可给予镇咳、祛痰药。

（3）发生心、肝、肾等器官功能损伤者，应采取相应器官支持治疗。

（4）纠正水、电解质失衡。

4.糖皮质激素的使用

目前，对于激素在病毒性肺炎的临床应用证据尚不明确。应用糖皮质激素的目的在于抑制机体异常的宿主反应，减轻严重的全身炎症反应状态，防止或减轻后期的肺纤维化。具备以下指征之一时可考虑酌情应用糖皮质激素：①有严重的中毒症状，持续高热不退，经对症治疗 5 天以上最高体温仍超过 39℃；②X 线胸片显示多发或大片阴影，进展迅速，48 小时之内病灶面积增大>50%，且在正位胸片上占双肺总面积的 1/4 以上；③达到 ARDS 的诊断标准。

建议采用小剂量、短疗程治疗，具体剂量可根据病情及个体差异进行调整。开始使用糖皮质激素时宜静脉给药，当临床表现改善或 X 线胸片显示肺内阴影有所吸收时，应及时减量停用，不宜剂量过大或疗程过长。应同时应用制酸剂和胃黏膜保护剂，还应警惕骨缺血性改变和继发感染，包括细菌或（和）真菌感染，以及原已稳定的结核病灶的复发和扩散。

5.抗病毒治疗

目前尚未发现针对 SARS-CoV 的特异性药物。临床回顾性分析资料显示，利巴韦林等常用抗病毒药对 SARS 无效。蛋白酶抑制剂类药物 Kaletra（咯匹那韦及利托那韦）的疗效尚待验证。

6.免疫治疗

胸腺素、干扰素、静脉用丙种球蛋白等非特异性免疫增强剂对 SARS 的疗效尚未确定，不推荐常规使用。SARS 恢复期血清的临床疗效尚未被证实，对诊断明确的高危患者，可在严密观察下试用。

7.抗菌药物的使用

抗菌药物的应用目的主要有 2 个,一是对疑似患者的试验治疗,以帮助鉴别诊断;二是治疗和控制继发细菌、真菌感染。

鉴于 SARS 常与社区获得性肺炎(CAP)相混淆,而后者常见致病原为肺炎链球菌、肺炎支原体、流感嗜血杆菌等,在诊断不清时可选用喹诺酮类或 β-内酰胺类联合大环内酯类药物进行试验治疗。继发感染的致病源包括革兰阴性杆菌、耐药革兰阳性球菌、真菌及结核分枝杆菌,应目标性地选用适当的抗菌药物。

8.心理治疗

对疑似病例,应合理安排收住条件,减少患者担心院内交叉感染的压力;对确诊病例,应加强关心与解释,引导患者加深对本病的自限性和可治愈性的认识。

9.重症 SARS 患者的治疗原则

尽管多数 SARS 患者的病情可以自然缓解,但大约有 30%的病例属于重症病例,其中部分可能进展至急性肺损伤或 ARDS,甚至死亡。因此,对重症患者必须严密动态观察,加强监护,及时给予呼吸支持,合理使用糖皮质激素,加强营养支持和器官功能保护,注意水、电解质和酸碱平衡,预防和治疗继发感染,及时处理合并症。

(1)监护与一般治疗:一般治疗及病情监测与非重症患者基本相同,但重症患者还应加强对生命体征、出入液量、心电图及血糖的监测。当血糖高于正常水平时,可应用胰岛素将其控制在正常范围,可能有助于减少并发症。

(2)呼吸支持治疗:对于重症 SARS 患者,应该经常监测 SpO_2 的变化。活动后 SpO_2 下降是呼吸衰竭的早期表现,应该给予及时处理。

1)氧疗:对于重症病例,即使在休息状态下无缺氧的表现,也应给予持续鼻导管吸氧。有低氧血症者,通常需要较高的吸入氧流量,应使 SpO_2 维持在 93%或以上,必要时可选用面罩吸氧。应尽量避免脱离氧疗的活动(如上洗手间、医疗检查等)。在吸氧流量≥5L/min(或吸入氧浓度≥40%)的条件下,SpO_2 <93%,或经充分氧疗后,SpO_2 虽能维持在≥93%,但呼吸频率仍≥30 次/分,呼吸负荷仍保持在较高的水平,均应及时考虑无创人工通气。

2)无创正压人工通气(NIPPV):NIPPV 可以改善呼吸困难的症状,改善肺的氧合功能,有利于患者度过危险期,有可能减少有创通气的应用。

应用指征为:①RR>30 次/分;②吸氧为 5L/min 的条件下,SpO_2 <93%。

禁忌证为:①有危及生命的情况,需要紧急气管插管;②意识障碍;③呕吐、上消化道出血;④气道分泌物多和排痰能力障碍;⑤不能配合 NIPPV 治疗;⑥血流动力学不稳定和多器官功能障碍。

NIPPV 常用的模式和相应参数如下:①持续气道正压通气(CPAP),常用压力水平一般为 4~10cmH₂O;②压力支持通气(PSV)+呼气末正压通气(PEEP),PEEP 水平一般为 4~10cmH₂O,吸气压力水平一般为 10~18cmH₂O。FiO₂<0.6 时,应维持 PaO_2 ≥70mmHg,或 SpO_2 ≥93%。

应用 NIPPV 时,压力水平从低压(如 4cm H₂O)开始,逐渐增加到预定的压力水平;咳嗽剧烈时应考虑暂时断开呼吸机管道;若应用 NIPPV 2 小时仍未达到预期效果(SpO_2 ≥93%,气促改善),可考虑改为有创通气。

3)有创正压人工通气。对 SARS 患者实施有创正压人工通气的指征如下:①使用 NIPPV 治疗不耐受,或呼吸困难无改善,氧合功能改善不满意,PaO_2 <70mmHg,并显示病情恶化趋势;②有危及生命的临床表现或多器官功能衰竭,需要紧急进行气管插管抢救。

人工气道建立的途径和方法应该根据每个医院的经验和患者的具体情况来选择。为了缩短操作时间,减少有关医务人员交叉感染的机会,在严格防护情况下可采用经口气管插管或纤维支气管镜诱导经鼻插管。有创正压人工通气的具体通气模式可根据医院设备及临床医生的经验来选择。

机械通气参数应根据"肺保护性通气策略"的原则来设置:①应用小潮气量(6~8mL/kg),适当增加通气频率,限制吸气平台压<35cmH₂O;②加用适当的 PEEP,保持肺泡的开放,让萎陷的肺泡复张,避免肺泡在潮气呼吸时反复关闭和开放引起的牵拉损伤。根据肺可复张性选择合适的 PEEP 水平,同时应注意

PEEP 升高对循环系统的影响。

在通气的过程中对呼吸不协调及自主呼吸过强的患者应予以充分镇静,必要时予肌松药控制自主呼吸,以防止进一步加重肺损伤。

(3)糖皮质激素的应用:目前,对于激素的应用尚未有一致的推荐意见。少数危重患者可考虑小剂量、短疗程或者短期(3~5 天)甲泼尼龙冲击疗法。待病情缓解或 X 线胸片显示病变有吸收后逐渐减量停用。

(4)临床营养支持:由于大部分重症患者存在营养不良,因此早期应鼓励进食易消化的食物。当病情恶化不能正常进食时,应及时给予临床营养支持,采用肠内营养与肠外营养相结合的方法,非蛋白热量 105~126kJ[25~30kcal/(kg·d)],适当增加脂肪的比例,以减轻肺的负荷。中/长链混合脂肪乳剂对肝功能及免疫功能的影响小。蛋白质的摄入量为 1.0~1.5g/(kg·d),补充水溶性和脂溶性维生素,保持血浆白蛋白在正常水平。

(5)预防和治疗继发感染:重症患者通常免疫功能低下,需要密切监测和及时处理继发感染,必要时可慎重地进行预防性抗感染治疗。

第 5 节　传染性相关肺炎重症患者的器官功能支持治疗

传染性相关肺炎在病情加重时往往会导致多器官功能的损伤,首当其冲的靶器官是肺,呼吸衰竭是最常见的器官衰竭。因此,积极救治原发性疾病,维持器官功能是治疗重症患者的关键。

一、传染性相关肺炎呼吸功能支持

当传染性相关肺炎导致 ARDS 急性加重时,需要在鉴别病情危重程度,依据 2012 年 ARDS 柏林诊断标准,将 ARDS 患者分为轻度、中度及重度,并给予分层治疗。

1.轻中度 ARDS

对于传染性相关肺炎导致的轻中度 ARDS,可以尝试无创通气支持治疗。无创通气支持治疗在临床容易实施,其优势包括:提供呼气末正压、降低呼吸负荷、改善人机同步性并且降低插管率。目前,无创通气支持治疗措施包括无创机械通气(NIV)和经鼻高流量氧疗 (HFNC)。轻中度 ARDS 患者,即氧合指数 (PaO$_2$/FiO$_2$) 为 150~300mmHg (1mmHg =0.133kPa) 的患者可以选择 HFNC 和 NIV。

(1)HFNC 的呼吸功能支持:针对急性低氧性呼吸衰竭,与无创通气和常规鼻导管比较,HFNC 能够改善插管率和远期预后。HFNC 参数的初始设置为流量 40~50L/min,FiO$_2$ 100%,结合患者氧合和舒适度的变化,调整气流速和吸氧浓度,其间密切观察生命体征和氧合情况。ROX 指数可以用来评价 HFNC 治疗效果,并且避免插管延迟,ROX 指数 =SpO$_2$/(FiO$_2$× RR)。HFNC 治疗 2 小时后,如果 ROX 指数 ≥3.85 或 SpO$_2$≥93% 且 RR<25 次/分,则预示 HFNC 治疗成功率高,继续 HFNC 治疗;如果 ROX 指数 <2.85 或 SpO$_2$<93%,并伴有 RR>30 次/分,则预示 HFNC 成功率低。如果同时伴有意识障碍、恶性心律失常、严重休克[去甲肾上腺素用量 >0.1μg/(kg·min)]、急性呼吸性酸中毒(pH 值 <7.25)、气道引流障碍中的 1 项,则转为气管插管有创机械通气。既往研究显示,若 HFNC 失败转为 NIV 治疗,如果 NIV 再失败则明显延迟气管插管有创机械通气,可能增加患者死亡率。

(2)NIV 的呼吸功能支持:NIV 能够改善轻中度 ARDS 患者的临床预后。LungSafe 的研究发现,NIV 对于轻度 ARDS 的治疗成功率为 77.8%,而对于中度 ARDS 的治疗成功率为 57.7%。NIV 初始参数设置为吸气相气道正压(IPAP)8~10cmH$_2$O,呼气相气道正压(EPAP)5~8cmH$_2$O,FiO$_2$ 100%,结合患者氧合的变化调整 PEEP 和吸入氧浓度。既往关于 NIV 治疗 ARDS 的研究提示,潮气量(Vt)>9mL/kg 是 NIV 失败乃至增加死亡率的独立危险因素。因此,在给患者实施无创机械通气治疗时,需要密切监测患者的呼吸状况、潮气量的变化和氧合是否改善,如果患者存在呼吸窘迫、Vt>12mL/kg 及氧合进行性恶化,需要尽快终止无创通气治疗,并改为有创机械通气。

2.中重度 ARDS

对于氧合指数 <150mmHg 的 ARDS 患者,有创呼

吸功能支持是非常重要的措施。在有创呼吸功能支持的机械通气设置方面，肺保护性通气策略是呼吸支持的根本，其主要包括小潮气量机械通气、控制平台压和驱动压。

(1)小潮气量机械通气：由于 ARDS 患者大量肺泡塌陷，肺容积明显减少，常规或大潮气量机械通气易导致肺泡过度膨胀和气道平台压过高，加重肺及肺外器官的损伤。ARDSnet 的研究显示，与常规潮气量通气组比较，小潮气量组 ARDS 患者的死亡率显著降低，并且后续的研究也能够证实，小潮气量能够改善 ARDS 患者的临床预后。所以，在对 ARDS 患者进行机械通气时，需要控制潮气量。

(2)控制平台压：气道平台压能够客观反映肺泡内压，其过度升高可导致呼吸机相关肺损伤。对于呼吸系统顺应性好的 ARDS 患者，即使给予较大潮气量，如果能够控制气道平台压<30cmH$_2$O，患者的死亡率并不增加，但随着气道平台压升高，死亡率显著升高，说明在实施肺保护性通气策略时，限制气道平台压比限制潮气量更为重要。对 ARDS 患者实施机械通气时应采用肺保护性通气策略，气道平台压不应超过28cmH$_2$O。虽然小潮气量和控制平台压的肺保护性通气已经被证实能够降低 ARDS 患者的临床预后，但是，近期的多中心研究发现，虽然广大医生已经认识到肺保护性通气策略的重要性，但小潮气量在临床实施的比例仅为 30%~40%。因此，临床医生对 ARDS 的肺保护性通气治疗的依从性亟待提高。

由于 ARDS 患者肺容积明显减少，为限制气道平台压，有时不得不将潮气量降低，允许 PaCO$_2$ 高于正常，即所谓的允许性高碳酸血症。允许性高碳酸血症是肺保护性通气策略的结果，并非 ARDS 患者的治疗目标。急性二氧化碳升高导致高碳酸血症可产生一系列病理生理学改变，包括脑及外周血管扩张、心率加快、血压升高和心排血量增加等。但研究证实，实施肺保护性通气策略时一定程度的高碳酸血症是安全的，但临床研究并未证实允许性高碳酸血症能够改善 ARDS 患者的临床预后。

(3)控制驱动压：由于 ARDS 患者的肺容积与呼吸系统顺应性(Crs)显著相关，因此用 Vt/Crs 替代肺应力去指导个体化的呼吸机参数设置，定义为驱动压(DP=Vt/Crs)。在容量控制通气、吸气流速恒定且患者没有自主呼吸的情况下，驱动压=平台压-PEEP。Chiumello 的研究发现，驱动压与肺应力显著相关，是

良好的肺应力的替代指标，在肺应力为 24~26cmH$_2$O 时，驱动压的 Cutoff 值为 15cmH$_2$O，所以监测驱动压可能是一种预测肺应力的理想无创方法，从而指导呼吸机参数的设置，最终改善 ARDS 患者的预后。Amato 通过研究肺保护性通气策略中各个独立因素（低平台压、低潮气量、高呼气末正压、驱动压）与患者 60 天生存率的关系发现，只有当呼吸机参数的设置导致驱动压降低时，才能改善患者生存率，而 Vt、PEEP 与患者的生存率无显著相关。Villar 分析了 478 例接受肺保护性通气策略治疗的 ARDS 患者的 Vt、PEEP、平台压、驱动压与患者死亡风险的关系，得出了类似的结论。首先，当驱动压>19cmH$_2$O 时，驱动压增加伴随着高死亡风险；其次，Vt、PEEP 对患者的死亡率没有影响。为了进一步验证驱动压对患者死亡率的预测作用，Guerin C 等通过随机对照研究分析了 787 例 ARDS 患者，结果显示，在接受肺保护性通气策略治疗的 ARDS 患者中，驱动压是预测患者死亡风险的独立因素。因此，肺保护通气在给予小潮气量、控制平台压的基础上，还需要注意控制驱动压。

(4)PEEP 的选择：ARDS 患者广泛肺泡塌陷不但可导致顽固的低氧血症，而且部分可复张的肺泡周期性塌陷开放而产生的剪切力会导致或加重呼吸机相关肺损伤。充分复张塌陷肺泡后，应用适当水平 PEEP 防止呼气末肺泡塌陷，改善低氧血症，并避免剪切力，防治呼吸机相关肺损伤。因此，治疗 ARDS 患者应采用能防止肺泡塌陷的最低 PEEP。

对于 ARDS 患者的最佳 PEEP 选择，目前仍存在争议。通过荟萃分析比较不同 PEEP 对 ARDS 患者生存率的影响，结果表明，当 PEEP>12cmH$_2$O 时，尤其是>16cmH$_2$O 时，可明显改善生存率。有学者建议，可参照 P-V 曲线低位转折点压力来选择 PEEP。Amato 及 Villar 的研究显示，在小潮气量通气的同时，以静态 P-V 曲线低位转折点压力 +2cmH$_2$O 作为 PEEP，与常规通气相比，ARDS 患者的死亡率明显降低。2008 年 Talmor 的研究发现，使用呼吸末跨肺压滴定 PEEP 也能降低 ARDS 患者的死亡率。除此之外，还有多种选择 PEEP 的方法，包括氧合法、最大顺应性法、肺牵张指数法、氧输送法、CT 法，以及依据静态压力-容积曲线吸气支低位拐点和呼气支拐点选择 PEEP，以及 EIT 选择 PEEP 等方法。目前，尚无足够证据支持何种方法能够选择最佳 PEEP，其在很大程度上依靠临床医生的经验。

（5）肺可复张性的评价及肺复张的实施：ARDS患者塌陷肺泡在呼气末和吸气末会出现潮汐式的复张和塌陷，增加了肺泡连接处的应力和应变，从而加重肺泡损伤。肺复张的目的是打开可复张的塌陷肺组织。目前，ARDS患者机械通气指南推荐对于ARDS患者进行肺复张以改善肺内分流和顺应性，但由于ARDS患者肺可复张性不同、血流动力学有差异，因此肺复张时需要考虑ARDS患者的病理生理变化。

肺复张前，首先需要评价肺可复张性。临床研究发现，存在大量塌陷肺组织的ARDS患者预后差，而且高可复张患者给予充分复张并且选择高PEEP，能够改善其预后。对于低可复张且氧合指数<150mmHg的患者，实施俯卧位通气以促进肺复张，可改善患者的临床预后。肺高可复张评价的"金标准"是通过CT评价：可复张肺重量占全肺重量的9%以上。目前CT法对于肺可复张的评估仍然十分烦琐，在临床不易实施。但Gattinoni将临床常用指标与CT结果结合，提出在PEEP由5cmH₂O增加至15cmH₂O时，若患者氧合能够改善、CO_2分压不升高以及呼吸系统顺应性改善，3项标准符合2项即可判定为肺高可复张。此外，彩色多普勒超声、肺阻抗监测及肺力学可在床旁对肺可复张性进行评价，但目前仍无可靠的标准来鉴别高可复张患者和低可复张患者。

充分复张ARDS患者塌陷肺泡是纠正低氧血症和保证PEEP效应的重要手段。为限制气道平台压而被迫采取的小潮气量通气往往不利于ARDS患者塌陷肺泡的膨胀，而PEEP维持肺复张的效应依赖于吸气期肺泡的膨胀程度。目前，临床常用的肺复张手法包括控制性肺膨胀、PEEP递增法及压力控制法（PCV法）。其中，实施控制性肺膨胀采用恒压通气方式，推荐吸气压为30~45cmH₂O，持续时间为30~40秒。虽然临床研究证实，肺复张手法能有效促进塌陷肺泡复张、改善氧合、降低肺内分流，但是其对临床预后的影响目前仍存在争议。

（6）肌松药物的使用：中重度ARDS患者过强的自主呼吸会导致肺损伤。①在呼吸机正压通气的情况下，若重度ARDS患者合并有过强的自主呼吸，呼吸机通气正压与胸腔内压之间形成的跨肺压将会显著增高，增高的跨肺压一方面会导致非重力依赖区的肺泡过度膨胀，另一方面会导致塌陷肺泡和正常通气肺泡间局部应力的明显升高，这很有可能导致患者出现气压伤和生物伤；②ARDS患者往往存在肺的不均

一性改变，重度ARDS患者尤为明显，这种情况下应力在肺内传导会出现差异，自主呼吸时膈肌收缩产生的应力作用在肺重力依赖区后不能被均匀地传递到肺的各个部位，而主要作用于重力依赖区塌陷肺组织，进而使局部肺应力增加，其也会导致肺内气体从应力较小的非重力依赖区向应力较大的重力依赖区转移，从而导致局部容积伤的发生，进而加重局部肺损伤；③过强的自主呼吸会导致重度ARDS患者肺水肿加重，通气血流比例失调更加明显，导致氧合进一步恶化；④过强的自主呼吸会导致人机不同步，进而影响到ARDS患者的临床预后。

中重度ARDS患者存在呼吸窘迫，需要积极控制自主呼吸以减轻肺损伤。2010年，对于PO_2/FiO_2<120mmHg的中重度ARDS患者的研究发现，早期48小时内使用肌松药物能够改善患者的临床预后，而且对中重度ARDS患者使用肌松药物能够控制过强的自主呼吸引起的呼气末跨肺压波动，避免呼气末肺泡的塌陷，从而改善氧合及呼吸功能。然而，2019年NEJM多中心研究未能证实早期肌松药物能够改善患者的临床预后，可能与研究对照组PEEP使用过高、未能监测跨肺压以评估患者呼吸驱动及肌松药物组患者可能存在反向触发等因素相关。目前的临床观点仍需要评估ARDS患者的呼吸窘迫程度，进而评估是否需要保留自主呼吸。

（7）俯卧位通气：对于新型冠状病毒感染患者，只要其存在低氧血症，无论采用何种氧疗方式，均推荐采用俯卧位通气。俯卧位通气的时间尽可能延长，可有效改善低氧血症，降低气管插管率，并有可能改善预后。

俯卧位通气是改善ARDS患者通气/血流比例失调的重要措施之一，其不仅可以促进ARDS患者重力依赖区塌陷肺泡复张从而改善氧合，而且可以减轻肺泡过度膨胀，改善肺组织病变的不均一性，降低异常的肺组织应力/应变。PROSEVA研究发现，针对氧合指数≤150mmHg的ARDS患者，俯卧位通气能够降低中重度ARDS患者的死亡率，但是针对俯卧位通气持续时间尚无定论。目前认为俯卧位通气每日至少维持16小时，并且患者在氧合、肺可复张性、肺静态顺应性、机械通气设置及其他器官功能改善后可以终止俯卧位通气。PROSEVA研究建议，当患者由俯卧位变为仰卧位4小时后，在PEEP≤10cmH₂O、FiO₂≤60%及PaO₂/FiO₂≥150mmHg的情况下，可以考虑终止俯

卧位通气。虽然循证医学证明俯卧位通气有助于改善氧合指数≤150mmHg 的 ARDS 患者预后,但俯卧位通气时 PEEP 的选择、俯卧位时深镇静对 ICU 相关性神经肌肉功能的影响及俯卧位治疗患者的指征选择等方面仍需要进一步临床研究的证实。

俯卧位通气的临床疗效还与 ARDS 的病因有关,肺内原因和肺外病变引起 ARDS 的病理生理变化不同。对于肺内原因所致的 ARDS,其病理改变以肺泡上皮细胞损伤导致的肺实变为主;而肺外原因所致的 ARDS,以肺毛细血管内皮细胞损伤导致的肺间质、肺泡水肿和肺泡萎陷为主。因此,两者对俯卧位通气的反应不同,而且具有时间依赖性。研究表明,俯卧位通气对肺外原因 ARDS 患者氧合的改善明显优于肺内原因 ARDS 患者。

俯卧位通气可通过翻身床来实施,实施过程中需要有专人保证患者气道的通畅,避免压迫气管插管,并注意各导管的位置和连接是否牢靠。没有翻身床的情况下,需在额部、双肩、下腹部和膝部垫入软垫,防止压迫性损伤和胸廓扩张受限。俯卧位通气伴随危及生命的潜在并发症,包括气管内插管及中心静脉导管的意外脱落,但予以恰当的预防,这些并发症是可以避免的。患者在俯卧位状态下,必须经常检查气管插管的位置、中心静脉导管的位置、胸管的位置等,并且积极给予调整。合并休克、室性或室上性心律失常等血流动力学不稳定的症状,存在颜面部创伤或未处理的不稳定性骨折为俯卧位通气的相对禁忌证。

(8)体外膜氧合技术(ECMO):ECMO 最初是通过体外血液气体交换来治疗可逆性的呼吸衰竭,继而成为各种原因引起的心肺功能衰竭的替代措施。常用的装置有体外膜氧合、体外二氧化碳清除(ECCO_2R)以及血管内氧合装置(IVOX)等。ECMO 对肺的作用是可以改善组织供氧、排出二氧化碳,并且可以减轻常规机械通气造成的高吸入氧浓度和机械损伤;对心脏的作用是可以维持有效循环,减少心脏做功,减少血管活性药物的使用。2009 年的 CESAR 研究使 ECMO 在重症 ARDS 治疗中的作用备受关注。该研究发现,在澳大利亚和新西兰的多家中心对 H1N1 流感病毒感染的治疗中,常规机械通气治疗无法纠正的顽固性低氧血症和(或)高碳酸血症的 ARDS 患者约 68 例,接受 ECMO 治疗后其死亡率可下降至 21%。随后的研究发现,对于呼吸功能障碍,尤其是重症 ARDS,ECMO 在改善氧合的同时,有利于肺的休息和

修复,已经成为重度 ARDS 治疗的一线选择。

然而,ECMO 仅适用于病情可逆、常规治疗措施无效的重度 ARDS 患者,其指征包括:①病情可逆,在 PEEP 15~20cmH_2O 支持下,氧合指数仍低于 80mmHg 的呼吸衰竭;②在积极调整的常规机械通气治疗下,存在失代偿的呼吸性酸中毒(pH 值<7.15);③在常规机械通气的积极治疗下,患者存在过高的平台压(≥45cmH_2O)。ECMO 团队的合作是成功实施 ECMO 治疗的保证,其包括重症医生、外科医生、灌注师、护士及相关的科研人员,还需要 ECMO 中心对 ECMO 团队在设备和科研的支持及流程的制订和治疗质量的控制。影响 ECMO 治疗的因素包括错误的 ECMO 模式选择、患者的病情不可逆、高龄、ARDS 合并多器官功能衰竭、ECMO 治疗前机械通气时间过长和缺乏 ECMO 的治疗经验等。因此,ECMO 治疗虽然已经成为重度 ARDS 的治疗手段,但 ECMO 的实施仍需要结合当地医院的治疗经验、组建有经验的 ECMO 团队、制订合适的流程,以及选择恰当的患者,才能改善重度 ARDS 患者的临床预后。

二、传染性相关肺炎循环功能支持

传染性相关肺炎患者往往存在循环功能衰竭。大概 50% 的新型冠状病毒感染患者存在休克,而合并休克的患者往往预后不良。感染、低容量状态和心功能损伤往往是导致休克的主要因素。因此,在治疗传染性相关肺炎时,需要注意评估容量状态。

1.容量状态的评估

当传染性相关肺炎患者存在组织灌注不足时,容量状态的评估是辅助治疗的重要手段。常规使用的临床指标包括意识、血压、脉率、尿量及外周组织灌注,但常规临床指标并不能有效地指导容量管理,中心静脉压力、下腔静脉变异度、被动抬腿试验和脉搏压力变异度可以用于准确指导容量管理,但静态指标并不能准确反映患者的容量状态,动态指标的变化往往能够更为精准地反映患者容量状态的变化。

2.心功能的评价

传染性相关肺炎患者由于感染、休克等因素出

现心功能的障碍,轻度的心肌损伤会引起心肌酶学的变化,而不引起心脏收缩或舒张功能障碍,但当病毒或细菌引起脓毒症或感染性休克时,心功能往往会受到抑制。因此,当患者出现组织器官灌注不足时,除了容量的管理,心功能的调整也是需要密切关注的。

此外,重症的传染性相关肺炎往往会导致ARDS。一些重度ARDS患者由于大量肺泡塌陷、肺损伤分布不均一、低氧血症及高碳酸血症等因素,会出现急性肺心病和右心功能衰竭。在处理时,需要改善肺复张、肺通气的均一性并救治缺氧及高碳酸血症等。

三、传染性相关肺炎肾脏功能支持

传染性相关肺炎患者的肾损伤在临床也是非常常见的。其主要病因为休克、低容量状态引起的肾脏低灌注及病原体引起的肾脏直接损伤。新型冠状病毒感染合并AKI的比例约为3%,入住ICU的患者比例更高(约8.3%),使用CRRT治疗的比例为1.45%~9%。关于AKI的处理,可参考《KDIGO急性肾损伤临床实践指南》,以及《拯救脓毒症运动:脓毒症与脓毒性休克治疗国际指南(2016版)》。

四、传染性相关肺炎营养功能支持

由于传染性相关肺炎患者出现感染、发热等症状,部分患者进展为ARDS,机体处于高分解代谢状态,导致糖异生增加,胰岛素抵抗,随之蛋白质分解代谢增加,机体出现负氮平衡,能量及蛋白质的需求进一步增加。在合并基础疾病的情况下,患者极易出现严重营养不良。除了常规使用前白蛋白等生理指标,营养风险筛查也可以用于营养状况的评估,建议使用NRS 2002或改良NUTRIC评分工具。

营养治疗的实施应根据病情严重程度、胃肠功能和呼吸支持方式合理选择营养喂养途径。对于轻症可自主进食患者,首选经口进食;若无法自主进食,则建议48小时内经胃管或空肠营养管启动肠内营养。如果重症患者合并未控制的休克、严重低氧血症、严重酸中毒、上消化道出血或胃残余量>500mL/6h、肠缺血、肠梗阻及腹腔间隔室综合征等情况,应暂缓实施肠内营养。建议重症患者的目标喂养量为25~30kcal/(kg·d),并以低剂量起始喂养,如喂养不耐受,可考虑滋养型喂养(输注速度:10~20kcal/h或10~30mL/h)。补充能量的同时,需强化蛋白质供给。

参考文献

[1]Zumla A,Hui DS,Perlman S. Middle East respiratory syndrome [J]. Lancet, 2015,386, 995–1007.

[2]WHO. Summary of probable SARS cases with onset of illness from 1 November 2002 to 31 July 2003. Available online: https://www.who.int/csr/sars/country/table2004 04 21/en/[Accessed 15 March 2020].

[3]Chen Y,Liu Q, Guo D. Emerging coronaviruses:genome structure, replication, and pathogenesis[J]. J Med Virol, 2020, 92 (4):418–423.

[4]Corman VM,Muth D,Niemeyer D,et al. Hosts and sources of endemic human coronaviruses[J]. Adv Virus Res, 2018, 100: 163–188.

[5]Mawaddah A,Gendeh HS,Lum SG,et al. SARS–CoV–2 Viral Load in Upper Respir atory Specimens of Infected Patients[J]. Malays J Pathol, 2020, 42(1):23–35.

[6]Guo YR,Cao QD,Hong ZS,et al. The origin,transmission and clinical therapies on coronavirus disease 2019 (COVID–19) outbreak–an update on the status[J]. Mil Med Res, 2020.

[7]Huang C,Wang Y,Li X,et al. Clinical features of patients infected with 2019 novel coronavirus in Wuhan[J]. China. Lancet, 2020, 395(10223):497–506.

[8]Drosten C,Seilmaier M,Corman V,et al. Clinical features and virological analysis of a case of Middle East respiratory syndrome coronavirus infection[J]. Lancet Infect Dis, 2013, 13 (9):745–751.

[9]Kumar A,Zarychanski R,Pinto R,et al. Critically ill patients with 2009 influenza A(H1N1)infection in Canada[J]. JAMA, 2009, 302(17):1872–1879.

[10]Xie J,Tong Z,Guan X,et al. Critical care crisis and some recommendations during the COVID–19 epidemic in China[J]. Intensive Care Med, 2020, 46(5):837–840.8.

[11]Beomhee Park,Heejun Park,Sang Min Lee,et al. Lung Segmentation on HRCT and Volumetric CT for Diffuse Interstitial Lung Disease Using Deep Convolutional Neural Networks[J]. J

Digit Imaging, 2019, 32(6):1019-1026.

[12]Mustafa Saad, Ali S Omrani, Kamran Baig, et al. Clinical Aspects and Outcomes of 70 Patients With Middle East Respiratory Syndrome Coronavirus Infection: A Single-Center Experience in Saudi Arabia[J]. Int J Infect Dis, 2014, 29:301-6.

[13]Matsuyama R, Nishiura H, Kutsuna S, et al. Clinical determinants of the severity of Middle East respiratory syndrome (MERS):a systematic review and meta-analysis[J]. BMC Public Health, 2016, 16(1):1203.

[14]So LK, Lau AC, Yam LY, et al. Development of a standard treatment protocol for severe acute respiratory syndrome [J]. Lancet, 2003, 361(9369):1615-7.

[15]Ho JC, Ooi GC, Mok TY, et al. High-dose pulse versus non-pulse corticosteroid regimens in severe acute respiratory syndrome[J]. Am J Respir Crit Care Med, 2003, 168(12):1449-56.

[16]Omrani AS, Saad MM, Baig K, et al. Ribavirin and interferon alfa-2a for severe Middle East respiratory syndrome coronavirus infection:a retrospective cohort study[J]. Lancet Infect Dis, 2014, 14(11):1090-5.

[17]Shalhoub S, Farahat F, Al-Jiffri A, et al. IFN-alpha2a or IFN-beta1a in combination with ribavirin to treat Middle East respiratory syndrome coronavirus pneumonia:a retrospective study[J]. The Journal of antimicrobial chemotherapy, 2015, 70(7):2129-32.

[18]Jefferson T, Jones M, Doshi P, et al. Neuraminidase inhibitors for preventing and treating influenza in healthy adults:systematic review and meta-analysis[J]. BMJ, 2009, 339:b5106.

[19]Shun-Shin M, Thompson M, Heneghan C, et al. Neuraminidase inhibitors for treatment and prophylaxis of influenza in children:systematic review and meta-analysis of randomised controlled trials[J]. BMJ, 2009, 339:b3172.

[20]Totura AL, Bavari S. Broad-spectrum coronavirus antiviral drug discovery[J]. Expert Opin Drug Discov, 2019, 14(4):397-412.

[21]Cao B, Wang Y, Wen D, et al. A Trial of Lopinavir-Ritonavir in Adults Hospitalized with Severe Covid-19[J]. N Engl J Med, 2020, 382(19):1787-99.

[22]Rosenberg ES, Dufort EM, Udo T, et al. Association of Treatment With Hy droxychloroquine or Azithromycin With In-Hospital Mortality in Patients With COVID-19 in New York State[J]. JAMA, 2020.

[23]Alhazzani W, Moller MH, Arabi YM, et al. Surviving Sepsis Campaign:guide lines on the management of critically ill adults with Coronavirus Disease 2019(COVID-19)[J]. Intensive Care Med, 2020, 46(5):854-87.

[24]Shen C, Wang Z, Zhao F, et al. Treatment of 5 Critically Ill Patients With COVID-19 With Convalescent Plasma[J]. JAMA, 2020.

[25]Cao W, Liu X, Bai T, et al. High-Dose Intravenous Immunoglobulin as a Ther apeutic Option for Deteriorating Patients With Coronavirus Disease 2019[J]. Open Forum Infect Dis, 2020, 7(3):102.

[26]Hoe-Nam Leong, Arul Earnest, Hong-Huay Lim, et al. SARS in Singapore——Predictors of Disease Severity[J]. Ann Acad Med Singapore, 2006, 35(5):326-31.

[27]Seymour CW, Liu VX, Iwashyna TJ, et al. Assessment of Clinical Criteria for Sepsis:For the Third International Consensus Definitions for Sepsis and Septic Shock(Sepsis-3)[J]. JAMA, 2016, 315(8):762-774.

[28]The WHO MERS-CoV Research Group. State of Knowledge and Data Gaps of Middle East Respiratory Syndrome Coronavirus(MERS-CoV)in Humans[M]. PLOS Currents Outbreaks, 2013, Edition 1.

[29]Wu Z, McGoogan JM. Characteristics of and Important Lessons From the Coro navirus Disease 2019 (COVID-19) Outbreak in China. Summary of a Report of 72314 Cases From the Chinese Center for Disease Control and Prevention [J]. JAMA, 2020, doi:10.1001/jama.2020.2648.

[30]Dawei Wang, Bo Hu, Chang Hu, et al, Clinical Characteristics of 138 Hospi talized Patients With 2019 Novel Coronavirus-Infected Pneumonia in Wuhan, China[J]. JAMA, 2020, 323(11):1061-1069.

[31]Frat JP, Thille AW, Mercat A, et al, High-flow oxygen through nasal cannula in acute hypoxemic respiratory failure[J]. N Engl J Med, 2015, 372(23):2185-2196.

[32]Roca O, Caralt B, Messika J, et al. An Index Combining Respiratory Rate and Oxygenation to Predict Outcome of Nasal High-Flow Therapy[J]. Am J Respir Crit Care Med, 2019, 199(11):1368-1376.

[33]Coudroy R, Jamet A, Petua P, et al. High-flow nasal cannula oxygen therapy versus noninvasive ventilation in immunocompromised patients with acute respiratory failure:an observational cohort study[J]. Ann Intensive Care, 2016, 6(1):45.

[34]Bellani G, Laffey JG, Pham T, et al. Noninvasive Ventilation of Patients with Acute Respiratory Distress Syndrome. Insights from the LUNG SAFE Study[J]. Am J Respir Crit Care Med, 2017, 195(1):67-77.

[35]Carteaux G, Millan-Guilarte T, De Prost N, et al. Failure of Noninvasive Ventilation for De Novo Acute Hypoxemic Respiratory Failure:Role of Tidal Volume [J]. Crit Care Med, 2016, 44(2):282-290.

[36]Bellani G, Laffey JG, Pham T, et al. Epidemiology, Patterns of Care, and Mortality for Patients With Acute Respiratory Dis-

tress Syndrome in Intensive Care Units in 50 Countries[J]. JAMA, 2016, 315(8):788–800.

[37]Petrucci N, Iacovelli W. The Acute Respiratory Distress Syndrome Network, Ventilation with Lower Tidal Volumes as Compared with Traditional Tidal Volumes for Acute Lung Injury and the Acute Respiratory Distress Syndrome. N Engl J Med, 2000, 342(18):1301–1308.

[38]Protti A, Andreis DT, Monti M, et al. Lung stress and strain during mechanical ventilation:any difference between statics and dynamics?[J] Crit Care Med, 2013, 41(4):1046–1055.

[39]Caironi P, Cressoni M, Chiumello D, et al. Lung opening and closing during ventilation of acute respiratory distress syndrome[J]. Am J Respir Crit Care Med, 2010, 181(6):578–586.

[40]Guerin C, Reignier J, Richard JC, et al. Prone positioning in severe acute respiratory distress syndrome[J]. N Engl J Med, 2013, 368(23):2159–2168.

[41]Gattinoni L, Caironi P, Cressoni M, et al. Lung recruitment in patients with the acute respiratory distress syndrome[J]. N Engl J Med, 2006, 354(17):1775–1786.

[42]Yang X, Yu Y, Xu J, et al. Clinical course and outcomes of critically ill patients with SARS-CoV-2 pneumonia in Wuhan, China:a single-centered, retrospective, observational study[J]. Lancet Respir Med, 2020, 8(5):475–481.

[43]Cherpanath TG, Hirsch A, Geerts BF, et al. Predicting Fluid Responsiveness by Passive Leg Raising:A Systematic Review and Meta-Analysis of 23 Clinical Trials[J]. Crit Care Med, 2016, 44(5):981–991.

[44]Yang X, Du B. Does pulse pressure variation predict fluid responsiveness in critically ill patients? A systematic review and meta-analysis[J]. Crit Care, 2014, 18(6):650.

[45]Preau S, Bortolotti P, Colling D, et al. Diagnostic Accuracy of the Inferior Vena Cava Collapsibility to Predict Fluid Responsiveness in Spontaneously Breathing Patients With Sepsis and Acute Circulatory Failure [J]. Crit Care Med, 2017, 45(3):e290–e297.

[46]Bednarczyk JM, Fridfinnson JA, Kumar A, et al. Incorporating Dynamic Assess ment of Fluid Responsiveness Into Goal-Directed Therapy:A Systematic Review and Meta-Analysis[J]. Crit Care Med, 2017, 45(9):1538–1545.

[47]Alhogbani T. Acute myocarditis associated with novel Middle east respiratory syndrome coronavirus[J]. Ann Saudi Med, 2016, 36(1):78–80.

[48]Shi S, Qin M, Shen B, et al. Association of Cardiac Injury With Mortality in Hospitalized Patients With COVID-19 in Wuhan, China[J]. JAMA Cardiol, 2020, 5(7):802–810.

[49]Cortes-Puentes GA, Oeckler RA, Marini JJ. Physiology-guided management of hemodynamics in acute respiratory distress syndrome[J]. Ann Transl Med, 2018, 6(18):353.

[50]Chen N, Zhou M, Dong X, et al. Epidemiological and clinical characteristics of 99 cases of 2019 novel coronavirus pneumonia in Wuhan, China:a descriptive study[J]. Lancet, 2020, 395(10223):507–513.

[51]Rhodes A, Evans LE, Alhazzani W, et al. Surviving Sepsis Campaign:Interna tional Guidelines for Management of Sepsis and Septic Shock:2016[J]. Intensive Care Med, 2017, 43(3):304–377.

[52]Singer P, Blaser AR, Berger MM, et al. ESPEN guideline on clinical nutrition in the intensive care unit[J]. Clin Nutr, 2019, 38(1):48–79.

[53]Liu S, Luo H, Lei Z, et al. A nomogram predicting severe COVID-19 based on a large study cohort from China[J]. Am J Emerg Med, 2021, 50:218–223.

[54]Stephan Ehrmann, Jie Li, Miguel Ibarra-Estrada, et al. Awake prone positioning for COVID-19 acute hypoxaemic respiratory failure:a randomised, controlled, multinational, open-label meta-trial[J]. Lancet Respir Med, 2021, S2213-2600(21)00356-8.

第6章

传染性相关肺炎的功能评估

功能评估是开展肺功能康复的基础，只有在充分、全面评估的基础上，才能更好地了解患者的生理及功能状况，据此拟定康复治疗计划,评估疗效。初始评估对制订个体化的治疗方案影响深远，视患者为治疗团队的最主要成员，为患者制订切实可行的治疗目标。

第1节 一般体格检查

一、一般资料

1.病史

了解病史是制订初始治疗计划的前提。需全面浏览患者的所有医学记录,如果资料不全,可通过患者或家属口头描述获取。相关病史、疾病诊断和目前的用药情况有助于了解患者的病情和目前肺功能状况,以及其对日常生活的影响。同时,对患者既往病史的全面了解,有助于评估其过去的功能水平、药物使用情况及其对骨骼肌肉和功能状态的影响和临床效应。

2.吸烟史

包括每天吸烟量、累计年限和二手烟暴露情况,不仅要了解当下的吸烟和暴露情况,还需了解吸烟史。

3.家族史

了解患者的家庭情况,获得家庭成员的帮助和支持可以增加肺康复的有效性,经患者、家属、康复治疗师的共同努力达到预期目标。

4.社会史

评估患者的社会心理状况和动机,可以帮助治疗师调整治疗(最能被患者接受)及教育培训方案。

二、体格检查

体格检查是肺炎患者功能评估的重要组成部分,目的在于协助制订康复治疗目标和计划,并可客观评估治疗效果。

1.视诊

(1)患者的意识形态:一般采用最经典的格拉斯哥昏迷评分(GCS),其是国际通用的客观评价脑功能障碍和昏迷严重程度的一种方法。GCS包括睁眼反应、运动反应和语言反应3个部分,总分最高15分,最低3分。其中13~15分为轻型,9~12分为中型,3~8分为重型,GCS<3分表示预后不良。对于重症病房行气管插管的昏迷患者,语言的评估受到限制。全面无反应量表(FOUR)不受语言评估的影响,包括眼部反应(自发睁眼,以及眼球垂直、水平运动)、动作反应(增加了肌阵挛、癫痫持续状态作为自发运动,增加了能否

遵嘱运动)、脑干反射(反映中脑、脑桥、延髓的功能)、呼吸(识别自主呼吸,以及插管前后的呼吸节律),总分为 0~16 分。分数越低,则预测的死亡风险越高。对于预测 ICU 患者的死亡风险,FOUR 的脑干反射和呼吸功能比 GCS 的语言评分更敏感。

(2)患者的一般状况:包括患者的生命体征(如心跳、呼吸频率、血压、脉搏等)、发育情况、营养状况、体型、姿势(尤其脊柱曲度有无异常)、四肢情况(如杵状指、烟熏指、肢端水肿、皮肤肌肉关节状态),以及功能活动的情况。

(3)头、颈、胸部观察:注意头、颈姿势,胸部有无伤口、瘢痕,胸廓形状、对称性;胸廓检查包括肋骨角(正常≤90°)、肋间距(后较前宽)、肋椎角度(正常≤5°);胸部常见畸形,如鸡胸、漏斗胸、桶装胸等。

(4)呼吸动作的观察

1)呼吸功能:患者是否有呼吸窘迫的症状,如鼻翼扇动、辅助呼吸肌参与、肋间隙缩小、呼吸形态改变、呼吸声异常,以及心血管或神经系统相关体征。

2)呼吸频率:单位时间内的呼吸次数,正常每分钟 12~20 次,患者发热时呼吸频率亦可能增加。吸、呼时间比:正常约为 1:2。

3)呼吸形态:包括呼吸频率、深度、规则性、对称性、胸腹协调性、有无呼吸辅助肌参与以及肋间肌吸气时下陷现象(此表示肺部容量弹性下降)。正常呼吸是指其呼吸规律、速度与幅度均正常,注意有无呼吸停止、呼吸过慢、呼吸过快、呼吸加深、端坐呼吸和呼吸困难的情况。现将常见特殊呼吸形态简述如下。①潮式呼吸:呼吸深度逐渐增加后又缓慢下降,短暂停止后,再重复这一周期性变化。常见于中枢神经系统疾病及危急患者。②克什摩尔呼吸:呼吸规律,但呼吸频率和幅度都增加,见于代谢性酸中毒、脑炎患者。③拜欧特呼吸:呼吸浅、慢、不规律,中间出现呼吸暂停,与中枢神经系统病变有关,如脑膜炎。④长吸呼吸:不规律、缓慢的深吸气之后常出现呼吸暂停,见于脑干病变。当严重缺氧、二氧化碳潴留时亦可出现该情况。⑤鱼嘴式呼吸:呼吸缓慢至停止,中间可见到嘴部不断张合,同时颈部向后屈曲。⑥门槛式呼吸:呼吸频率与节奏都正常,特征是吸气时会有突然停顿,常与胸膜病变有关。

(5)观察患者是否存在呼吸肌疲劳:临床表现为快而浅的呼吸形态、胸腹不协调(如胸腹起伏与正常相反,胸式和腹式呼吸交互使用)、呼吸辅助肌使用增多、呼吸功增加(呼吸困难)等。

2.听诊

听诊主要指呼吸音的鉴别,听诊顺序见图 6-1。要注意呼吸音的特征、强度、位置、左右是否对称、上下有无差异、是否有附加的不正常呼吸音。

(1)正常的呼吸音有气管呼吸音、支气管呼吸音、支气管肺泡呼吸音、肺泡呼吸音,其差异见表 6-1。在应该听到肺泡呼吸音的部位出现支气管呼吸音属于异常现象,如肺纤维化。此外,也常有呼吸音减弱的现象,提示患者肺不张,甚或该处有痰液聚集,从而影响通气,需要改变体位以促进痰液引流(表 6-2)。

基本上,以物理治疗的观点来看,要特别注意哪些部位需要做扩张性的呼吸运动或肺部清洁技术,如体位引流、震动排痰、咳嗽或吸痰。

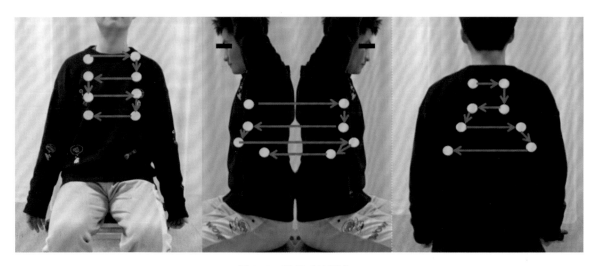

图 6-1　肺部听诊顺序。

表 6-1 正常呼吸音

特点	支气管呼吸音	支气管肺泡呼吸音	肺泡呼吸音
强度	响亮	中等	柔和
音调	高	中等	柔和
吸气:呼气	1:3	1:1	3:1
性质	管样	沙沙声,但管样	轻柔的沙沙声
正常听诊区域	喉部、胸骨上窝	胸骨两侧 1、2 肋间	大部分肺野
	背部 6、7 颈椎	肩胛间区 3、4 胸椎	乳房下部及肩胛下部
	第 1、2 胸椎附近	肺尖前后部	

表 6-2 呼吸音异常对应的肺部病变

呼吸音	常见疾病
减弱	肺气肿伴过度通气
	急性肺部疾病伴通气不足,如肺不张、气胸、
	胸腔积液
支气管音	肺纤维化
	肺不张但附近气道仍通畅
啰音	双向音——痰液潴留
	单向音——扩张不全
	早期出现——气道狭窄
	早中期出现——气道狭窄、支气管扩张
	晚期出现——肺炎、肺纤维化、心力衰竭
鼾音	多音节——弥漫性气道阻塞
	单音节——局部气道狭窄

(2)附加的异常呼吸音包括:①上呼吸道的喘鸣音、鼾音、喉鸣音。②爆裂音或水泡音:分为粗爆裂音和细爆裂音。水泡音又称为啰音,一般较不连续,多发生在吸气相,是远端或周围气道有液体蓄积或在吸气时塌陷的肺泡部分打开而发出的声音。③哮鸣音或鼾音:当气体经过中、大型支气管内液体而产生涡流的声音,一般较为连续,多发生在呼气相,也可发生于吸气相。依据声音特性又可分为两种:高频音称为哮鸣音,低频音称为鼾音。若听到异常呼吸音,应记录其出现位置、呼吸时段和特征,如两侧肺野在吸气和呼气时有哮鸣音或右下叶呼气时有鼾音等。有时可请患者变换体位或咳嗽、深呼吸一下,比较其变化,有助于评估病情,甚至得出诊断性结果。例如,有时深呼吸或改变体位可清除吸气时的轻鼾音,表示该处可能因体位关系而导致肺扩张受限。再如,有效咳嗽可去除伴痰鸣的鼾音。

(3)发声时听诊:如在听诊中出现任何呼吸异常,可再评估患者发声时的回音。正常的发声听诊在肺周围是模糊而轻柔的声音,在胸腔积液、气胸、肺不张或气道阻塞时,患者发声的回音较正常为弱或是完全听不到。当患者存在肺纤维化或肺组织硬化时,则会出现清楚而响亮的回声。当患者发出"1、2、3"的声音时,在气管及支气管分布区外可清楚听到回声,称为支气管语声。羊语音是另一种异常发声听诊,让患者发出"e"声,听诊时会听到类似"A"的声音。低声语音是让患者轻声发音,而能从听诊器清楚地听到这些声音,其也是异常体征。

3.触诊

(1)纵隔及气管触诊:在很多情况下,纵隔和气管均可能偏离中线。当一侧的肺容积下降,则气管偏至该侧,如肺不张;当一侧胸膜腔内压上升,则气管偏至对侧,如右侧气胸,气管偏至左侧。

(2)呼吸时胸部动作的检查:应分为上、中、下三区来检查,看呼吸时其动作幅度大小及左右两边是否对称。上、中叶多从前方触诊,下叶则从后方触诊。需记住分隔肺上、中叶的小裂隙或横向裂隙约在第四肋骨高度,而中、下叶的大裂隙或斜向裂隙前面观从第五肋骨斜向胸骨剑突和第六肋骨交界处,后面观则中间约在T3椎突向下斜,因此,触诊时手的位置要放置正确。还可用皮尺测量法观察平静及最大呼吸时,其胸廓动作的大小。

(3)胸部震颤的检查:正常情况下胸部在平静呼吸时应无震颤,在说话时有中度震颤。在平静呼吸及说话时,均要测量震颤强度及持续时间。传染性肺炎出现震颤减弱,常见于:①肺泡内含气量过多,如肺气肿;②支气管阻塞,如阻塞性肺不张;③大量胸腔积液或气胸;④胸膜高度增厚粘连;⑤胸壁皮下气肿。

当患者平静呼吸时有震颤或说话时震颤增强,常见于:①肺泡内有炎症浸润,肺组织发生实变,如大叶性肺炎实变期、大片肺梗死;②接近胸膜的肺内巨大空腔,如空洞型肺结核、肺脓肿。

(4)胸痛的检查:了解患者疼痛的位置、性质、范围、诱因,以及了解缓解疼痛的方法,然后由疼痛位置外围开始,逐渐下压,检查患者深呼吸、咳嗽、憋气时或同侧手臂动作时疼痛的变化。肺炎引起的胸膜疼痛主要在呼吸、咳嗽时发生,肺栓塞引起的胸痛则常伴随咯血。

(5)横膈动作的检查:将双手置于患者肋骨下缘,拇指相碰于胸骨剑突下,当患者深呼吸时,拇指应向上方移动,如拇指向下方运动,提示预后不佳的肺炎伴肺气肿。

(6)其他呼吸辅助肌的触诊:有无肌肉紧张、肌肉萎缩等。

4.叩诊

(1)叩诊方法。①直接叩诊法、间接叩诊法;②叩诊顺序:从上到下,从前到后,从外到内,逐一肋间,力量均匀,轻重适宜,相互对比。

(2)叩诊音分类。注意叩诊音的强度、时间、音调等。在不同组织上叩击声音亦不同(表6-3)。

(3)异常叩诊音。①正常肺野叩诊呈清音,心肺及肝肺交界处叩诊呈浊音。叩诊肺野时若出现过清音、鼓音、浊音、实音,则视为异常叩诊音。②过清音:肺含气量增多时,如肺气肿。③浊音或实音:肺部大面积含气量减少或不含气的病变,如大叶性肺炎、肺不张、肺结核、肺梗死、肺肿瘤、肺脓肿、胸腔积液、胸膜增厚。④鼓音:叩诊下方被气体所占据,主要见于气胸,偶见于靠近胸壁的直径>4cm的空洞,如空洞型肺结核、液化的肺脓肿。

(4)肺下界移动度。肺下界移动度减弱的意义:①肺组织弹性消失,如肺气肿;②肺组织萎缩,如肺不张和肺纤维化;③肺组织炎症和水肿;④局部胸膜粘连,如胸膜炎和胸部术后;⑤大量胸腔积液、气胸和广泛胸膜增厚粘连时,肺下界及其移动度不能叩诊。

5.咳嗽能力及痰液检查

要明确患者咳嗽的自发性或可控制性,同时明确咳嗽力量强弱、能否咳出痰液。若必须吸痰,那么吸痰时反应如何。一般来说咳嗽力量以 0~5 表示:0 为无咳嗽动作;1 为有气体从气道出来,但无咳嗽声音;2 为咳嗽声音微弱;3 指听到明显咳嗽声音;4 为可听到较大的咳嗽声音;5 是可做连续较大声咳嗽。

正常人每日会有少许分泌物或痰液,但常不自知。若患者主诉有痰,提示一定较正常量多。临床上对痰量的描述,常以无痰、少量、中等量或大量来表示,但并无确切定义。一般常以每天>30mL 为中等量,>50mL 即为大量。对于痰液的检查,还要注意其颜色、气味及其黏稠度。

三、辅助检查

1.实验室检查:血常规、血沉、C 反应蛋白、降钙素原、痰培养、病毒核酸检测等有助于判断肺部感染控制情况。

2.影像学检查:结合影像学检查可以帮助了解病情,更有针对性、目的性地进行呼吸康复。肺康复前后的影像学检查对比也可以提示患者最近的康复治疗是否适宜。例如,肺实变胸片,呼吸窘迫综合征 CT 显示双肺均有实变、右侧胸腔积液。明确肺实变部位可以帮助体位排痰,以及局部扩张手法。如少量胸腔积液可通过局部扩张手法帮助吸收,大量积液则不是单纯康复所能解决的。对于肺炎合并肺气肿患者,其肋间隙增宽、肋骨平行,膈肌降低并变平,两肺透亮度增加、心影狭长,此时不宜行吸气功能训练,会加重气体潴留,而应该侧重于呼气功能训练,促进肺泡复张。

3.动脉血液气体分析:我们不能仅参考监护仪上的指脉氧值就对患者的氧合状况做出判断。很可能在吸氧的情况下,脉氧值正常,但动脉血液气体分析中的一些参数,如氧分压已经出现异常了。动脉血气分析指标可反映酸碱平衡、肺泡通气情况、氧合状况,从而协助判断病情严重程度,指导及时调整肺康复策略。

(1)酸碱度的评估:正常值为 7.35~7.45。pH 值

表6-3 胸部叩诊音的类型和特点

类型	强度	音调	时间	性质
清音	响亮	低	长	空响
过清音	极响亮	极低	较长	回响
鼓音	响亮	高	中等	鼓响样
浊音	中等	中-高	中等	重击声样
实音	弱	高	短	极钝

<7.35:酸中毒(失代偿)。pH 值>7.45:碱中毒(失代偿)。pH 值<7.20 或 pH 值>7.55:提示病情严重,需接受重症监护治疗。明确是呼吸性还是代谢性的酸碱中毒,才能做针对性的呼吸训练。如果存在代谢性问题,那就不是单纯呼吸功能训练所能解决的问题,需要更加积极治疗原发病。如果患者存在氧合异常伴呼吸抑制,则可以保持体液轻微偏酸性,因为在 CO_2 稍增高的情况下,呼吸处于兴奋状态,可以改善呼吸状况。

(2)肺泡通气:$PaCO_2$ 代表溶解于血浆中的 CO_2 量,是反映肺泡通气的唯一指标,也是判断呼吸性酸碱失衡的重要指标。正常值为 35~45mmHg;$PaCO_2$<35mmHg,表示通气过度,CO_2 排出过多;$PaCO_2$>45mmHg,表示通气不足,CO_2 潴留。

(3)氧合状态:PaO_2 是动脉血浆中物理溶解的氧分子所产生的分压,是反映氧合状态的重要指标和确定 SaO_2 的重要因素。正常值为 80~100mmHg,其随年龄增大而降低。PaO_2 需要和 $PaCO_2$ 结合分析。PaO_2 可随着氧流量增加而上升,所以可根据 PaO_2 水平来调整吸氧流量。

SaO_2 指氧合血红蛋白占全部血红蛋白的百分比,反映动脉血氧与血红蛋白结合的程度,是判断机体是否缺氧的另一项常用指标,但敏感性较低,与 PaO_2 和血红蛋白的质、量密切相关。正常值为 93%~99%。SaO_2 降低,提示肺泡通气或换气功能障碍;SaO_2<90%,提示呼吸衰竭;SaO_2<80%,提示严重缺氧。但是需注意,贫血时 SaO_2 正常并不能表示不缺氧。氧疗应使患者的 SaO_2 达到 90%以上为宜。当 SaO_2<92%时,大器官也会出现缺氧,很容易出现不良事件。但如果患者有基础肺部疾病,长期耐受缺氧,则可以根据其基础 SaO_2 值来确定合适的范围。

(4)呼吸衰竭判断指标:PaO_2 和 $PaCO_2$ 是判断呼吸衰竭最客观的指标。

Ⅰ 型呼吸衰竭:PaO_2<60mmHg,$PaCO_2$ 正常或下降。Ⅱ 型呼吸衰竭:PaO_2<60mmHg,$PaCO_2$>50mmHg。吸氧条件下判断有无呼吸衰竭可见于以下情况:PaO_2<60mmHg,$PaCO_2$>50mmHg,可判断为吸氧条件下 Ⅱ 型呼吸衰竭;PaO_2>60mmHg,$PaCO_2$<50mmHg,可计算氧合指数(PaO_2/FiO_2),如氧合指数<300mmHg,提示呼吸衰竭[FiO_2(%)=21+氧流量(L/min)×4]。举例:鼻导管吸氧流量 3L/min 时,PaO_2 为 88mmHg,则 FiO_2=0.21+3×0.04=0.33,氧合指数=PaO_2/FiO_2=88/0.33<300mmHg,提示存在呼吸衰竭。

第 2 节　肺功能检查

临床上常见的呼吸功能检查包括肺容积和肺容量测试、容量-时间测试、流速-容量测试、通气测试、扩散容量测试等。

一、肺容积和肺容量测试相关指标

肺容积和肺容量测试(图 6-2)主要用于检查肺部的通气功能:①潮气容积(VT),一次平静呼吸进出肺内气量;②补呼气容积(ERV),平静呼气末再用力呼气所能呼出最大气量;③补吸气容积(IRV),平静吸气后所能吸入最大气量,正常为 1.5~2.0L;④残气容积(RV),用力呼气末留在肺内不能呼出的气量;⑤深吸气量(IC),平静呼气末尽力吸气所能吸入最大气量;⑥功能残气量(FRC),平静呼气后肺内残留的气量;⑦肺活量(VC),最大吸气后所能呼出的最大气量;⑧肺总量(TLC),TLC=VC+RV,是深吸气后肺内所含的全部气量。

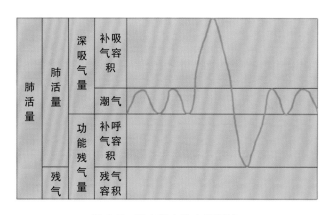

图 6-2　肺容积和肺容量测试。

二、肺通气功能评估

通气功能又称动态肺容积,是在单位时间内随呼吸运动出入肺的气量和流速,主要包括以下评估指标。

1.每分钟静息通气量(VE)

为潮气量和呼吸频率(次/分)的乘积。正常:男性约6.6L,女性约5.0L。异常:超过10L为通气过度,低于3.0L表示通气不足。

2.最大通气量(MVV)

受检者以最快频率和尽可能深的幅度呼吸12秒(约1次/秒),呼吸所得气量再乘以5。正常:男性104L,女性82L。判定方法:实测值/预计值<80%为降低。该指标可反映气道阻塞的严重程度,又可了解受检者的呼吸储备力、肌肉强度和动力水平。有学者以最大通气量作为呼吸肌耐力的评估标准。

3.流量-容积曲线(图6-3)

判定方法:PEF<80%预计值、FEF 50%、FEF 75%、FEF(25%~75%)<65%,预计值为异常。

4.用力肺活量

用力肺活量(FVC)是指尽力最大吸气后,尽力尽快呼气所能呼出的最大气量(图6-4)。正常:男性约3.3L,女性约2.3L。另外,这里还涉及另一重要相关指标FEV_1,其是最大吸气至肺总量位后,第一秒钟内用力呼出的气量,该指标应用最广。判定方法:实测值/预

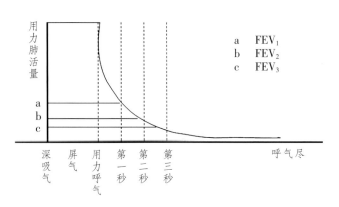

图6-4　用力肺活量和1秒用力呼气量。

计值>80%为正常;实测值/预计值<80%为降低。FEV_1/FVC简称一秒率,是反映呼吸道有无阻力的重要指标。判定方法:实测值/预计值>80%为正常;实测值/预计值<80%为降低。

5.流速-容积测试

测量吸气与呼气时气体流速与容积的关系也可得出FEV_1、FVC及两者比值,可参考图6-5。图6-5中亦可见阻塞性、限制性和混合性通气功能障碍在流速-容积测试的示意图。

根据2005年美国胸腔学会和欧洲呼吸学会的共同标准,若FEV_1、FVC、FEV_1/FVC和TLC低于正常值5%,提示有肺功能异常。如FEV_1/FVC正常,而VC、TLC低于正常,为限制性障碍;若FEV_1/FVC低于正常,而VC、TLC正常,则为阻塞性障碍;若FEV_1/FVC低于正常,VC、TLC异常,则为混合性障碍。表6-4是测试结果分类,以及阻塞性、限制性、混合性通气障碍的特征。

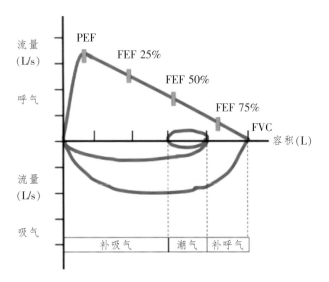

图6-3　流量-容积曲线。

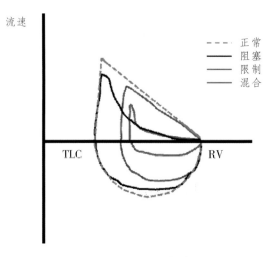

图6-5　不同类型通气障碍。

表 6-4　不同类型通气功能障碍的特征

障碍类型	FVC	FEV$_1$	FEV$_1$/FVC%	MVV	RV	MEF
阻塞性	-/↓	↓	↓	↓	↑	↓
限制性	↓	-/↓	-/↑	-/↓	↓	-/↓
混合性	↓	↓	↓	↓	-/↑/↓	↓

该种测试可得出最大吸气和呼气流速,还可分段测量几种流速,如在呼出气体占肺内能呼出气体 25% 时的最大流速,以 Vmax 25 或 FEF 25%代表,同理可测量出 Vmax 50(FEF 50%)以及 Vmax 75(FEF 75%),分别代表上呼吸道、中间呼吸道及周围气道的状况,若有阻塞,则流速下降,请参照图 6-3。

阻塞性通气功能障碍:常见于闭塞性细支气管炎、肺大泡、痰液堵塞导致的气道狭窄、纤毛运动障碍等。

限制性通气功能障碍:肺体积受限引起的肺容量减少。常见于肺脏变小:间质纤维化、间质性肺炎。胸廓活动受限:胸腔积液、胸膜增厚、粘连等。呼吸肌无力:长期卧床、营养不良。

混合性通气功能障碍:兼有阻塞和限制性因素存在。常见于肺结核、肺纤维化、肺炎合并充血性心力衰竭、长期卧床合并气道阻塞、狭窄。

三、肺换气功能评估

肺换气是指在肺泡和肺毛细血管间气体通过肺泡毛细血管膜时,循高分压向低分压移动的原则进行气体交换的过程,是一种被动扩散过程。主要检测肺泡弥散功能,常用评价指标为:①CO 弥散量(DLCO),指单位时间内、单位压力差下通过肺泡毛细血管膜进入毛细血管血液中的 CO 量,实测值与预计值的百分比>80%为正常;②弥散系数(DLCO/VA),一氧化碳弥

散量与肺泡气量之比,实测值与预计值的百分比>80%为正常。弥散障碍以肺泡弥散面积减少为主,尤以通气/血流比例失调为常见原因。吸入高浓度氧可改善弥散障碍导致的缺氧。

四、血气分析

血气分析是肺的通气和换气功能的总结,分别用 PaCO$_2$ 和 PaO$_2$ 作为其指标。呼吸系统问题导致血氧分压下降的原因大致分为 4 类:

1.肺泡换气不足:呼吸频率过低和(或)换气容量不足,都可导致肺泡换气不足。

2.弥散功能障碍:肺泡壁的膜非常薄,病变时,如肺水肿、感染或纤维化,肺泡壁膜增厚,肺泡内氧气无法穿透膜而进入肺泡壁微血管内,造成弥散障碍。

3.肺泡通气-血流比例失调:肺内部分区域气道通畅,但循环障碍导致灌注不足,氧气能到达肺泡,但无法进入血流;相反,部分区域血流充足,但因通往肺泡的支气管阻塞,所以无法获得氧气。通气/血流比例失调亦可导致 PaO$_2$ 下降。

4.分流:许多疾病可造成明显的肺内分流,即血流未经过肺泡,直接由肺动脉流入肺静脉,支气管扩张患者中常出现该现象。

第 3 节　呼吸肌肌力和肌耐力评估

一、呼吸肌功能评估

1.最大吸气压(MIP)和最大呼气压(MEP)

临床上常用肺活量、最大吸气时的口腔内压来代表

整体吸气肌的力量,以最大呼气时的口腔内压代表呼气肌的肌力,其分别为受试者在 RV 或 TLC 时,通过阻断气流做最大用力吸气或呼气时所测得的口腔压力。其测定值与呼吸肌的收缩力和胸廓弹性回缩力引起胸膜腔内压的变化有关,也受年龄、性别、受试者体力及测定时体位等因素的影响。正常值:男性为 MIP=143-0.55×年龄,MEP=268-1.03×年龄;女性为 MIP=104-0.51×年龄,

MEP=170–0.53×年龄(单位均为 cmH$_2$O)。

2.跨膈压(Pdi)

Pdi 是指腹内压与胸膜腔内压之差。腹内压和胸内压分别由两标准测压气囊导管测得的胃内压和食管压表示。跨膈压反映平静呼吸时呼吸肌(主要是膈肌)的收缩压力。最大跨膈压(Pdi$_{max}$)是在功能残气位气道阻断后做最大用力吸气时所产生的跨膈压,可直接反映膈肌的收缩能力,膈肌占吸气功能的 75%~80%。健康者的参考值为(115±31)cmH$_2$O。

3.膈肌超声

呼吸运动过程中,吸气作为主动过程,是呼吸运动中能量消耗的主要构成,而膈肌又是吸气相的主要动力肌,贡献人体正常呼吸做功的 70%~80%。膈肌疲劳与否可直接反映呼吸肌功能状态。尤其在重症肺炎或重度肺功能障碍患者中,应用超声评估膈肌功能障碍已被证明是一项可靠的技术。超声用于评估膈肌功能的优点包括安全、避免辐射危害、可床边操作。超声可用于测量膈肌的移动、厚度及收缩速度。在机械通气患者中,采用膈肌超声在自主呼吸试验中观察到的膈肌功能障碍与撤机时间及总通气时间延长密度相关。超声亦可用于评估膈肌移动和膈肌厚度。膈肌增厚分数(DTF)可能有助于评价膈肌功能和其对呼吸负荷的贡献。超声评估的膈肌损伤是接受无创通气患者结局的预测指标:①ΔTdi(膈肌厚度的变化:膈肌增厚分数)<20%,可以更准确地预测无创通气(NIV)失败;②膈肌功能障碍患者 48 小时内出现 NIV 失败的风险增加 6 倍,随访期间的死亡风险增加近 5 倍;③膈肌功能障碍与呼吸重症监护室内住院时间增加、有创机械通气(MV)时间延长和气切率升高有关;④ΔTdi 与有创的最大吸鼻跨膈压相关。

4.膈神经刺激

膈肌通过膈神经受脑干核团的非自主调控及大脑皮质的任意调控。膈神经(运动支)来源于 C3~C5 神经根,沿纵隔下行分别支配人体左右两侧的膈肌。膈神经运动传导检测是在颈部两侧膈神经体表投影位置,采用电刺激或磁刺激兴奋膈神经,在膈肌记录复合肌肉动作电位(CMAP)。刺激成功时可见因膈肌收缩带动的胸腹部振动,同时有"打嗝"的感觉。表面电极具有无创、简单方便及副反应少等优点。膈神经电刺激后产生膈肌复合肌肉动作电位,代表所有运动单位同步激活所产生电活动的总和。潜伏期指膈神经传导时间(PNCT),神经脱髓鞘病变表现为潜伏期延长,轴索或创伤性神经病变表现为波幅降低,PNCT 大致正常。在排除技术操作不当的情况下,膈肌无力时可表现出 CMAP 的缺失。磁刺激膈肌皮质运动区,诱发膈肌兴奋收缩产生动作电位(运动诱发电位),可反映皮质–膈肌中枢传导通路的完整性,对中枢神经系统疾病相关呼吸功能障碍的临床诊断具有重要意义。

5.膈肌肌电图(同心圆针电极)

可将针电极沿着肋弓下缘后方紧贴胸壁后面慢慢平行进针穿过腹壁,进针深度 3~3.5cm,达到膈肌在肋软骨处的附着点较为安全,注意用手按压腹部以突显肋弓下缘。Bolton 等将针电极于腋前线及锁骨中线之间肋间隙处沿着肋缘上方插入,此处隔膜褶皱与低位肋软骨间有约 1.5cm 的间隙,可有效避免误伤胸膜腔及肺。评价指标主要包括自发电位、运动单位电位和募集电位等。平静呼吸时可见少量运动单位,当咳嗽或转动躯干时即可见运动单位的成串发放,随着每次吸气可见电信号的规律发放,并记录到特征性的膈肌运动单位电位(MUP),被动呼气相多表现为电静息状态。膈肌的 MUP 时限短,波幅低,但比胸壁肌的数量更多,提示膈肌神经支配比率较低。膈肌失神经支配可记录到异常自发电活动, 如纤颤电位或正锐波。吸气相电活动消失提示膈肌失神经支配或缺乏中枢驱动。虽然在实际操作中并发症的发生率相对稍高,但结合超声引导可有效避免相关并发症的发生。

二、呼吸肌耐力评估

呼吸肌耐力是指呼吸肌维持一定水平通气的潜力,一旦不再继续产生或维持所需的压力,即被认为出现呼吸肌疲劳。可通过以下指标进行评估。

1.最大自主通气量(MVV)及最大维持通气量(MSVC)

MSVC 为 60%,MVV 水平可维持 15 分钟以上即为正常。

2.吸气阻力负荷法

在单向活瓣吸气端附加一定的吸气阻力,测定受检者在临界阻力下呼吸至出现呼吸肌疲劳的时间。

3.膈肌张力·时间常数(TTdi)

TTdi 是 Pdi/Pdi_{max} 和平均吸气时间/呼吸周期的乘积,即 $TTdi=(Pdi/Pdi_{max})\times(Ti/Ttot)$。其反映每次呼吸过程中膈肌的能耗与膈肌做功储备的比值。TTdi 越高,膈肌疲劳发生得越快,其是目前评价呼吸肌耐力较好的指标。

4.表面肌电

呼吸肌的表面肌电可采用表面电极及食管电极来记录。表面电极一般置于锁骨中线第 6~7 肋间隙,两电极相距不超过 2cm,并注意其与肌纤维方向一致。食管电极位于食管与贲门的交界处,距离膈肌脚部最近,距心脏较远,可以获得较好的电信号并避免心电干扰。参考指标主要采用反映膈肌疲劳程度的中位频率,指骨骼肌收缩过程中肌纤维放电频率的中间值。肌肉疲劳状态下,中位频率下降,快肌发放的高频冲动逐渐减少,代之以慢肌低频发放为主,从而表现为高频/低频比值的衰减。因此,膈肌肌电图频谱分析能客观地检测膈肌疲劳程度。

第 4 节　躯体运动功能评估

一、一般功能评估

一般功能包括关节活动度、柔软度、肌力,以及身体功能或日常生活的能力。尤其是肺功能急剧恶化和(或)继发感染、必须住院者,常有肌肉失用性萎缩、挛缩和功能活动下降的情况,如无法独立坐起、站立和行走等,需做简单的功能活动评价。

二、运动耐力评估

心肺或运动耐力是指长时间内从事大肌群运动的能力。在肺部疾病患者中最常用 6 分钟步行试验做一般性评估。6 分钟步行试验是让患者采用徒步运动的方式,测试其在 6 分钟内以能承受的最快速度行走的距离。此方法简单,不需特殊设备,容易被患者接受,适合于年老、虚弱,以及功能严重受限的慢性病患者。

在测试前先让受试者平静坐在测试起始点旁至少 15 分钟,并测试心率、血压、呼吸频率、呼吸困难指数、血氧饱和度。然后让患者根据自己的体能决定行走步履缓急,嘱其行走中不要说话,不能跑跳,折返处不能犹豫。允许其必要时放慢速度,但需强调尽量继续行走,如停下休息则记录休息次数和时间。监测的人员每分钟报时一次,6 分钟后试验结束。提前 15 秒告知患者:"试验即将结束,听到停止后请原地站住。"结束时标记好停止的地点。如提前终止,则要患者立即休息并记录提前终止的地点、时间和原因。祝贺完成试验的患者。试验结束后统计患者总步行距离,四舍五入精确到米。监测并记录患者的血压、心率、呼吸困难指数和血氧饱和度。用 Borg 分级评价患者的呼吸困难和全身疲劳情况,并询问患者感觉不能走得更远的最主要原因。预计值(m):男=867-5.71×年龄+1.03×身高,女=525-2.86×年龄+2.71×身高-6.22×体重指数,改变达到 35m 或者预计值的 10% 判断为有意义。

对较严重者,可用 2 分钟或 3 分钟行走试验来代替。体能较佳者,可采用 12 分钟行走试验评估。

另外,对于体能较好的患者,还可采用以下评估方法。①爬楼梯测验:爬 3 分钟或 4 层楼楼梯,这种方式可最快、也最容易测出患者是否有血氧饱和度的问题及是否有相对换气不足的现象。②定量的低限运动测验:如选用 50 瓦特运动量的脚踏车测验,让患者运动到稳定状态,可比较治疗前后心肺功能的状况,以及与该运动量相等的日常生活活动的耐受程度。③症状限制性运动测试:常用逐步增加运动量的方式测出患者最大运动量,可视呼吸商或最大运动时的换气量是否达到预期值来评估患者是否已尽力。如患者已尽力,而最大运动量时的换气量等于最大自主呼吸量,提示患者运动能力的限制在于肺换气能力不足;如患者最大心率与预期最大心率相似,提示患者运动能力的限制在于心脏循环系统功能下降。该测试的益处是可以测出最大摄氧量和无氧阈。无氧阈可评估患者的运动耐力,不受运动测试方式的影响。当最大摄氧量低而无氧阈正常时,提示患者未尽力、缺乏运动的生活方式或存在肺部疾病,因而限制了患者的运动能力;如最大摄氧量和无氧阈都低,则表示患者有心脏疾病。因此,该种运动测试还可作为这两类疾病的鉴别手段。

值得注意的是,对肺部疾病患者做运动测试,除应注意患者运动中和运动后心率、血压的变化外,呼吸频率、呼吸模式以及血氧饱和度的改变,也是评估中极为重要的部分。测试过程中血氧饱和度不宜低于80%。

参考文献

[1]Ferrari G,De Filippi G,Elia F,et al. Diaphragm ultrasound as a new index of discontinuation frommechanical ventilation[J]. CritiCal Ultrasound Journal, 2014,6(1):8.

[2]Marchioni A,Castaniere I,Tonelli R,et al. Ultrasound-assessed diaphragmatic impairment is a predictor of outcomes in patients with acute exacerbation of chronic obstructive pulmonary disease undergoing noninvasive ventilation[J]. Crit Care, 2018, 22(1):109.

[3]卢雪峰. 诊断学[M]. 北京:人民卫生出版社, 2013,03.

[4]Staitieh BS,Ioachimescu OC. Interpretation of pulmonary function tests:beyond the basics[J]. Journal of Investigative Medicine the Official Publication of the American Federation for Clinical Research, 2016,65(2):301-310.

[5]Teixeira-Salmela LF,Parreira VF,Britto RR,et al. Respiratory Pressures and Thoracoabdominal Motion in Community-Dwelling Chronic Stroke Survivors[J]. Archives of Physical Medicine & Rehabilitation, 2005,86(10):1974-1978.

[6]Welch JF,Mildren RL,Zaback M,et al. Reliability of the diaphragmatic compound muscle action potential evoked by cervical magnetic stimulation and recorded via chest wall surface EMG[J]. Respiratory Physiology & Neurobiology, 2017,243: 101-106.

[7]Bokov P,Delclaux C. Interpretation and Use of Routine Pulmonary Function Tests:Spirometry,Static Lung Volumes,Lung Diffusion,Arterial Blood Gas,Methacholine Challenge Test and 6-minute Walk Test[J]. Rev Med Interne, 2016,37(2):100-110.

第7章

传染性相关肺炎的肺功能康复

第1节　康复治疗原则与适应证

一、治疗原则

1.前提

首先严格遵照国家卫生健康委员会印发的传染性相关肺炎的预防与控制技术指南的要求。所有接触患者进行呼吸康复评估及治疗的人员，必须经过当地医院感染控制培训，考核合格后方可上岗。对于入住 ICU 的重型/危重型患者，因其病情危重、生命体征不稳定，目前不建议康复治疗师进入 ICU 为患者进行呼吸康复治疗，如需在隔离病区内为患者进行呼吸康复治疗，必须由临床医生提出明确的会诊要求，且与临床医疗团队共同评估呼吸康复治疗的可行性、必要性及获益，并在制订详细的感染防控和呼吸康复治疗方案后方可进行。

2.目的

对于感染性相关肺炎的患者，呼吸康复治疗的目的是尽可能与团队协同工作，降低死亡率，改善预后，最大限度地保留功能和提高生活质量。

3.角色

必须认清呼吸康复目前仅可能起辅助作用，且针

对感染性相关肺炎的呼吸康复尚缺乏国内外的循证和研究指引。其介入必须取得医疗团队共识，即令治疗获益，过程安全，节省成本，并愿意提供协作。

4.时机

呼吸康复介入的时机取决于对患者病理生理机制的认识、患者的临床表现、生命体征是否稳定和是否排除呼吸康复的禁忌证。病情进展时，为不妨碍医疗观察，应停止呼吸康复介入。

5.方式

建议通过使用教育视频、小册子或者远程会诊为主的方式对患者进行呼吸康复指导，以节省防护用品资源和避免交叉感染。

6.个性化

无论采用何种方式进行呼吸康复介入，都应遵循个性化原则，尤其是对于重症、高龄及存在多种基础疾病的患者。

7.评估

评估和监测应该贯穿整个呼吸康复治疗的始终。

二、适应证

适应证包括肺不张、低氧血症、呼吸做功增加/呼吸困难、分泌物潴留、活动能力和运动耐力下降。

第 2 节　一般管理

一、体位管理

1.为减轻平卧体位对肺通气和灌注的不利影响,推荐非睡眠时间可多采取靠坐位休息,如床头抬高 60°。

2.坐位或站立位身体前倾,有助于膈肌活动,降低呼吸做功和增加肺容量。

3.如有痰液潴留的问题,建议针对受累肺叶行体位引流(如疾病累及单侧肺时,健侧肺在下)。

4.适当的体位有助于优化动脉血的氧合和 V/Q 比。

二、气道管理

1.清洁气道时可采用深吸气阶段扩张的方法帮助排痰,以避免用力咳嗽。咳痰时应用密闭的塑料袋遮挡,以避免造成病毒传播。

2.避免使用震动排痰机震动排痰,以免增加血氧饱和度下降和心律失常的风险。

三、呼吸控制训练

1.体位:对出现呼吸困难的卧床患者,可在床上采取 60°靠坐位,膝关节下垫一个枕头,保证膝关节屈曲,并在略微高于髋关节的位置进行;对于可下床活动的患者,可在坐位下进行。

2.动作:放松肩、颈部辅助吸气肌,上肢进行支撑,经鼻缓慢吸气,经口缓慢呼气,进行下胸部扩张呼吸训练。

四、活动及运动训练

1.对于具备自主活动能力的患者,可在隔离病房内以尽量独立的日常活动来维持运动功能。确定病情稳定时,也可编排设计坐起、起立、伸腰、抬腿、迈步等动作进行活动,并分成小段进行以利于自我观察,每日活动时间争取累计在 1 小时以上,严格避免疲劳。所有活动应尽量在原地进行,不产生患者在病房内的流动。

2.对于无法站立的患者,可选择坐位/半卧位/卧位,并在教育视频和小册子的指导下进行握拳、举臂、踝泵、足跟后滑、抬腿、股四头肌及臀肌等长收缩等活动。

第 3 节　呼吸训练

一、急重症期患者的呼吸训练

1.呼吸运动

(1)噘嘴式呼吸(圆唇式):鼻子吸气,由 1 默数到 3;吐气时,如吹口哨噘起嘴唇后慢慢吹气,由 1 默数到 6,维持吐气时间是吸气时间的 2 倍(图 7-1)。

(2)腹式呼吸(横膈式):采取半坐卧式,一手放在腹部,鼻子吸气感觉腹部的手升起,腹部鼓起,吐气时使腹部的手下降,腹部凹陷,再配合噘嘴式呼吸同步进行(图 7-2)。

(3)哈气咳嗽法:由鼻子吸气,吸气后声门不关闭,放松胸部肌肉。利用腹肌收缩的力量,由慢至快地将气体由嘴巴吐出。吐气时,可同时发出"哈"的声音。

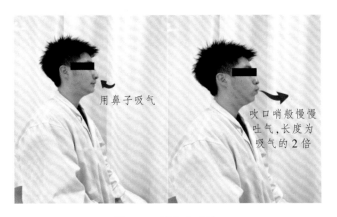

用鼻子吸气

吹口哨般慢慢吐气,长度为吸气的2倍

图 7-1　噘嘴式呼吸。

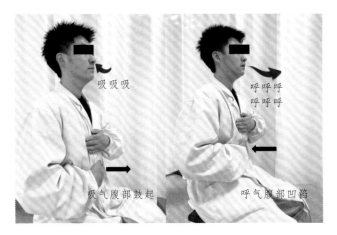

吸吸吸

呼呼呼呼呼呼

吸气腹部鼓起

呼气腹部凹陷

图 7-2　腹式呼吸模式。

2.气道廓清术

（1）常用气道廓清术:拍痰、叩击、振动、体位引流（图 7-3 和图 7-4）。

（2）新式气道廓清术:主动循环呼吸技术（ACBT）（图 7-5）、充气式振动拍痰背心。

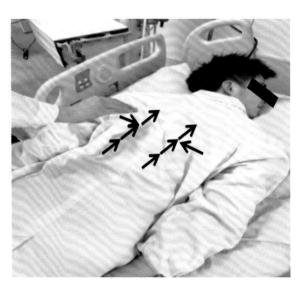

图 7-4　叩拍。

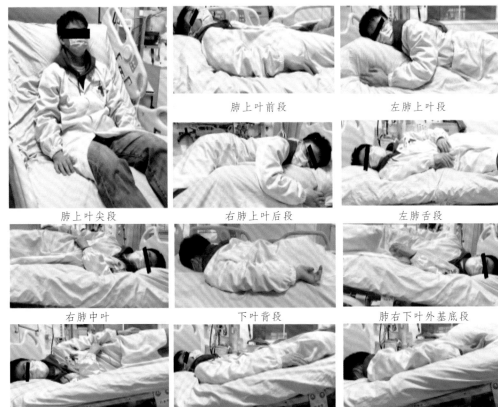

	肺上叶前段	左肺上叶段
肺上叶尖段	右肺上叶后段	左肺舌段
右肺中叶	下叶背段	肺右下叶外基底段
肺左下叶外基底段	前基底段	肺下叶后基底段

图 7-3　体位引流。

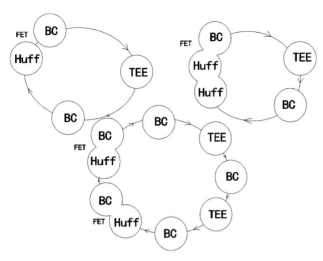

图 7-5　ACBT(BC:呼吸控制;TEE:胸廓扩张;Huff:呵气;FET:用力呼气技术)。

二、初期与缓和期患者的呼吸训练

1.物理治疗手法

（1）呼吸肌放松技巧:①PNF——收缩放松法(图7-6);②牵拉。

（2）胸廓松动术:可运用 PNF 原则(斜对角+螺旋)设计活动(图 7-7)。

（3）局部加强呼吸法:训练时可依患者需要加强的肺叶给予单侧或双侧的阻力,可直接使用徒手手法及配合患者的呼吸给予阻力或利用布巾来协助。

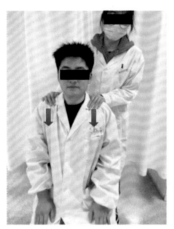
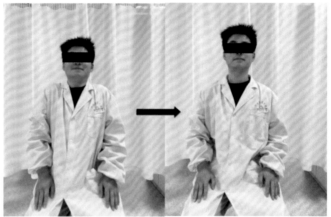

图 7-6　收缩放松法。

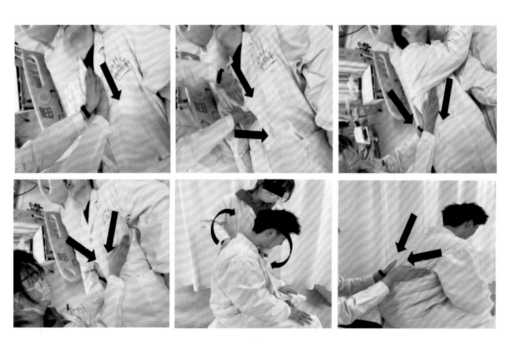

图 7-7　胸廓松动术。

2.呼吸运动

(1)呼吸运动+哈气咳嗽法:全身放松,特别是肩部及上胸部。①自然平缓地呼吸 3~4 次,呼气时不要用力。②进行 2~3 次的圆唇/腹式-横膈膜呼吸运动。重复步骤①、②的动作。采取 2~3 次自然吸气的哈气咳嗽,使深部分泌物咳至中央呼吸道。重复上述动作缓和呼吸。若痰已经到达中央呼吸道,由鼻子深吸气后,再快速收缩腹肌,最后用力哈气将痰咳出。

(2)体位引流+咳嗽法:继续运用体位引流、胸部叩击并配合咳嗽运动,可促进痰液排出。

三、恢复期患者的呼吸训练

呼吸训练主要以上下肢呼吸运动操、有氧运动为主:进退型康复跑步机/倾斜、智能立式/卧式功率车、多功能攀爬训练机、康复登山机。

四、患者居家的呼吸训练

1.呼吸运动

(1)噘嘴式呼吸(圆唇式)。

(2)腹式呼吸(横膈式)。

(3)哈气咳嗽法。

2.气道廓清术

常用气道廓清术:拍痰、叩击、振动、体位引流。

3.居家呼吸训练运动

使用工具为一张稳固的椅子、一条弹力带、水瓶、吸管、纸巾。

(1)吸气肌训练:在椅子上坐稳,先将弹力带缠绕在胸廓,拉紧后尽量吸饱气、再吐气、吸气、吐气,若觉得吸气时胸廓没有阻力,再将弹力带拉紧,再吸气、吐气,循环 10 次,一天两回合。

(2)圆唇吐气运动:用双手将纸巾摊平,置于前方位置,用鼻子吸气,吐气时将嘴唇圆起,类似吹口哨的嘴型朝纸巾方向缓慢吐气,心中默数:1、2、3、4、5(不要太快),并观察纸巾飘动的情形,建议每天至少练习3 次。

(3)呼气肌训练:一开始先吸气,尽量吸饱气后,再含住吸管将气吐出,尽可能吐气,心中默数 10 秒后,再一次吸气、吐气,尽可能拉长吐气的时间。

第 4 节 物理因子治疗

一、神经肌肉电刺激

推荐腹部电刺激。腹壁肌肉具有呼气功能,并在呼气阶段活跃,通过电刺激腹部肌肉产生相应收缩,可增加腹部压力和胸腔压力,从而增加呼气流量。腹部电刺激通过设置呼气流量作为触发条件,从呼气开始将腹部电刺激传输时间设置为 1.5 秒,开/关比为 1:23,刺激强度为 60mA,刺激频率为 50Hz,使用 4cm×15cm 的电极片,放置于外斜肌或腹直肌两侧,15~30 分/次,1 次/日,同时评估肌肉疲劳度。

二、气压治疗

对患者肢体进行正向压力按摩治疗,促进肢体血液循环,减少肢体血栓的形成。模式采用向心模式,充气方式由远端向近端渐进性充满,再整体放气,如此为一个循环,中间休息 5 秒。20 分/次,1 次/日,同时评估患者的舒适度,避免压力过大造成疼痛。

三、生物反馈电刺激治疗

根据呼吸模式在电刺激下进行呼吸肌的反馈强化训练,来辅助呼吸训练。20 分/次,1 次/日,同时评估患者能否理解和掌握动作要领,并完成治疗。

四、其他

1.热疗:蜡疗、红外线、双频超声治疗仪。

2.电疗:TENS、微波治疗仪、短波治疗仪。

针对肌肉酸痛的患者,可以透过热或电疗来加速血液循环,并通过促进炎症的消散来缓和并止痛。15~30分/次,1次/日,同时评估皮肤、肌肉的耐受度,避免损伤。

第5节　作业治疗

一、基础日常生活活动能力干预(出院后2~4周)

对于轻症出院后的患者,在出院后两周内,主要康复应集中在对转移、修饰、如厕、洗澡等日常活动能力进行评估,评定的重点在于了解在进行这些日常活动时是否存在疼痛、呼吸困难及力量减弱等因素而导致的日常活动能力障碍,并针对性地予以康复治疗。针对ICU重症治疗期间因卧床制动等因素产生的挛缩、软组织损伤导致的疼痛以及关节活动受限的问题,可以通过药物、物理因子、支具及牵伸等方法进行综合治疗。对于肢体力弱导致的基础日常活动障碍,可以通过力量训练及作业治疗训练的方式进行干预。对于呼吸困难导致的日常生活活动障碍,需要综合考虑患者呼吸功能、有氧活动能力、肢体力量等因素,可以考虑对患者进行节能技术训练或者节能辅助工具代偿的方式进行干预。

二、工具性日常生活活动能力干预(出院后4周以上)

对于轻症及重症出院后患者,出院1个月后需要关注其社会参与度等较高级别的日常活动能力。所以,建议对运动工具性日常活动能力进行评定,并采取针对性治疗。工具性日常活动能力主要包括购物、外出活动、食物烹调、家务活动、洗衣服、服用药物、通信设备使用、财务处理能力等内容。需综合考虑患者在完成这些活动时的心理及躯体功能能力,通过模拟实际场景的方式进行训练,寻找出任务参与的障碍点,并建议在作业治疗师指导下进行有针对性的干预。

参考文献

[1]张奎兴. 呼吸道传染病的主要特点及预防控制办法[J].中国医药指南,2020,18(1):102-103.

[2]Vatwani Archana. Pursed Lip Breathing Exercise to Reduce Shortness of Breath[J]. Archives of physical medicine and rehabilitation,2019,100(1):189-190.

[3]Morris PE,Berry MJ,Files DC,et al. Standardized rehabilitation and hospital length of stay among patients with acute respiratory failure:a randomized clinical trial[J]. JAMA,2016,315(1):2694-2695.

[4]Mc Carthy B,Casey D,Devane D,et al. Pulmonary rehabilitation for chronic obstructive pulmonary disease[J]. Cochrane Database Syst Rev,2015,37(1):93-96.

[5]Chen N,Zhou M,Dong X,et al. Epidemiologieal and clinical characteristics of 99 cases of 2019 novel coronavirus pneumonia in Wuhan,China:a descriptive study[J]. Lancet,2020,395(10223):507-513.

[6]上海市医学会.上海市 2019 冠状病毒病综合救治专家共识[J].中华传染病杂志,2020,1(3):134-138.

[7]Huang C,Wang Y,Li X,et al. Clinical features of patients infected with2019 novel coronavirus in Wuhan,China[J]. Lancet,2020,395(10223):497-506.

[8]Kommoss F,Schwab C,Tavernar L,et al. The Pathology of Severe COVID-19-Related Lung Damage[J]. Deutsches Arzteblatt international,2020,117(1):500-506.

[9]Meo S,Alhowikan A,Al-Khlaiwi T,et al. Novel coronavirus 2019-nCoV:prevalence,biological and clinical characteristics comparison with SARS-CoV and MERS-CoV[J]. European review for medical and pharmacological sciences,2020,24(4):2012-2019.

[10]Hon K L,Leung KKY. Severe acute respiratory symptoms and suspected SARS again 2020 [J]. Hong Kong Med J,2020,26(1):78-79.

[11]中国康复医学会.基于新型冠状病毒肺炎的呼吸道感染性疾病疫情期间康复诊疗专家共识[J].中华物理医学与康复杂志,2020,42(2):97-101.

第8章

传染性相关肺炎的有氧训练

第1节 有氧训练的一般概述

有氧训练是指采用中等强度、大肌群、动力性的周期性运动,持续一定时间,以提高机体有氧代谢运动能力和全身耐力的一种训练方式。训练机制包括:在进行有氧训练时,为了满足机体各器官组织对氧气的需求,心排血量会增加,血液再分配,可改善心肺适应性;改善血管功能和形态,血管适应性增加;增加肌肉含量、减轻炎症反应等,改善骨骼肌功能,引起骨骼肌适应性增加;有氧训练可扩张脑血管,改善脑血流,提高认知功能;增加葡萄糖和胰岛素代谢敏感性,改善全身营养状态。因此,通过反复进行以有氧代谢为主的运动,可以产生肌肉和心血管适应,从而提高心肺功能和运动能力,改善机体代谢。

一、治疗原则

1.安全性

安全性是指合理的运动治疗改善心血管疾病的同时,避免发生因不恰当的运动形式或运动强度造成的心血管事件(心绞痛发作、猝死、呼吸窘迫等)、代谢紊乱以及骨关节韧带损伤。

2.科学有效性

在制订运动处方时,要考虑患者的实际情况(如心血管系统功能、运动能力等)。高强度的运动一方面

会促使心率和血压进一步升高;另一方面还促使血浆中过氧化脂质增多,使机体处于氧化应激状态,加重脏器功能损伤。运动间隔时间不宜超过3天,心血管患者应每周至少进行150分钟的中等强度有氧训练活动(50%~70%最大心率)。

3.个体化

运动的方式应根据患者自身实际情况和喜好选择,强调多样性和趣味性。运动项目应和患者年龄、病情、经济、文化相适应。

二、适应证

心血管疾病及心脏手术后心血管功能稳定者。代谢性疾病:糖尿病、单纯性肥胖、慢性呼吸系统疾病及胸腔手术后恢复期。其他慢性疾病状态:慢性肾衰竭稳定期、慢性疲劳综合征、长期缺乏体力活动及长时间卧床恢复期。中老年人的健身锻炼。

三、禁忌证

各种疾病的急性发作期或进展期,心血管功能不稳定,急性肺动脉栓塞或梗死;肢体功能障碍而不能完成预定运动强度和运动量;不合作或不能理解运动,精神疾病发作期或严重神经症。

第2节 有氧训练的方法与流程

一、有氧训练的运动处方

运动处方是按照 FITT-VP 原则实施的个体化训练流程。包括运动频率、运动强度、运动时间、运动类型、运动量、进阶运动、运动注意事项。FITT-VP 原则的确切组成可因个人的特点和目标而有所不同,依据个人对训练的反应、需求、限制和适应,以及训练目标而定(表 8-1)。

1.运动方式

一般可根据患者病情和目的需要选择有氧健身活动,例如,以伸展牵拉运动为主的活动主要是针对以骨关节和神经肌肉障碍为主的患者,其目的是改善关节和肌肉运动范围。器械有氧训练可选取的运动方式有:活动平板、上下肢功率计及心电监测和心电遥测仪。无器械有氧训练常选择的运动方式有:步行、慢跑、游泳等。

运动频率,即每周应达到靶心率锻炼的次数。有文献表明,每周 2 天的康复锻炼可以保持机体的现有功能储备,而每周 3~4 天的锻炼,才能提高机体的储备功能。对以提高功能储备为目的的锻炼,最好的安排是中等强度的运动,每次坚持 20~30 分钟,每周 3~4 次。

2.运动强度

运动强度的设定是体现运动处方科学性、针对性和安全性的最重要部分,尤其是指用于运动时所消耗能量和功率的大小。可根据不同的训练目的选择训练强度,其评估方法有心率预测法、代谢当量、储备摄氧量百分数、主观疲劳程度分级。

(1)储备摄氧量(VO_2R):目前,一般用耗氧量的相对值($\%VO_2R$)或绝对值(VO_2)来表示。有国外指南推荐以最大摄氧量的 45%~80% 对应的运动中的心率作为冠心病患者中高强度有氧运动的靶心率(THR)。相关人员以此为依据在制订运动处方时,需要患者在

表 8-1 有氧运动循证推荐

FITT-VP	基于循证建议
频率	每周≥5 天的中等强度训练
	或者每周≥3 天的剧烈运动训练
	或者每周≥5 天的中等强度和剧烈运动训练结合
强度	推荐大部分成年人进行中等强度和(或)剧烈运动
	可以推荐功能失调的人群进行小-中等强度训练
时间	每天 30~60 分钟有目标的中等强度训练
	或者每天 20~60 分钟剧烈运动
	或者推荐大部分成年人进行每天中等强度和剧烈运动相结合的训练
	每天<20 分钟训练可能有益,尤其对于既往制动人群
类型	推荐连续有节奏的、动员主要肌群的有目的的运动
运动量	推荐目标运动量>1000MET-min/w
	每天将计步器步数增加≥2000 步直到达到 7000 步是有益的
	低于这些训练量的运动对于那些不能或者不愿意的人仍然是有益的
方式	可以每天进行一次锻炼,或者每天进行>10 分钟的多次锻炼以积累每天锻炼的训练量
	一次<10 分钟的运动可能使机体产生最佳适应能力
进阶	通过调整运动持续时间、频率、强度来逐步增加运动量,直到达到预期目标
	增加依从性,降低肌肉骨骼损伤和心脏不良事件的发生

运功康复开始前进行极量或次极量递增负荷心肺功能运动实验(CPET),以此判断其 VO₂R 水平。这种方法的优势在于,患者在进行 CPET 过程中,可通过心电图观察患者是否在运动中出现心肌缺血及缺血阈值,并通过血气分析仪对呼出的气体进行分析,以此来确定个体不同强度运动的供能方式(有氧、无氧或混合)。此方法的劣势在于,CPET 所需的设备成本较高,并且需在专业人士指导下进行和判断,并承担相应风险。CPET 可能引起一系列并发症(如急性心脏事件:心力衰竭、休克,甚至死亡)。

(2)代谢当量(MET):有些西方国家用 MET 表示。代谢当量值是由耗氧量(VO_2)推算而来,健康成人安静坐位状态下消耗 O_2 3.5mL/(kg·min),即 1MET。患者运动中实际测得的 MET 值,不仅可以评估患者的运动耐力,而且可以指导患者的日常生活、工作或体育活动。一般 5MET 以上可以满足患者日常生活的需要。

(3)心率(HR):加拿大的康复中心对一般患者也采用推算表推算最大心率百分值或储备摄氧量的百分值。这是因为,一般情况下心率与 VO_2 呈线性相关,而心率通过脉搏容易测得,故可选择心率做运动强度的指标(图 8-1)。另外还有 Karvonen 法,即心率储备法,即采用靶心率,而靶心率=[(最大心率-休息心率)×运动强度]+休息心率。其优点在于心率储备与摄氧量储备有良好的对应关系,并且考虑了患者的基础代谢情况。当前最常用的强度系数为 0.6。由于要实测患者最大心率具有相当的危险性,加拿大、美国最常采用推算法,即 THR=220-年龄。

(4)自感劳累分级法(RPE):通常用"稍累"(大约相当于 60% VO₂R)到"累"(80% VO₂R)进行分级。因此,给大多数健康成人的推荐运动强度在稍累到累之间(60%~70% VO₂R)。运动强度原则上要达到或超过

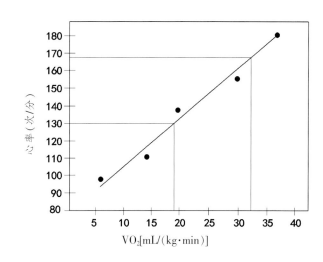

图 8-1 利用心率与 VO_2 的关系确定运动心率。

患者习惯运动的强度,否则难以增强和维持体能、关节运动幅度和肌力(表 8-2)。加拿大运动医师建议一般人的运动强度为 60%~70% VO₂R。在我国,采用较多的是靶心率法和自感劳累分级法(表 8-3)。

(5)运动时间:运动量=运动强度×时间。当运动量一定时,运动强度增大,运动持续时间就应缩短。一般认为,每次心功能应达靶心率,并持续 15~20 分钟,才会对心肺功能乃至关节肌肉产生良好的影响,保持和改善人体功能的储备量。所以,每次锻炼都应以持续 20~30 分钟来设定强度。

二、有氧训练流程

为确保患者有氧训练的安全性,需在患者有氧运动之前评估其心肺功能。常采用的方式为心肺运动试验(CPET)、6 分钟步行实验、马斯特 2 级梯运动试验。通过测试的患者可以进行有氧训练,每次训练应包括 3 个部分:准备活动、训练活动和结束活动。

表 8-2 美国运动医学会(ACSM)健康成人运动强度分级

强度	相对运动强度			
	摄氧量储备(%)	心率储备(%)	最大心率(%)	主观用力程度(分)
非常轻	<20	<20	<35	<10
轻	20~39	20~39	35~54	10~11
中等	40~59	40~59	55~69	12~13
重	60~84	60~84	70~89	14~16
非常重	≥85	≥85	≥90	17~19
最大	100	100	100	20

表 8-3　自觉用力程度分级

RPE	主观运动感觉特征	相应心率(次/分)
6	安静	60
7	非常轻松	70
8		80
9	很轻	90
10		100
11	轻松	110
12		120
13	稍费力(稍累)	130
14	费力(累)	140
15		150
16	很费力(很累)	160
17		170
18	非常费力(非常累)	180
19		190
20		200

1.评估

(1)CPET:CPET 是综合应用呼吸气体监测计数、计算机计数和活动平板或踏车计数,实时检测在不同负荷条件下机体耗氧量和 CO_2 排血量等气体代谢、通气参数、心电图及心排出量的动态变化,客观、定量地评价心功能、肺功能的一种无创技术。其被认为是评估运动功能的最佳方式,是心脏康复风险评估的重要手段,是心肺储备功能监测的金标准。

CPET 的绝对禁忌证:急性心肌梗死(2 天内);高危不稳定型心绞痛;导致血流动力学不稳定的心律失常;急性心内膜炎;严重的主动脉瓣狭窄;失代偿的心力衰竭;急性肺动脉血栓形成或肺栓塞;近期发生非心脏原因而可影响运动能力的疾病或可因运动而加重病情的疾病(如感染、肾衰竭等);不能合作者;未获得知情同意。

CPET 实验室要求:采光和通风良好,环境安静整洁,减少对患者的干扰;有温度和湿度控制系统;温度一般控制在 20~22℃,相对湿度约为 50%。

人员配置:CPET 测试团队应包含临床医生、护士,并可酌情配备运动训练师。所有人员均需经过心肺复苏培训和专业操作训练,能应对试验过程中突发的紧急情况,并能按照应急流程操作,对患者进行基础的生命支持施救。

准备:运动试验前 3 小时不能进食或吸烟,未服用影响心功能的药物,运动前一天休息良好。

CPET 终止指标:达到目标心率;急性心肌梗死或怀疑心肌梗死;严重心绞痛发作;随功率递增,血压下降>10mmHg 或持续低于基线血压水平;严重的心律失常(如二度至三度房室传导阻滞、持续室性心动过速、频发室性期前收缩、快速心房颤动等);患者面色苍白、皮肤湿冷及出现明显气促、呼吸困难;中枢神经系统症状(如眩晕、视觉障碍、共济失调、感觉异常、意识障碍等);患者不能耐受,要求停止运动。

心电运动试验的种类:根据试验所用设备,可以分为平板运动试验和踏车运动试验。运动试验的起始负荷必须低于受试者的最大承受能力,每级运动负荷最好维持 2~3 分钟,运动试验的总时间在 8~12 分钟为宜。

1)平板运动试验方案:根据运动负荷的递增方式(变速变斜率、恒速变斜率、恒斜率变速等)不同设计不同的试验方案,如 Bruce 方案、Naughton 方案、Balke 方案等。①Bruce 方案:其被应用最早,也最广泛。通过同时增加速度和坡度(变速变斜率)来增加运动负荷,从而易于达到预定心率,缺点是运动负荷增加不规则,起始负荷较大。每级之间的运动负荷增量较大。不宜精确确定缺血阈值(表 8-4)。②Balke 方案:系恒速变斜率方案,即运动速度保持不变,仅依靠增加坡度来增加运动负荷。运动负荷增加较为缓慢、均匀。其适用于心肌梗死后的早期、心力衰竭或体力活动能力较差的患者(表 8-5)。

2)踏车运动试验方案:①适应阶段:在两天一次 15 分钟踏车适应后进行测试。②患者测试体位:取坐位双下肢踏车。足部用带子固定于脚踏。躯干仅靠座椅背部。③运动方案:起始功率为 0W,每 3 分钟功率增加 2.5W。踏车速度维持在 50~70 转/分钟。④心电监护:监护仪记录 I、II、III、V5 导联心电图,人工测量肱动脉血压。⑤检测指标的采集:记录安静时、每 3 分钟、试验终止 0、2、4、6 分钟的血压、心率、心电图、主观劳累分级。⑥患者运动试验终止指标:按照症状限制性心电运动试验终止指标决定(表 8-6)。

(2)6 分钟步行试验(6MWT):6MWT 是让患者采用徒步运动的方式,测试其在 6 分钟内以能承受的最快速度步行的距离。其主要适用于测试中、重度心脏病或肺部疾病患者对医疗干预的反应(表 8-7)。

禁忌证:近 1 个月出现过不稳定型心绞痛或心肌

表 8-4　Bruce 平板运动试验方案

| 级别 | 速度 | | 坡度 (%) | 持续时间 (min) | 耗氧量 mL/(kg·min) | MET |
	mph	km/h				
0	1.7	2.7	0	3	5.0	1.7
1/2	1.7	2.7	5	3	10.2	2.9
1	1.7	2.7	10	3	16.5	4.7
2	2.5	4.0	12	3	24.8	7.1
3	3.4	5.5	14	3	35.7	10.2
4	4.2	6.8	16	3	47.3	13.5
5	5.0	8.0	18	3	60.5	17.3
6	5.5	8.8	20	3	71.4	20.4
7	6.0	9.7	22	3	83.3	23.8

注：mph 表示英里/小时（1 英里 =1.6 千米）。

表 8-5　Balke 平板运动试验方案

级别	速度 (mph)	坡度 (%)	持续时间 (min)	耗氧量 mL/(kg·min)	MET
1	3.2	2.5	2	15.1	4.3
2	3.2	5.0	2	19.0	5.4
3	3.2	7.5	2	22.4	6.4
4	3.2	10.0	2	26.0	7.4
5	3.2	12.5	2	29.7	8.5
6	3.2	15.0	2	33.3	9.5
7	3.2	17.5	2	36.7	10.5

表 8-6　美国心脏协会 (AHA) 成人 CPET 临床指南建议

强度	RPE	储备心率 + 静息心率	储备摄氧量 + 静息氧耗量
高强度有氧训练	14~16	≥60%	≥60%
中等强度有氧训练	12~13	(40%~60%)	(40%~60%)
低强度有氧训练	<12	<40%	<40%

梗死。

运动终止指标：①胸痛；②难以忍受的呼吸困难；③下肢痉挛；④面色苍白、出汗；⑤患者要求停止。

表 8-7　6 分钟步行试验等级

分级	距离 (m)
1 级	<300
2 级	300~374.9
3 级	375~449.5
4 级	>450

6 分钟步行试验的操作要求如下。①试验环境：没有通行障碍的连续跑道，直线距离 30m，有距离标记，两端有转向标志。②需要的设备：倒数计时器或秒表、机械圈计数器、监测设备（监测指标有 HR、BP、SpO_2）、氧气、急救药物及除颤仪、供患者休息的椅子、Borg Scale（自感劳累评分表）。③患者准备：a. 衣着舒适，穿适于行走的鞋子；b. 携带日常步行辅助工具（如手杖）；c. 应继续使用自身常规服用的药物；d. 测试前可少量进食；e. 试验开始前 2 小时内避免剧烈运动。

6 分钟步行试验操作步骤：①患者在试验前 10 分钟到达试验地点，于起点附近放置一把椅子，让患者休息。核实患者是否具有试验禁忌证,确认患者穿着合适的衣服和鞋子。测量患者的血压、脉搏、血氧饱和度。②让患者站立,应用 Borg Scale 对其基础状态下的呼吸困难情况进行评分。③按照以下方式指导患者:

"这项检查的目的是在 6 分钟内尽可能走得远一些,您在这条路上来回走。6 分钟步行时间很长,您要尽力完成,但不要奔跑或慢跑。"

"您可能会喘不过来气,或者觉得筋疲力尽,您可以减慢步行速度,甚至停下来休息,一旦觉得体力恢复了,就应尽快继续向前走。"

"您需要绕着这两个转向路标来回走,绕过这两个路标时不要犹豫。"

"您准备好了吗?我会记录您走过几个来回,您每次转身经过这条起点线时,我都会记录一次。"

将患者带领至起点处,测试过程中操作者始终站在起点线附近,不要跟着患者一同行走。当患者开始出发时,开始计时。

1 分钟后,对患者说:"您做得不错,还需要 5 分钟。"

剩余 4 分钟时,对患者说:"不错,坚持下去,您还要走 4 分钟。"

剩余 3 分钟时,对患者说:"您做得很好,已经走完一半了。"

剩余 2 分钟时,对患者说:"不错,再坚持一会,只剩下 2 分钟了。"

剩余 1 分钟时告诉患者:"您做得不错,只剩下 1 分钟了。"

不要用其他言语鼓励患者,避免做出暗示患者加快步行速度的肢体语言。

据测试结束只剩 15 秒时,对患者说:"一会我会让您停下来,当我喊停时,您就站在原地,我会走到您那去。"

计时 6 分钟时,对患者说:"停下",然后走到患者位置。如果患者显得明显疲劳,推上轮椅,在患者停止的位置做好标记。

如果患者在测试过程中停下来并要求休息,对患者说:"如果您愿意,可以靠在这面墙上。当您觉得休息好了就继续向前走。"不要终止计时,如果患者未能走 6 分钟就停滞不前,并拒绝继续测试(或者操作者认为不宜再继续进行测试),将轮椅推至患者处,让其就座。将其步行距离、终止时间以及未能完成试验的

原因记录下来。

试验结束后,向患者做出的努力表示祝贺。记录患者步行后的 Borg 呼吸困难及疲劳程度的评分,并询问患者有无不适,然后测定并记录脉搏、血压、SpO_2。

记录患者步行的距离。

6 分钟步行试验注意事项:①将抢救车安放于适当的位置,操作者熟练掌握心肺复苏技术,能够对紧急事件迅速做出反应;②测试前不应进行"热身"运动;③不要停用患者日常服用的药物;④试验时,操作者注意力要集中,不要和其他人交谈,以免数错患者折返次数;⑤为减小不同日期之间的差异,试验应在同一时间内进行;⑥如果一名患者在同一天进行 2 次试验,试验间隔至少 2 小时,同一天内同一名患者不能进行 3 次试验。

(3)马斯特 2 级梯运动试验:按年龄、性别、体重的不同,以适当的速度在规定的时间内完成规定次数的 2 级登梯运动,分析运动前后的心电图变化。此方法虽简单、经济,但敏感性较差,假阴性率较高。目前这一方法基本被淘汰。

2.训练

(1)准备活动:主要目的是热身,即让肌肉、关节、韧带和心血管系统开始逐步适应。此时运动强度较小,要确保身体主要肌肉、关节、韧带都有所活动。主要方式包括等张运动和大肌群活动,一般采用医疗体操、太极拳等,准备活动时间为 10~15 分钟。

(2)训练活动:主要目的是产生最佳的肌肉训练效应。高强度训练可刺激心肌侧支循环的生成,运动时间一般为 30~60 分钟,其中达到靶心率训练强度的时间一般为 10~15 分钟。

(3)结束活动:主要目的是"冷却",让高度兴奋的心血管应激程度逐步降低,并适应运动停止后血流动力学改变。运动方式可以与训练方式相同或采用放松体操、按摩等,时间一般为 5~10 分钟。

(4)特殊人群(心血管疾病、肺部疾病、代谢疾病)有氧训练流程:对于上述患者,在运动测试中发生持续性心血管事件的风险更高。对于这类患者,在进行中等强度运动项目之前,需要进行全面的医学检查和运动监护。

1)功率车训练:有氧踏车训练可以降低运动能量消耗和心血管活动的需求。

可能的原因:①能够通过改善血管功能和形态,使血管适应性增加;②能够通过增加肌肉含量、减轻炎症反应等,改善骨骼肌功能,进而使骨骼肌适应性增加;③能够增加葡萄糖代谢和胰岛素敏感性,进而改善全身代谢状态;④能够改善呼吸功能和认知水平。

准备活动:10~15 分钟大肌群等张活动,使肌肉、关节、韧带和心血管系统开始逐步适应,避免运动过程中造成运动损伤。

训练活动:每周 3 次,每次 40 分钟,目标强度为 60%~70% 心率储备。训练从低强度(40%~50% 心率储备)开始,持续 10~20 分钟,并逐步达到目标水平。训练过程中根据患者需要使用扶手或踏板支撑,通过心电导联监测心率变化。记录每次运动前、中、后的生命体征。

结束活动:运动训练结束,可通过放松体操、按摩的方式让高度兴奋的心血管系统逐步"冷却"下来。

2)步行训练:研究表明,运动锻炼能够改善心肌致密化不全心力衰竭患者的症状,并提高其运动耐力,改善生活质量;体力活动没有因为增加心肌耗氧量而加重身体不适,反而能够增加患者运动耐量。可能的机制是运动增强内皮依赖性的血管扩张,提高骨骼肌代谢,提高运动耐力。此外,运动锻炼可提高骨骼肌肌力,改善骨骼肌氧化酶活性。改变骨骼肌组织学特征并提高机体抗炎能力。准备活动同功率车训练。训练活动每周 3~5 次,每次 5~20 分钟(训练时间可根据患者的生命体征及主观疲劳度灵活调整),目标强度为 60%~70% 储备心率。可依据患者情况提供拐杖、助行器等辅助器具(图 8-2)。先从低强度(40%~

50% 储备心率)开始,逐步达到目标水平(结束活动),同功率车。

3)呼吸操:呼吸操是康复治疗和健康教育的一个重要环节,对于 COPD 患者,呼吸操中的缩唇呼吸可增加抗疲劳的Ⅰ型肌纤维比例和肋间外肌抗疲劳的Ⅰ型和Ⅱ型肌纤维体积,延缓呼气流速,防止外周小气道过早陷闭,可以改善 COPD 患者的气体交换,较少肺部气体过多残留,进而减轻患者气促症状。

第一节:站立位,两脚分开与肩同宽,用鼻吸气,双手叉腰呼吸 4~8 次。呼吸时胸部尽量保持不动,吸气时用鼻深吸气,将腹部鼓起,呼气时则缩唇缓慢呼气,腹部尽量回缩。呼气时间约为吸气时间的 1~2 倍。一般每组 8~10 次。避免头昏。

第二节:一手搭同侧肩膀,一手平身旋转上身,旋转平身呼气复位吸气,左右交替 4~8 次。

第三节:双手放于肋缘吸气,压胸时呼气 4~8 次。

第四节:双手叉腰,交替单腿抬高 4~8 次,抬腿呼气放腿吸气。

第五节:双手搭肩,旋转上身 4~8 次,旋转呼气,复位吸气。

第六节:伸展双臂吸气,双臂抱胸呼气 4~8 次。

第七节:双腿交替外展 4~8 次,外展双腿吸气复位呼气。

第八节:鼓起腹部深吸气,弯腰缩腹呼气 4~8 次。

注意事项:训练开始时,先密切观察患者的基本生命体征及面色、神态等。训练量以患者无主诉呼吸困难、RPE≤13、心率较平静时增加<20 次/分为宜。如训练中出现心力衰竭,应及时处理。

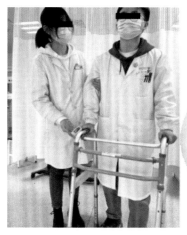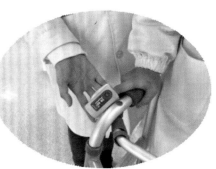

图 8-2 监护下步行训练。

4)八段锦:作为中国传统的养生方法,八段锦动作简单易学,"柔和缓慢,圆活连贯;松紧结合,动静相兼;神与形合,气寓其中",可以起到调理脏腑、经络气血的作用。现代研究表明,八段锦运动量适中,可以增强老年人的心脏射血功能,每搏输出量和心排血量增多,安静状态下的心肌耗氧量减少,能够有效地改善血管弹性状况,对血压、血糖、血脂产生积极作用。和单纯的运动相比,八段锦又具备调神、调心的作用。其也可以在一定程度上改善睡眠,缓解不良情绪。

备注:①中等运动强度——40%~60%的最大摄氧量;3~6MET;个体的最佳运动强度。②高强度运动——>60%的最大摄氧量;6MET;运动强度足以让心肺系统承受较大负荷。③不必要——反映了在前期筛查中医学检查、运动测试和医学监护可能是不必要的,但是这些步骤不应该被视为不恰当。④建议——当医学监护是"建议",医学监护人员应该在紧急情况时能够及时到达并处理。

第3节　有氧训练的注意事项

1.为确保有氧训练的安全性,关注有氧训练前的筛查、训练中的监护、训练后的反应非常必要。

2.运动强度指标。有下列情况提示运动强度过大:不能完成运动;活动时因气喘而不能自由交谈;运动后无力或恶心。

3.运动量指标。运动量过大会导致过度训练。过度训练是训练与恢复、运动和运动能力、应激和耐受能力之间的一种不平衡。过度训练的症状由自主神经系统引起,表现为慢性持续性疲劳、运动当日失眠;运动后持续性关节酸痛;运动次日清晨安静心率突然出现明显变快或变慢,或感觉不适;情绪改变。

4.患者存在个体差异,因此有氧训练计划的制订应因人而异,灵活掌握。

参考文献

[1]张爽,陈影,王希,等.个体化运动处方对心血管疾病的康复效果研究进展[J].中国康复理论与实践,2019,25(1):60-63.

[2]姚轶超,王彦.冠心病患者制订有氧运动强度的意义及常用方法比较[J].中国循证心血管医学杂志,2016,8(1):1137-1140.

[3]何庆权,刘畅,张志强.脑卒中后心肺适应性训练的研究进展[J].中国康复理论与实践,2017,23(11):1290-1293.

[4]步斌,侯乐荣,周学兰,等.运动处方研究进展[J].中国循证医学杂志,2010,10(12):1359-1366.

[5]王尊,范宏娟,陆晓,等.脑卒中早期偏瘫患者运动试验的可行性研究[J].中国康复医学杂志,2010,(4):332-336.

[6]胡大一.心脏康复临床操作实用指南[M].北京:北京大学医学出版社,2017.

[7]孙兴国,胡大一.心肺运动试验的实验室和设备要求及其临床实施难点的质量控制[J].中华心血管病杂志,2014,(10)817-821.

[8]American College of Sports Medicine. ACSM'S Guidelines for Exercise Testing and Prescription[M]. Wolters Kluwer, 2014.

[9]王尊,王磊,顾一煌,等.有氧训练在脑卒中患者康复治疗中的应用研究进展[J].中华物理医学与康复杂志,2012,(2):143-146.

[10]Ivey FM, Ryan AS, Hafer-Macko CE,et al. Improved cerebral vasomotor reactivity after exercise training in hemiparetic stroke surviors(Article)[J]. Stroke, 2011,Vol.42(No7):1994-2000.

[11]贾东奇.有氧功率自行车训练偏瘫患者和健康人心血管反应的影响分析[J].中国全科医学, 2016,19(24):2991-2993,2997.

[12]陈宣兰,江华,钟一鸣,等.步行运动训练在冠心病心力衰竭患者中的临床价值[J].中国循环杂志,2015,(12):1170-1172.

[13]陈敏,赖天文,吴东,等.家庭氧疗配合呼吸操对慢性阻塞性肺疾病患者预后的影响[J].中国康复医学杂志,2011,(7):634-637.

[14]李静峰.呼吸操结合氧疗在硅肺患者中的应用观察[J].基层医学论坛,2012,(29):3935-3936.

[15]孙卉丽,王硕仁,王亚红.八段锦应用于冠心病心脏康复的系统评价[J].长春中医药大学学报,2016,32(2):326-3.

第 9 章

传染性相关肺炎的重症康复

第 1 节　重症患者康复治疗原则

一、严格执行感染控制措施，做好自身安全防护

标准参照《重症监护病房医院感染预防与控制规范 WS/T 509—2016》。

二、以介入时机为依据，适时开展康复干预

重症肺炎患者所处不同病情时期具有不同临床表现特点，急性期或病情不稳定时期，可能伴有血流动力学不稳定、呼吸衰竭、休克等表现，康复的过早介入可能加重患者应激状态、增加机体能量消耗，不利于病情控制，但是若康复介入不及时，患者病情完全稳定后可能会遗留一定程度的功能障碍，甚至导致患者病情反复。因此，确定合适的介入时机，既可以保证患者安全，又可以有效改善或解决相关功能障碍。

三、基于患者实际康复需求，全面有效地评估，实施个性化方案

重症肺炎患者可存在一种或多种功能障碍，包括心血管系统功能、呼吸功能、气道清洁功能、吞咽言语功能、二便功能、心理功能等障碍，通过康复治疗可以预防或减少并发症的发生，改善患者功能情况，最大限度地保留功能和提高生活质量，降低致残率。评估不仅要全面，而且要贯彻康复治疗始终，以评估为依据，制订个性化解决方案，并及时调整治疗方案。

四、康复干预手段多样化

重症肺炎的干预手段包括现场指导训练、远程会诊、视频、手册、交流模板、日记等。对处于隔离空间的患者，可以组合使用非接触性干预手段，减少人员接触，降低交叉感染发生率。通过交流模版或日记等方式提高患者与医护或家属的交流能力，改善其心理状况，提高治疗舒适度。

五、重视团队协作

无论患者目前处于哪种治疗阶段，治疗所涉及的问题都是多系统、多学科的。救治生命，最大限度改善或恢复患者各系统功能，提高患者生存质量，是治疗疾病的最终目的。以团队协作模式为引导，可以实现各科资源和优势的最大化整合，提高诊治质量，在开展康复干预的同时，及时与相关专业人员沟通病情，明确疾病的相关机制及临床特点，既可以规避治疗风险，也可以提高康复治疗质量。

第2节　重症患者基本康复流程

一、严格执行感染控制措施，做好自身安全防护和器械消毒工作，避免交叉感染

标准参照《重症监护病房医院感染预防与控制规范 WS/T 509—2016》。

二、充分评估各系统功能

1.机械通气患者运动安全筛查(表9-1至表9-4)。

2.其他筛查

(1)神经系统评估：意识状态、认知功能等。

(2)呼吸功能评估：肺功能、呼吸模式、呼吸肌肌力、肌耐力、膈肌超声等。

(3)气道清洁能力：咳嗽强度、呼气或咳嗽峰流速等。

(4)运动功能评估：肌力、肌耐力、肌张力、关节活动度、活动能力等。

(5)吞咽言语功能：洼田饮水试验、电子喉镜吞咽检查、吞咽造影检查、言语交流等。

(6)疼痛评估：VAS、NRS、CPOT等。

(7)营养评估：NRS2002、NUTRIC等。

(8)心理评估：焦虑、抑郁等。

(9)其他：二便功能、皮肤、DVT等。

三、介入时机和终止标准

1.介入时机

(1)病情相对平稳：参照各系统评估，至少2小时没有增加血管活性药物剂量，没有新发心肌缺血，没有需要处理的心律失常，颅内压<20cmH$_2$O。

(2)无干扰因素：要求治疗团队紧密合作，获得患者和(或)家属知情同意，患者周围环境安全，无阻碍因素，无急诊手术、腰椎穿刺等影响患者活动的因素。

2.终止标准

(1)心率：>70%理论最大心率(220-年龄)，超过基线值20%或较基线值下降>10%(<40次/分或>130次/分)；新发恶性心律失常；新启动抗心律失常的药物治疗；合并心电或心肌酶谱证实的新发心肌梗死。

(2)血压：SBP>180mmHg 或 DBP>110mmHg，或较基线值变化超过20%；MAP<65mmHg；新启动血管升压药治疗或者增加血管升压药的剂量。

(3)呼吸：呼吸频率和症状的改变 <5次/分或>40次/分；不能耐受的呼吸困难；氧饱和度<88%或较基线值下降>4%。

(4)机械通气：FiO$_2$≥0.60；PEEP≥10cmH$_2$O；人机不同步机械通气改变为辅助或压力支持模式；人工气道难以固定维持。

(5)神经系统：意识状态变差；烦躁不安等。

(6)其他：医疗团队认定的其他不适合继续活动的原因。

四、干预措施

(1)宣教：以多种形式开展普及工作，帮助患者了解疾病知识、治疗流程、相关的自我管理措施等，如视频、手册等。

(2)运动干预：改善关节活动度、肌力、肌耐力、有氧活动能力、功能活动能力等，如弹力带、功率车、滑轮等。

(3)呼吸训练：提高患者呼吸功能，改善呼吸困难、低氧等症状，如能量节约、通气策略、呼吸模式调整、呼吸肌肌力训练、肌耐力训练等。

(4)气道廓清技术：减少痰液潴留，改善肺通气和肺换气，如体位管理、ACBT、用力呼气技术、高频胸壁振荡、胸部物理治疗、震荡呼气正压等。

(5)有氧训练：提高患者有氧运动能力，降低运动疲劳感，提高生活质量，如步行、功率车、传统体操等。

(6)吞咽言语训练：改善患者吞咽言语功能，减少误吸，促进营养摄取，增强交流能力，降低心理疾病发

生率,如吞咽电刺激、摄食训练、言语治疗等。

(7)心理干预:做好患者心理疏导,必要时应寻求精神心理专业人士介入干预。

(8)其他:膀胱、肠道管理,压疮管理,DVT 管理等。

五、其他

(1)实时监测相关指标是安全开展康复干预的重要保证,重症患者的疾病及功能变化无特定规律,需提高评估频率,至少每日一评,并与其他医疗成员紧密合作,及时规避风险,应对突发事件(图 9-1)。

(2)运动训练中注意控制运动训练强度、负荷量,可根据 Borg 呼吸困难评分、心率变化、代谢当量、最大摄氧量来监测患者的运动强度,如运动导致不良事件发生,需暂停治疗方案,重新检查评估的准确性、运动处方的合理性、及时与团队成员沟通,确定下一步的处置方案。

(3)患者可能有多种功能障碍,针对功能障碍进行治疗,不仅要全面,还要分清主次。密切与团队沟通,确定治疗目标(短期和长期目标),必须做到康复治疗与临床疾病救治相辅相成。

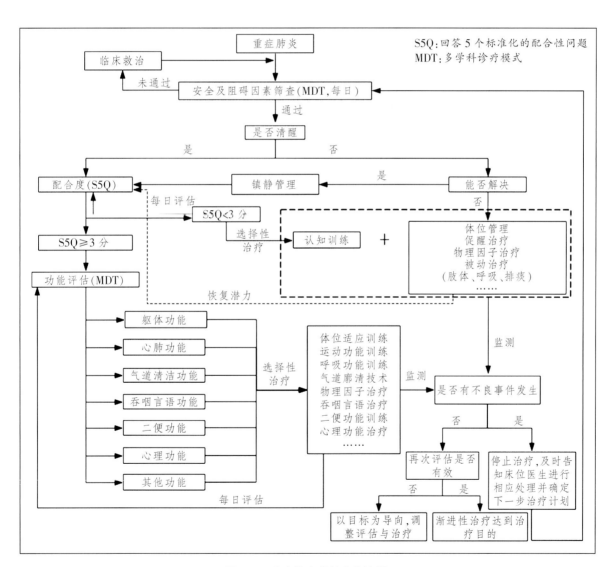

图 9-1　重症肺炎康复实施流程。

表 9-1　呼吸功能评估

呼吸功能评估	床上锻炼	下床锻炼
气管插管	●	●
气管切开	●	●
$FiO_2 \leqslant 0.6$	●	●
$SpO_2 \geqslant 90\%$	●	●
$SpO_2 < 90\%$		■
$RR \leqslant 30bpm$	●	●
$RR > 30bpm$		
高频振荡通气	■	
$PEEP \leqslant 10cmH_2O$	●	●
$PEEP > 10cmH_2O$		
人机不同步		
一氧化氮吸入		
前列环素		
俯卧位	■	■

表 9-2　心血管状况评估

心血管状况评估	床上锻炼	下床锻炼
需静脉用降压药控制的高血压急症	■	■
有低血压的临床表现		■
血管活性药物或机械辅助下仍有低血压		■
无或低水平药物或机械辅助下 MAP 高于正常低限	●	●
中等水平药物或机械辅助下 MAP 高于正常低限		
高水平药物或机械辅助下 MAP 高于正常低限		■
确诊或拟诊重度肺动脉高压		
心动过缓需药物(如异丙肾上腺素)或置入起搏器治疗	■	■
心动过缓无须药物治疗及起搏器置入		
静脉或心外膜起搏器心律,无心动过缓		■
虽植入静脉或心外膜起搏器,但自主心律稳定	●	●
心室率>150 次/分		■
心室率为 120~150 次/分		
心室率<120 次/分	●	●
置入 IABP	●	■
股动、静脉或锁骨下动、静脉置入单腔管行 ECMO 治疗	●	■
单个中心静脉置入单根双腔导管行 ECMO 治疗	●	
植入心室辅助装置	●	●
肺动脉导管或其他装置持续监测心排血量	●	
任何原因导致乳酸>4mmol/L 的休克		
确诊或拟诊深静脉血栓/肺栓塞		
确诊或拟诊重度主动脉瓣狭窄	●	
心肌缺血(胸痛加重或心电图有动态变化)		■

表 9-3 神经系统功能评估

神经系统功能评估	床上锻炼	下床锻炼
嗜睡、平静、休息不佳(RASS 评分-1~+1 分)	●	●
轻度镇静或烦躁状态(RASS 评分-2~+2 分)		
对外界刺激反应差、深度镇静状态(RASS 评分<-2 分)		■
烦躁、具有攻击性(RASS 评分>+2 分)	■	■
无谵妄	●	●
谵妄,能完成简单指令	●	
谵妄,但不能完成指令		
须积极控制颅内压,但尚未控制在理想范围	■	■
持续颅内压监测,但无须积极控制颅内压	●	
去骨瓣减压术后	●	
开放性椎管引流术后(非夹闭)	●	■
帽状腱膜下引流术后	●	
需处理损伤或采用固定的方法预防脊髓损伤	■	■
无再发风险的急性脊髓损伤	●	
动脉瘤破裂导致的蛛网膜下隙出血	●	
动脉瘤夹闭后的血管痉挛	●	
未控制的癫痫	■	■

RASS:镇静程度评估量表。

表 9-4 其他器官功能评估

其他器官功能评估	床上锻炼	下床锻炼
骨盆/脊柱/下肢长骨的不稳定骨折		■
胸部/胸骨或腹部严重的开放性创伤	●	■
确定的未控制的活动性出血	■	■
怀疑存在活动性出血或存在出血风险	●	
存在发热,经积极物理或药物降温后热峰仍未明显下降		
发热,处于积极降温的过程中		
ICU 获得性肌无力	●	●
持续肾脏替代治疗(包括经股静脉导管治疗)	●	●
留置股动脉和股静脉导管	●	●
留置股动脉导管鞘		■
留置其他引流管或导管:鼻胃管、中心静脉导管、胸腔引流管、创面引流管、尿管	●	●

●表示发生不良事件的风险低,患者可以活动。

表示患者存在发生不良事件的潜在风险,但活动获得的益处更为突出,故活动前需明确禁忌证和注意事项,在临床实施时循序渐进、谨慎小心。

■表示患者发生不良事件的风险高,除非经临床专家评估有实施必要,且有专业医护人员协助,否则不适宜活动。

改自:Hodgson C L,Stiller K,Needham D M,et al. Expert consensus and recommendations on safety criteria for active mobilization of mechanically ventilated critically ill adults. Critical Care,2014,18(6):658-658.

第 3 节　重症患者的康复评估

一、神经功能评估

1.意识

格拉斯哥昏迷评分法(GCS)是医学上评估患者昏迷程度的方法,是由英国格拉斯哥大学的两位神经外科教授 Graham Teasdale 与 Bryan J. Jennett 在 1974 年发明的方法。GCS 可以比较客观地判断患者的意识情况。

昏迷程度以 E、V、M 三者分数相加来评估, 得分值越高,提示意识状态越好。GCS 的最高分为 15 分,表示意识清楚;13~15 分为轻度意识障碍;9~12 分为中度意识障碍;8 分以下为昏迷(表 9-5)。

2.谵妄

谵妄是一种意识障碍,其特征是急性发作和注意力波动,并伴随认知或知觉障碍的改变。因此,患者接收、处理、储存和回忆信息的能力受到损害。谵妄的

评估通常采用监护室患者意识模糊评估法(CAM-ICU)。应先对患者进行 RASS 评估,如果患者得分≥-3 分再考虑进行 CAM-ICU 评估(表 9-6)。

3.镇静程度

RASS 是用于评估 ICU 患者镇静状态的量表。多项研究提示,RASS 在评估 ICU 患者镇静状态上具有良好的信度、效度,并且简便易操作(表 9-7)。

(1)如果 RASS≥-3 分,则继续进行 CAM-ICU 评估。

(2)如果 RASS 得分为-4 或-5,则停止评估(患者无意识),一段时间后再次评估。

二、呼吸功能评估

评定内容详见第 4 章。

三、运动功能评估

1.肌力

重症患者长期卧床,易出现关节活动功能障碍、肌力减退等,部分患者出现获得性萎缩而导致不能活动。徒手肌力测试通常采用医学研究委员会(MRC)针对上下肢各肌群的肌力评分量表(表 9-8)。

(1)评定前,向患者进行适当的解释。使患者处于舒适体位,必要时进行气管内吸痰,待患者进行短暂恢复后开始。进行抗重力评定时,患者躯干与水平面的夹角为 45°;进行非抗重力测试时,躯干与水平面夹角为 10°,左右两侧均要评定。首先测试 3 级的运动,然后根据结果进行 4 级或 2 级的进一步测试。满分60 分,MRC 评分<48 诊断为 ICU 获得性肌萎缩。

(2)分级标准

0 级:无收缩。

1 级:可感觉到或可见收缩,但没有肢体运动。

2 级:在非抗重力情况下可以移动。

3 级:运动可对抗重力。

表 9-5　格拉斯哥昏迷评分法

检查项目	患者反应	评分
E 睁眼反应	任何刺激不睁眼	1
	疼痛刺激时睁眼	2
	语言刺激时睁眼	3
	自发睁眼	4
V 言语反应	无语言	1
	难以理解	2
	能理解,不连贯	3
	对话含糊	4
	正常交谈	5
M 运动反应	任何疼痛无运动反应	1
	疼痛刺激时有伸展反应	2
	疼痛刺激时有屈曲反应	3
	疼痛刺激时有逃避反应	4
	疼痛刺激时能定位	5
	正常(执行指令)	6

表 9-6　CAM-ICU 评估

1.意识状态的改变或波动

a.与最初的情况相比,患者的心理或认知功能是否发生明显变化?

　或者

b.用 RASS、GCS 或谵妄评估量表评测在过去 24 小时内,患者是否有行为的改变,谵妄是否存在而后消失,严重程度是否改变?

2.注意力障碍	缺失	存在

如果患者无法保持注意力,可以进行注意筛查检查(ASE),听觉或视觉部分的评分≤8 提示阳性

3.意识水平改变	缺失	存在

患者的意识水平是否达到警觉水平,是否易激惹、嗜睡或昏迷?(例如,评估时 RASS 结果偏离"0")

警觉——充分了解环境并对其做出恰当的回应

警惕——易激惹

嗜睡——困倦但易清醒,不了解环境的某些方面,不会自动回应,但意识到环境改变时,会以适当的方式反应,但无动力

昏迷——即使在强烈的刺激之后,仍然没有充分回应的意识;只有通过强烈的反复刺激才能激发反应,只要这种刺激减少,患者就会回落到无反应状态

4.思维混乱	缺失	存在

4 个问题中出现 2 个或 2 个以上不正确答案和(或)不符合任务,即表现出混乱或不连贯的思维。问题(A 组和 B 组):

A 组	B 组
1.石头是否漂浮在水中?	1.叶子漂浮在水中吗?
2.海里有鱼吗?	2.海里有大象吗?
3.1 磅重量是否大于 2 磅?	3.2 磅重量是否小于 1 磅?
4.你可以用钳子敲钉子吗?	4.你可以用锤子砍木头吗?

任务:

1.你发现你不能清楚地思考吗?

2.请举起和我一样多的手指(测试者出示 2 个手指)

3.另一只手也一样(测试者现在不出示 2 个手指)

说明:特征 1 和特征 2 阳性,加上特征 3 或特征 4(二者之一)为阳性,则 CAM-ICU 结果为阳性

表 9-7　RASS

评分	特征	评分标准
+4	好战的	好战、暴力,对医务人员有威胁
+3	非常激动	拔身上的插管等,有侵略性
+2	激动	频繁无目的的活动,抵抗呼吸机
+1	焦躁不安	焦躁不安,但身体只有轻微移动
0	意识良好,平静	自然清醒状态
−1	嗜睡	不完全清醒但能被声音唤醒(眼睛睁开或交流>10 秒)
−2	轻度镇静状态	对声音有轻度反应(眼睛睁开或交流<10 秒)
−3	中度镇静状态	听到声音时有眼睛的动作或能睁眼但是没有眼神交流
−4	重度镇静状态	对声音没有反应,但是受到物理刺激时有眼睛的动作或睁眼
−5	不能被唤醒	对声音和物理刺激无反应

表 9-8　MRC 肌内评分量表

	右侧:得分(0~5)	左侧:得分(0~5)
肩外展		
屈肘		
伸腕		
屈髋		
伸膝		
踝背屈		
MRC 总分	0~30	0~30

表 9-10　重症监护康复结果测量(CFROM)

完成活动	得分
直腿抬高	
向左/右翻身	
由躺到坐	
坐位平衡(坐在床边≥10秒)	
由坐到站	
站立(≥10秒)	
原地踏步(≥10秒)	
由床转移到轮椅	
步行	
总计(最高得分63)	

4 级:运动可对抗重力并能够对抗测试员的中等阻力。

5 级:运动可对抗较大阻力。

2.肌张力评定

肌张力评定见表 9-9。

3.活动能力评估

见表 9-10 至表 9-12。

与患者一起完成表中的每项任务。这些任务遵循逻辑顺序，但评估时也可以按照临床相关顺序完成。使用下面的标准对每项任务的完成情况进行评分。让患者尽量大努力完成动作。患者无法完成的任务得分为 0 分，将所有的得分相加,得出最终得分。

评分标准

7:完全独立。

6:有条件的独立性(如额外的时间)。

5:监督(最多 1 位治疗师)。

4:最低限度的协助(1 位治疗师的协助)。

3:适度协助(2 位治疗师协助)。

2:最大限度地协助(3 位治疗师协助)。

1:全部协助(4 位或以上治疗师协助)。

0:无法/未测试(包括使用机械辅助设备,如吊索或立式起重机)。

注意:任何时候都可以使用助行器,如手杖,应将其记录在相应分数旁边。例如,由坐到站=3(使用齐默式助行架)。

四、吞咽功能评估

正常的吞咽是一个流畅、协调的动态连续过程,在相关肌肉、关节和神经协调作用下完成。

1.进食评估调查工具(EAT-10)改良量表

其有助于识别误吸的征兆和隐形误吸,以及异常吞咽的体征,与饮水试验合用,可提高筛查试验的敏感性和特异性。EAT-10 有 10 项吞咽障碍相关问题,

表 9-9　改良 Ashworth 痉挛量表(MAS)

分级	分级标准
0 级	肌张力不增加,被动活动的患侧肢体在整个范围内均无阻力
1 级	肌张力稍增加,被动活动的患侧肢体到终末端时有轻微的阻力
1+级	肌张力稍增加,被动活动的患侧肢体在前 1/2 ROM 中有轻微的"卡住"感觉,在后 1/2 ROM 中有轻微的阻力
2 级	肌张力轻度增加,被动活动的患侧肢体在大部分范围内均有阻力,但仍可以活动
3 级	肌张力中度增加,被动活动的患侧肢体在整个范围内均有阻力,活动比较困难
4 级	肌张力高度增加,患侧肢体僵硬,阻力很大,活动十分困难

表 9-11 ICU 体力功能测试(PFIT)

评分项目	0	1	2	3
坐到站	完全不能	2 人辅助	1 人辅助	独立进行
节奏(步/分钟)	完全不能	0~49	50~80	80+
屈肩肌力(左右)	0,1 或 2	3	4	5
伸膝肌力(左右)	0,1 或 2	3	4	5

表 9-12 DE Morton 活动指数(DEMMI)

体位及表现		0	1	2
床上卧位	桥式	不能	可完成	
	侧翻身	不能	可完成	
	卧-坐体位转变	不能	最小辅助监督	独立完成
椅坐位	无支持椅坐位	不能	10 秒	
	坐-站体位转变	不能	最小辅助监督	独立完成
	无手支持坐-站体位转变	不能	可完成	
站位平衡	无辅助站立	不能	10 秒	
(无辅助器具)	双足并拢站立	不能	10 秒	
	足趾站立	不能	10 秒	
	闭眼双足前后站立	不能	10 秒	
步行	步行距离	不能 / 5m	10m / 20m	50m
	步行独立性	不能	助行器辅助下独立完成	无辅助独立完成
动态平衡	从地上捡起钢笔	不能	可完成	
(无辅助器具)	后退 4 步	不能	可完成	
	跳跃	不能	可完成	

每项评分分为 4 个等级:0 分无障碍,4 分严重障碍;如果每项评分超过 3 分,则在吞咽的效率和安全方面存在问题(表 9-13)。

2.洼田饮水试验

方法:先让患者单次喝下 2~3 茶匙水,如无问题,再让患者一次性喝下 30mL 水,然后观察和记录饮水时间、有无呛咳、饮水状况等。饮水状况的观察包括是否有啜饮、含饮、水从嘴唇流出、边饮边呛、小心翼翼地喝等情况,以及患者反应、听诊情况等。

评价标准(分级)
1 级:可 1 次喝完,无呛咳。
2 级:分 2 次以上喝完,无呛咳。
3 级:能 1 次喝完,但有呛咳。
4 级:分 2 次以上喝完,且有呛咳。
5 级:常常呛住,难以全部喝完。
诊断标准
正常:分级 1 级,在 5 秒内喝完。
可疑:分级 1~2 级,饮水时间超过 5 秒。
异常:分级 3~5 级,用茶匙饮用,每次喝 1 茶匙,连续 2 次均呛。

表 9-13　EAT-10 改良量表

内容	评分				
我的吞咽问题已经使我的体重减轻	0	1	2	3	4
我的吞咽问题影响我在外就餐	0	1	2	3	4
吞咽液体费力	0	1	2	3	4
吞咽固体食物费力	0	1	2	3	4
吞咽药片、药丸费力	0	1	2	3	4
吞咽时有疼痛	0	1	2	3	4
我的吞咽问题影响我享用食物时的乐趣	0	1	2	3	4
我吞咽时有食物卡在喉咙里的感觉	0	1	2	3	4
我吞咽时感到紧张	0	1	2	3	4

0=没有；1=轻；2=中；3=重；4=非常严重；总分≥3分视为吞咽功能异常。

3.气切患者的吞咽评估——染色试验

(1)果绿染色试验是对气管切开患者进行吞咽障碍评估的常用方法,能够快速、准确地判定患者是否存在误吸。常将果绿、亚甲蓝加入增稠剂中以调成糊状来测试。

(2)患者取坐位或床头摇高进食。进食前应先给予排痰,并戴指脉氧监测氧饱和、心率。进食后观察患者是否有蓝色染料食物咳出或经吸痰吸出,若从气管套中咳出或吸出蓝色染料食物,证明有误吸。评估后,让患者用力咳出或者用吸痰机吸出气道内残留食物,直到吸出痰液内不再有绿色物质,并清理口腔残留染色食物,保持气管套管处的管口卫生。若患者的氧饱和过低,可适当给予氧气吸入。危重患者安全地摄取足量的食物和液体,可以减少营养不良、水肿、坠积性肺炎等问题的发生。

(3)患者的吞咽筛查显示存在问题时,可进一步行改良曼恩吞咽能力评估量表(MASA)评估和吞咽造影检查。

4.改良曼恩吞咽能力评估量表评估

见表 9-14。

5.吞咽造影

气管内插管、长时间机械通气是造成吞咽困难的关键危险因素。通过吞咽造影检查可以评估重症肺炎患者目前存在的吞咽问题,以及是否存在气管食管瘘,从而为患者拔除气切套管和鼻饲管以改善进食方式做准备。治疗师可以通过吞咽造影观察到食物的运送状况,判断患者是否出现滞留、残留、返流、溢出、渗漏、误吸等问题,为患者提供有效治疗措施(进食姿势和体位治疗)并作为观察治疗效果的依据。

吞咽造影参与人员有放射科医生、言语治疗师、主管医生。造影剂可选用:①含碘的水样造影剂,如20%或76%的碘乐比或优显维;②硫酸钡混悬液——硫酸钡 45%~60%,即 200mg 硫酸钡+286mL 水。造影剂食物分类包括水样稀流质,60%硫酸钡混悬液;浓流质,100mL 60%硫酸钡混悬液+3g 增稠剂;糊状食物,100mL 60%硫酸钡混悬液+8g 增稠剂;固体食物,造影剂+苏打饼干。

食物性状选择(图 9-2):取决于检查目的,由少量开始逐渐加量,确保第一次吞咽的造影剂完全通过食管,再重复吞咽检查。

口腔期:重点观察口唇的闭合,以及随意运动、舌的搅拌运动、舌的运送功能、软腭活动及有无鼻腔内反流、口腔内异常滞留及残留等。

咽期:重点观察吞咽反射的触发时间、咽缩肌舒缩活动、咽喉上抬程度、会厌及声门关闭、会厌谷及梨状隐窝异常滞留及残留,有无误吸、误吸食物的浓度和误吸量。

食管期:重点观察食管上括约肌能否开放、开放程度、食管的蠕动、食管下括约肌的开放等。

注意事项:①保持口腔清洁;②拔掉鼻饲;③言语治疗师或指定人员喂食;④发生呛咳时应及时叩背,诱发咳嗽。

表 9-14　改良曼恩吞咽能力评估量表

评估内容	分级标准
1.意识 任务:观察并评估患者对语言、肢体被动活动或疼痛刺激的反应	10 分:清醒 8 分:嗜睡-被动的觉醒/清醒状态 5 分:很难被言语或刺激唤醒 2 分:昏迷或没有反应
2.合作度 任务:吸引患者注意力并尽量促使患者与检查者交流或主动活动	10 分:合作 8 分:间断合作 5 分:不愿意合作 2 分:昏迷或没有反应
3.呼吸 任务:评估患者呼吸状况	10 分:呼吸音清晰,无临床或影像学异常证据 8 分:上呼吸道痰鸣音或其他呼吸系统异常情况 6 分:肺底细小湿啰音/可自净 4 分:肺底粗糙水泡音 2 分:可疑肺部感染/需经常吸痰
4.表达性语言障碍 任务:评估言语表达受限情况	5 分:无异常 4 分:找词/表达语义轻度障碍 3 分:只能用有限的方式/短语或单词表达 2 分:无功能性言语声音或无法解释的单词 1 分:无法评估
5.听力理解 任务:评估理解基本语言交流的能力	10 分:无异常 8 分:进行一般对话有轻度困难 5 分:对重复性简单言语指令可理解 2 分:提示时偶尔作答 1 分:无反应
6.构音障碍 任务:评估言语清晰度	5 分:无异常 4 分:言语变慢,偶尔停顿或急促 3 分:言语可被理解,但讲话速度、力度、完整性、协调性有明显缺陷 2 分:言语不清,无法理解 1 分:无法评估
7.唾液 任务:观察患者控制唾液的能力,注意观察从口角分泌的唾液	5 分:无异常 4 分:讲话时唾液飞溅,增多随时吐出 3 分:说话、侧躺或乏力时流涎 2 分:有时持续性流涎 1 分:无法评估
8.舌肌运动 任务:评估舌的运动(前伸、侧移、上抬)	10 分:舌运动范围完整,无异常 8 分:舌运动范围轻微受限 6 分:舌运动范围不完整 4 分:舌只能轻微活动 2 分:舌无活动或不能执行
9.舌肌力量 任务:评估舌两侧的力量,让患者用舌向侧方和前方用力	10 分:无异常 8 分:轻微减弱 5 分:一侧明显无力 2 分:完全无力或不能执行

(待续)

（续）

评估内容	分级标准
10.咽反射 任务:分别刺激每一侧咽后壁	5分:无异常 4分:两侧减弱 3分:一侧减弱 2分:一侧消失 1分:反射消失
11.咳嗽反射 任务:让患者用力咳嗽,观察患者的咳嗽力度和咳嗽音清晰度	10分:无异常 8分:可用力咳嗽,但音质嘶哑 5分:咳嗽动作不充分 2分:不能做咳嗽动作或不能执行指令
12.软腭 任务:让患者用力发几次"啊",每次持续数秒,观察患者有无鼻音过强并注意软腭能否上抬	10分:无异常 8分:两侧轻微不对称,软腭移动 6分:一侧力量减弱,软腭不能持续上抬 4分:活动微弱,鼻部反流,气从鼻部漏出 2分:软腭不能上抬或不能执行命令

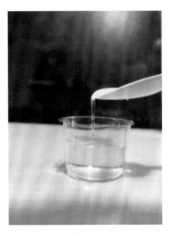
1级微稠型

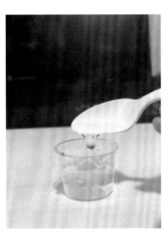
2级中稠型

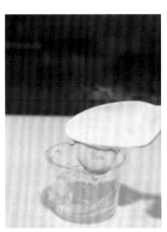
3级高稠型

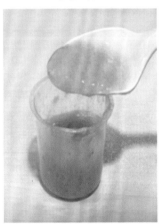
4级细泥型

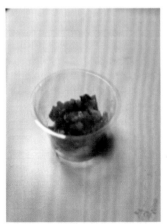
5级细馅型

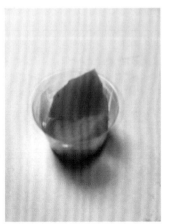
6级软食型

图9-2 不同性状食物。

五、疼痛评估

疼痛属于主观感受,因此自我评估法是有自主表达能力患者疼痛评估的金标准。疼痛评估包括疼痛部位、疼痛特点、加重和减轻因素、疼痛的严重程度。危重症患者的疼痛程度评估工具包括主观与客观评估工具,主观评估工具包括数字评分表(NRS)、主诉疼痛程度分级法(VRS)等,其中 NRS 用 0~10 代表不同程度的疼痛:0 为无痛,1~3 为轻度疼痛(疼痛尚不影响睡眠),4~6 为中度疼痛,7~9 为重度疼痛(不能入睡或睡眠中痛醒),10 为剧痛。应该询问患者疼痛的严重程度,做出标记,或者让患者自己圈出最能代表自身疼痛程度的数字。此方法目前在临床上较为通用。

六、营养评估

见表 9-15。

表 9-15　NRS2002 营养风险筛查评分表

分类	内容	分数
疾病评分	髋骨骨折、慢性疾病急性发作或有并发症、血液透析、肝硬化、一般恶性肿瘤、糖尿病	1 分
	腹部大手术、脑卒中、重度肺炎、血液恶性肿瘤	2 分
	颅脑损伤、骨髓移植、加护病患(APACHE>10 分)	3 分
营养状态	正常营养状态	0 分
	3 个月内体重减轻>5%或最近 1 周进食量(与需要量相比)减少 20%~50%	1 分
	2 个月内体重减轻>5%或 BMI 为 18.5~20.5kg/m² 或最近 1 周进食量(与需要量相比)减少 50%~75%	2 分
	1 个月内体重减轻>5%(或 3 个月内减轻>15%)或 BMI<18.5kg/m²(或人血白蛋白< 35g/L),或最近 1 周进食量(与需要量相比)减少 70%~100%	3 分
年龄评分	年龄>70 岁	1 分
	年龄<70 岁	0 分

总分≥3.0:患者有营养不良的风险,需营养支持治疗。

总分<3.0:若患者将接受重大手术,则每周重新评估其营养状况。

第 4 节　重症患者常见的康复问题

重症肺炎(SP):因不同病因、不同病原菌、在不同场所而导致的肺组织(细支气管、肺泡、间质)炎症,有着相似或相同病理生理过程,发展到一定疾病阶段均可恶化,引起器官功能障碍,甚至危及生命。

一、呼吸功能障碍

机械通气可改善重症肺炎患者的呼吸功能障碍,是治疗急性呼吸衰竭的重要手段。尽管有不同机械通气模式,但由于膈肌肌力和耐力的迅速衰退,其会导致约 20%的患者撤机失败,这种情况被称为呼吸机相关膈肌功能障碍(VIDD)。研究表明,在完整的横膈压动物模型中,在最大膈神经刺激下,在几天内各膈肌力的损失可能达到 50%。此外,VIDD 患者的膈神经信号传导和神经肌肉终板的信号传导似乎正常。这是 VIDD 和 ICU 获得性衰弱(ICU-AW)之间的一个明显区别,后者在电生理学研究中经常显示传导异常。

VIDD 的机制包括:①在连续控制机械通气下,部分膈肌失去了其产生力和压力的能力。VIDD 导致的病理生理变化在细胞水平方面,除了超微结构肌纤维损伤,最常见的是失用性肌肉萎缩,尤其是在疾病早期的 Ⅱ 型肌肉纤维(快收缩)萎缩。在后期,混合肌纤维重塑以消耗 Ⅰ 型肌肉纤维(慢收缩)为代价。②VIDD 膈肌中的蛋白质合成显著减少,而溶解增加。研究表明,在开始控制性机械通气后 6 小时,促溶作用被激活,肌球蛋白重链合成的损失高达 65%。合成代谢信号,包括胰岛素样生长因子-1(IGF-1)和肌动蛋白(My-oD)途径均减少。哺乳动物细胞的4种蛋白水解酶系统在VIDD动物模型中都被激活。在机械通气的人体中,蛋白水解是由钙蛋白酶和半胱氨酸天冬氨酸酶系统、泛素-蛋白酶体复合物和自噬-溶酶体系统介导的。③VIDD似乎与线粒体功能障碍有关。机械通气可改变线粒体呼吸链酶功能(如细胞色素c氧化酶),可诱导线粒体DNA内的微缺失,并可降低线粒体活性氧(ROS)清除剂的水平,最终导致膈肌脂质过负荷。

二、气道清洁功能障碍

健康的黏液是一种黏度和弹性较低的凝胶,很容易通过纤毛作用转运,而病理性的黏液具有较高的黏度和弹性,不易被清除。黏液蛋白产生的增加,黏液被炎性细胞浸润而引起黏液成分的改变(黏附性增强),以及支气管血管通透性增加而引起盐和水分泌异常,改变了黏液的水合作用和生化成分。

气管黏膜含有纤毛柱状上皮细胞和杯状细胞,每个纤毛上皮细胞大约包含275根纤毛,这些纤毛通过一种协调而无方向性的方式快速而有规律地摆动,将黏液层推向头部,即由下呼吸道推向咽部,并于此处咽下或吐出。纤毛通过一次有力的向前摆动将黏液向前推送,之后又通过一次无效的向后摆动而回到起始位置。在对重症肺炎患者实施机械通气时,为了减少人机对抗,常使用镇静和肌松药物。当纤毛由于吸烟、脱水、麻醉等因素而麻痹时,黏液便在重力作用下向末梢气道聚集,导致浸润,并最终在局部肺野出现类似肺不张的塌陷。

咳嗽是排出痰液最有效的手段。黏液必须通过呼出气流抵抗重力的作用向头侧移动,咳嗽时需要有很大的吸气量和较高的呼气流速。有效咳嗽分为4个连续阶段:充分吸气,有效的咳嗽需要吸气量达到自身肺活量的60%;声门闭合,防止气体在有效咳嗽前泄漏;提高胸膜腔内压和腹内压,腹部肌肉收缩,提高胸膜腔内压;声门打开。机械通气的应用,导致膈肌萎缩和超微结构损伤,肺泡Ⅱ型细胞受损,造成表面活性物质代谢途径破坏,抑制表面活性物质的活性,降低肺顺应性,并使潮气量下降,使患者难以进行有效的咳嗽。

三、运动功能障碍

对于长时间进行机械通气的重症肺炎患者,除了呼吸功能、气道清洁功能受到影响外,还会影响患者的运动功能——ICU-AW,主要表现为排除疾病本身因素,四肢对称性肌无力、下肢重于上肢、腱反射减弱或消失、不能完全用失用性来解释肌肉萎缩,同时也伴有感觉障碍。危重症疾病或神经肌肉阻滞药物会降低患者的肌肉收缩能力,危重症患者完整的肌肉纤维内的细胞信号也能直接阻碍肌肉收缩功能,主要与3个基础过程有关:①肌膜兴奋性改变;②兴奋-收缩解偶联;③肌肉生物能量学改变。危重症患者存在肌膜兴奋性异常,包括传导速度降低、相对不应期延长和纤维兴奋性降低。细胞内钙稳态改变引起的骨骼肌和心肌兴奋-反连接解耦联在脓毒症研究中已被广泛证实。运动神经元电信号向骨骼肌机械收缩的转换,是通过刺激肌质网(SR)释放的Ca^{2+}进入胞质而实现的。由于膜受体/离子通道(即Ryanodine受体,SERCA1)的改变和肌丝Ca^{2+}敏感性的改变,钙处理的异常有助于兴奋-收缩解耦联。危重病时的生物能量折中导致肌肉疲劳和虚弱,骨骼肌线粒体超微结构损伤和功能障碍明显,肌肉ATP耗竭和细胞病变缺氧。

四、吞咽功能障碍及营养问题

重症肺炎患者出现意识改变、感觉和运动反应减弱、使用镇静、镇痛药物都会导致吞咽功能障碍的发生。气管内插管、长时间机械通气被认为是造成吞咽功能障碍的关键危险因素。任何类型的人工导管都可能直接对解剖结构造成损伤,同时也阻止正常的吞咽功能和主动的喉部抬高,减少了食管括约肌的活动,并且长时间机械通气导致患者呼吸与吞咽不同步。在接受长期机械通气的成人患者中,有14%~83%的患者在拔管后出现吞咽功能障碍。

吞咽功能障碍通常指几种病理生理过程:吞咽困难、胃食管反流和误吸。吞咽困难包括吞咽时的疼痛或咳嗽、食物卡在喉咙里的感觉、进食后声音沙哑或潮湿或反胃的感觉。根据潜在的疾病过程和受影响的吞咽阶段,出现吞咽功能障碍的ICU患者可能出现或不出现典型的体征或症状。影像学检查经常发现住院患者有明显的误吸,但缺乏任何提示线索。这种类型的误吸常被称为"无声误吸",发生于 50% 以上的有记录的误吸患者。

拔管后吞咽功能障碍是持续性的,其出现与患者肺炎风险增加、延迟恢复口服摄入、营养不良、生活质量下降、ICU 停留时间和住院时间延长及死亡率增加等均有相关性。

重症及危重症患者的营养不良状态会对其呼吸肌功能造成一定的损害,使呼吸肌强度逐渐减弱、致通气动力进一步发生变化,还会影响感染控制效果,使多器官功能衰竭的发生风险增大。因此,营养支持在重症及危重症患者的治疗中发挥重要作用。

一般情况下,住院患者应在入院时以营养风险筛查量表行营养风险筛查。营养风险筛查量表较多,可根据实际情况进行选择(NRS2002、MNA-SF等)。通常情况下选择一种量表进行评分,若存在营养风险时,应尽早给予营养支持。营养支持途径可根据其补充途径分为口服正常进食、肠内营养与肠外营养。

五、二便功能障碍

重症肺炎患者卧床时间较长,镇痛药物和镇静药物的使用都会让患者的排尿、排便受到限制。膀胱感觉缺失、顺应性下降,患者自身情绪紧张等都会导致大量尿液存留在膀胱而使其收缩无力,不能自主排出尿液而形成尿潴留。卧床期间患者活动减少、排便次数减少,饮食结构的改变或是患者饮水量不足均可抑制肠道功能而导致便秘的发生。患者肛门括约肌不受意识控制亦会形成不自主排便。

第 5 节 重症患者的康复治疗

一、呼吸功能训练

呼吸功能训练的主要作用是调整患者的呼吸模式、增加患者的肺容量、增加呼吸肌肌力和改善胸廓顺应性等。

呼吸功能训练的注意事项:根据病情选择适当的准备姿势(仰卧或侧卧、坐位、半坐位、立位、行走或运动中);因人而异选择合适的呼吸训练;支气管扩张、慢性支气管炎等患者禁忌过度深吸气,以免引起肺泡破裂。

呼吸功能训练的适应证如下。限制性障碍:胸膜粘连肺结核后遗症、肺间质纤维化、肺癌患者肺切除术后吉兰-巴雷综合征造成的肺泡功能障碍。阻塞性障碍:慢性支气管炎、慢性肺气肿等引起的气道障碍。混合型障碍:支气管哮喘、支气管扩张症。呼吸不全:ICU 患者、CCU 患者、新生儿肺不张。呼吸肌障碍:颈髓与上段胸髓损伤、进行性肌萎缩症、吉兰-巴雷综合征引起的呼吸肌无力。

呼吸功能训练禁忌证:临床病情不稳、感染未控制;合并严重肺动脉高压或充血性心力衰竭;训练时可导致病情恶化的其他临床情况(例如,不稳定心绞痛及近期心肌梗死;认知功能障碍;明显肝功能异常;

癌转移;近期脊柱损伤、肋骨骨折、咯血等)。

1.呼吸模式调整

对于可主动配合的患者,训练其呼吸控制能力(腹式呼吸、缩唇呼吸)。

(1)体位:选用放松、舒适的体位,例如,卧位、半卧位、前倚靠坐位等。选择合适体位的目的包括放松与呼吸相关的肌群,稳定情绪,固定和放松肩带肌群,减少上胸部活动,有利于横膈移动等。需加强患侧的胸式呼吸时,可采取患侧在上的侧卧位;体力较好者,可采用前倾站位。

(2)腹式呼吸:训练指强调以膈肌呼吸为主的方法。膈肌是主要的吸气肌,吸气过程中合理调动膈肌,可有效加深呼吸。患者仰卧位或坐位(前倾倚靠位),腹部放松。治疗师将手置于患者上腹部,呼气时使手随腹部下陷,并轻轻加压,以增高腹压,推动膈肌上抬;吸气时上腹部对抗此手所加的压力,徐徐隆起。当患者学会呼吸控制后,活动中或坐、站、步行时可通过放松手臂和肩部,配合呼吸来缓解胸闷气喘的症状,坐位或立位均可采用前倾倚靠位。登台阶时可采用上一级台阶吸气,再上一级台阶呼气的模式。

(3)缩唇呼吸:指导患者进行缩唇呼吸时,应当强调让患者放松、缓慢、延长、有控制地呼气。通常,当患者开始自发使用缩唇呼吸时,他们会用力地呼气,这会导致颈部和口唇部的肌肉组织紧张,从而产生的压力会将缩唇呼吸的效果和随后缓解的呼吸困难抵消。放松头部、颈部和嘴唇是必不可少的。如果患者难以放松嘴唇,可以尝试发出"嘶嘶"的声音,也可以延长呼气并提供向后的压力。本方法可有效改善肺通气、呼气气流,并维持肺容积。

2.呼吸肌训练

(1)患者取仰卧位,腹部放置沙袋做挺腹练习。开始时 1~2kg,随后可逐步增至 5~10kg,每次练习 5~10 分钟。

(2)利用阻力呼吸训练器调节不同水平的吸气或呼气阻力,从而提高呼吸肌的肌力和耐力(图 9-3)。该方法有利于提高呼吸道压力,有效控制自主呼吸,提高运动能力。传统阻力呼吸训练器通过调节吸气孔径大小来改变阻力,在吸气时产生阻力,呼气时没有阻力,孔径越小阻力越大。阈值载荷型仪器通过一弹簧装置与吸气单向阀门连接,弹簧压缩程度改变阈值压力负荷。弹簧压缩长度越长,进气口的压力越大。吸气流量的变化对负荷压力的影响较小,锻炼效果较显著。靶流量阻力装置包括一单孔吸气阻力装置和一反馈装置,通过反馈装置来控制患者的吸气压力负荷,避免呼吸方式的影响,能有效提高呼吸肌的肌力和耐力。

3.增加通气量训练

激励式肺量计:利用机械装置增加患者吸气量的训练方式。所需的设备简单、便携,分为容量导向型和流速导向型两种。常见的容量导向型设备为雷文顿 Leventon 呼吸训练器,常见的流速导向型设备为 koo 三球呼吸训练器。使用容量导向型设备,在患者处于坐位、半卧位或仰卧位(床头抬高 10°~15°,以减轻腹部内容物引起的膈肌阻力)时,指导患者进行 3 次或 4 次缓慢、轻松的呼吸,然后患者含住咬嘴并与嘴唇形成紧密的密封,进行缓慢的腹式深呼吸,尽量减少上胸部的运动。当患者吸气达到预设的容量目标值后,在最大吸气位屏气 2~3 秒,鼓励患者持续的最大吸气以预防或纠正肺不张。过度通气的患者,如 COPD 患者是禁止使用的。

4.深呼吸训练

胸式深呼吸训练的目的是增加肺容量,使胸腔充分扩张。训练时,患者处于放松体位,然后经鼻深吸一口气,在吸气末憋住气并保持几秒钟,以便有足够的时间进行气体交换,并使部分塌陷的肺泡有机会重新扩张,然后经口腔将气体缓慢呼出。可以配合缩唇呼吸技术,使气体充分排出。训练时要注意避免过度耸肩。

5.呼吸神经生理促进手法

对于昏迷患者,运用神经生理促进技术,尽可能地建立生理性呼吸模式,改善肺底部通气,减少辅助呼吸肌的耗能。通过该技术增加患者的本体感觉,从而帮助患者增加呼吸输出,尤其适用于昏迷及非常虚弱的患者,可改善其呼吸功能,促进自主呼吸。该技术包括外周刺激、压迫上/下胸段脊柱法、前底部抬举

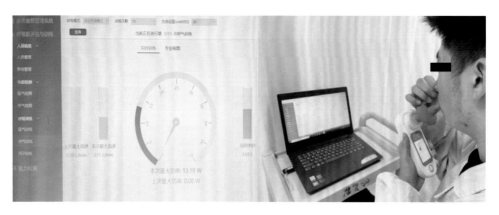

图 9-3　呼吸肌肌力训练。

法、肋间牵拉法、腹部协同收缩法、徒手压迫法。外周刺激即通过手指将中等压力施加在患者的上唇，并且保持，患者可出现叹息的表现。压迫上/下胸段脊柱法：徒手在患者 T2~T5、T7~T10 节段施压，增加上腹部、上胸廓的呼吸运动。前底部抬举法：患者仰卧，治疗师将手放在患者下段肋骨，并将肋骨向上抬起，使后胸廓底部扩张来增加上腹部的活动。抬举要保持，并在后方给予持续的伸展和压力。腹部协同收缩法：施压于患者下段肋骨和骨盆，左右两侧交替，增加上腹部活动，促进肌肉的收缩，减小过大腰围。肋间牵拉法：在患者呼气相沿肋骨上缘向下牵拉，使肋间隙增宽，牵拉动作与呼气同步。徒手压迫法：治疗师双手在治疗区域持续施加适当的压力，压力须达到能牵拉到肌肉的强度。

6.胸廓松动

对一些患者来说，即使选择了良好的体位和适宜的通气策略，单独的有控制的呼吸仍不能改善低效的通气模式。可能由于胸腔本身不能充分地自由移动，从而使胸壁有足够的活动范围以满足通气模式的需要。

(1)患者取仰卧位，在胸椎下垂直放置毛巾卷可以增加前胸壁活动，在这个位置上，前胸部被打开，肋间肌和胸肌的拉伸使上胸部的扩张更容易。要求患者看着自己的手，将手臂尽量抬高(肩关节前屈)超过头部。在这个运动中，使用适当的通气策略，指导患者吸气。也可使用类似于蝴蝶的姿势，即抬高手臂使肩关节屈曲、外展、外旋、肘部屈曲(像蝴蝶的翅膀)，再结合最大化通气的吸气和向上凝视。

(2)侧卧位时，在负重侧的下胸部(8~10 肋)下放置一个或多个毛巾卷或枕头，可以使胸廓的侧面在重力的作用下得到被动松动。让患者肩前屈，最大限度地使前胸部扩张或使手臂外展，并最大限度地扩张侧肋部。活动时要结合吸气和向上凝视。如果患者上肢不能活动，应对侧卧于毛巾卷或枕头上的患者实施被动的躯干反向旋转技术，以松动胸廓，但仍然需要患者的视线追随上肢所做的运动。

(3)直立位、坐位或站立位时，可以沿着椅背或轮椅靠背，或墙面，放置垂直于患者胸椎的毛巾卷。患者的手臂被动或主动地向上抬高或移动至"蝴蝶"位的末端。患者会感觉到在胸椎后垫上毛巾卷能更明显地拉伸前胸壁。

7.呼吸操

呼吸操训练可以增加呼吸肌的肌力和耐力，减轻呼吸困难，提高活动能力，预防呼吸肌疲劳和呼吸衰竭的发生(图 9-4)。重症患者存在呼吸困难的症状，在各项治疗的支持下需要卧床休息，但长时间卧床和制动会使患者的心肺和神经系统功能进一步下降，关节僵硬、肌肉萎缩无力、形成血栓和压疮的风险显著增加。住院期间，患者原发病得到控制的情况下应尽早让患者变换体位，适当活动，提高机体的免疫力，预防卧床和制动对身体造成的进一步损害，从而可以帮助患者早日康复。

根据"简单(Simple)、有效(Satisfy)、安全(Safe)和省费(Save)"的 4S 原则，治疗师调整每个动作的幅度、次数，选择患者舒适前提下的运动量，进行呼吸肌训练。呼吸操可以在卧位、坐位、立位 3 种体位下进行。每个动作做 4~5 组，以不引起疲劳等不适为度。

8.体外膈肌起搏

膈肌起搏的基本原理是通过功能性电刺激(FES)作用于膈神经而引起膈肌收缩。呼吸生理表明，中枢神经系统对呼吸的调节是通过膈神经和肋间神经控制膈肌和肋间肌收缩来实现的。膈肌起搏须具备两个基本条件：有完整的膈神经，以保证电刺激通过膈神经传导至膈肌；具有功能性膈肌，电刺激膈神经可引起膈肌收缩。如果接受治疗的患者缺乏其中之一条件，则起搏失效。膈神经元细胞体位于脊髓前角，由颈 C3~C4 组成。将 EDP 的体表主电极放置于颈双侧胸锁乳突肌外缘下 1/3 处，以保证电刺激能通过膈神经传导至膈肌，相关电极置于双侧锁骨中线与第二肋间交界处(图 9-5)。

(1)注意事项：靠近胸部使用电极会增加心脏纤颤的风险，电极贴片应注意避开心区。电极贴片严禁贴在两侧颈动脉窦处。

(2)适应证：慢性阻塞性肺疾病稳定期、慢性呼吸衰竭的康复辅助治疗；呼吸肌病引起的呼吸功能不全的治疗；顽固性呃逆、哮喘治疗。

(3)禁忌证：气胸、活动性肺结核、胸膜增厚粘连患者；使用植入式电子装备(如心脏起搏器)的患者除在医生指导下禁止使用起搏器。

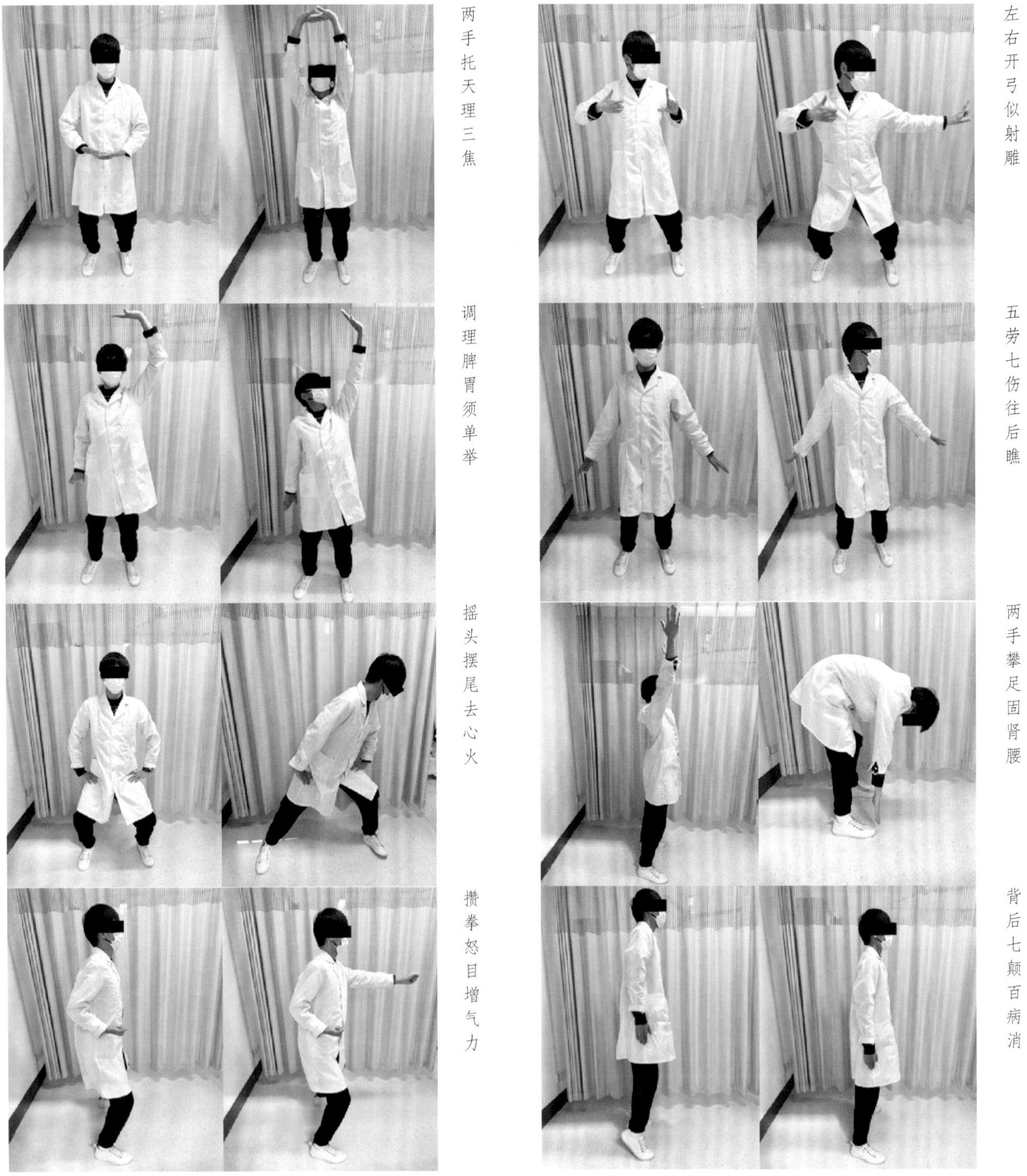

两手托天理三焦

调理脾胃须单举

摇头摆尾去心火

攒拳怒目增气力

左右开弓似射雕

五劳七伤往后瞧

两手攀足固肾腰

背后七颠百病消

图 9-4　八段锦体操。

二、气道廓清训练

无效的咳嗽或纤毛清除功能下降会限制氧从肺部转运到组织。治疗师可用协助清除气道分泌物的技术来增强患者清除分泌物的能力。制订最佳的气道廓清技术的处方。各种气道廓清技术对设备的需求、对操作者的技能水平要求和在处理各种临床问题方面都有不同。选用适当的方法可以提高治疗效果，减少并发症并提高治疗的依从性。气道廓清训练的目标：减少气道阻塞，改善通气并优化气体交换（表 9-16）。

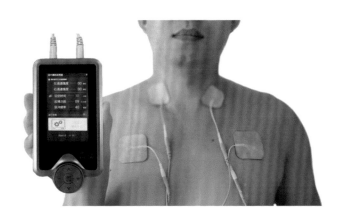

图 9-5　体外膈肌起搏治疗。

表 9-16　气道廓清策略

	主动	被动
手法	咳嗽	体位引流
	主动循环呼吸技术（ACBT）	叩拍
	自主引流	振动、摇动
	运动	
器械	振荡呼气正压	高频胸壁振荡

1.主动循环呼吸技术

　　主动循环呼吸技术,由 3 个通气阶段的反复循环构成:呼吸控制、胸廓扩张和用力呼气技术(图 9-6 至图 9-8)。呼吸控制是放松上胸部和肩部,同时进行轻

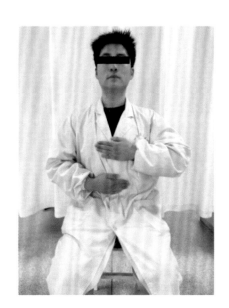

图 9-6　呼吸控制。

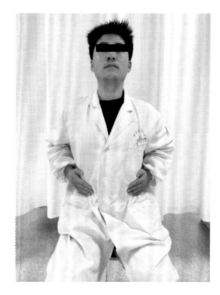

图 9-7　胸廓扩张。

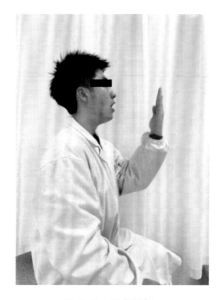

图 9-8　用力呵气。

柔地潮气量呼吸(不要强调患者用力呼吸)。呼吸控制阶段的持续时间与患者对放松的需求相适应,并为下一个阶段做准备,一般为 5~10 秒。胸廓扩张时深慢吸气,直到最大的深吸气量,保持数秒;如有必要,可在吸气末转变为整个呼气过程中由物理治疗师或患者自己用双手进行胸廓的振动或摇动, 以松动痰液。用力呼气技术包括 1 次或 2 次呼气,像对窗户吹雾一样。从中等肺容积下降到低肺容积的呼气可以将分泌物从外周移动到上呼吸道,而上呼吸道分泌物可通过在高肺容积或深吸气后更快地以呼气来清除。

2.体位引流

体位引流,患者处在特定体位,通过重力协助分泌物从支气管树中流出的技术。体位引流通过使患者处于特定体位而使肺段角度在重力作用下发挥最佳引流效果。由听诊和胸部 X 线确定需要引流的肺叶后,将患者安置在适当的位置,并在该体位下给予令患者感到舒适的支撑。每个位置应维持 5~10 分钟,当需引流部位集中在某片肺叶时, 如果患者能够耐受,可持续更长时间。护理时注意调整姿势可减少对皮肤的压力, 并可能会延长一个姿势所持续的时间。如果体位引流与其他气道廓清技术相结合,则处在各体位上的时间可减少。

注意事项:对于肺水肿、颅内压增高、主动脉瘤、近期食管吻合、未经治疗的气胸、膈肌力量差、咯血、大胸腔积液、病态肥胖和腹水的患者,以及在治疗过程中变得激动或不安的患者,头低位是绝对禁忌的。

适应证:肺不张,结构异常引起分泌物聚集且长期无法排出(如支气管扩张、囊性肺纤维化或肺脓肿);由于用力呼气受限(如 COPD、肺纤维化)而无力排出分泌物的患者急性感染时;咳嗽无力(如老年或恶病质患者,神经肌肉疾病、术后、创伤性疼痛或气管切开术患者)。

禁忌证:年迈及一般情况极度虚弱、无法耐受所需的体位、无力排出分泌物(在这种情况下,体位引流将导致低氧血症)、抗凝治疗、胸廓或脊柱骨折、近期大咯血和严重骨质疏松的患者。

3.自主引流

通过改变呼气气流, 用腹式呼吸来移动分泌物。自主引流是一种基于放松的状态,并不需要特定体位的安静呼气技术。自主引流技术包括松动、聚集、排出分泌物 3 个阶段的肺容量改变。“松动”阶段开始于 1 次正常的吸气,随后屏气,以确保通过侧支通气使肺段的充盈度相等,然后深呼气至补呼气量的范围。通过中等潮气量使功能残气量达到支持水平之下,外周的分泌物通过被外周肺泡挤压而清除。“聚集”阶段包括潮气量呼吸从补呼气量逐渐转变成补吸气量范围,从肺尖清除分泌物。气流的速度必须在每个程度的吸气时有所调整,以达到不足以导致气道塌陷的最大呼

气气流。“排出”阶段包括补吸气量内更深的吸气,呼气用于帮助排空分泌物。进行自主引流不需要设备,患者必须具有良好的本体感受、触觉和对黏液移动的听觉感知,能够对自主引流做出反馈调整。治疗师应坐在患者身后的一侧,距离接近可听到患者的呼吸。治疗师将其一只手放在患者的腹部以感受腹肌的收缩,将另一只手放在患者的胸部上方。自主引流每个阶段的持续时间取决于分泌物的位置。每个周期的持续时间取决于分泌物的数量和黏度,平均治疗时长为30~45 分钟。

4.振荡呼气正压

呼气正压呼吸是通过气体流经旁系通气系统,促进分泌物向更大的气道移动,从而使塌陷的肺泡再膨胀。呼气正压设备包括一个单向呼吸阀和一个可调节的呼气阻力,其产生的一个作用力使气道在呼气期间开放。呼气正压治疗期间可以有效地提供氧气补充和雾化吸入药物。

振荡呼气正压提供呼气正压,使气道振荡,加快呼气流速,从而起到松动并移除分泌物的作用。最常用的设备是 Acapella, 其包括一个连接到主体的口件,利用配重平衡塞和磁铁产生振荡气流,并在另一端的刻度盘显示呼气阻力(图 9-9)。使用 Acapella时,从最低频率开始,并逐渐增加到患者感受最有效的频率。选择合适的阻力,使吸气呼气比达到 1:3 或1:4。选择的阻力过大将造成呼吸频率增加或压力过低, 而过小的阻力将造成呼吸频率的降低或压力过高。为保证治疗有效,对患者最低呼气时间的要求是至少能保持 3 秒的呼气时间。Acapella 家族有 4 类产品, 但是国内目前上市的只有 Acapella Duet 和Acapella Choice。在使用这两类 Acapella 产品时,患者的呼气流速需要≥10L/min 才能产生效果。

适应证:适用于帮助以下患者清除痰液。肺囊性纤维化、慢性支气管炎、慢性阻塞性肺病和肺炎。预防和治疗因痰液潴留引起的肺不张,并提高支气管扩张剂在气道内的运送速度。

禁忌证:当患者呼吸做功增加时,颅内压>20mmHg;血流动力学不稳定;1 周内的面部、口腔和头颅手术;鼻窦炎急性发作期;未控制的鼻出血;未控制的咯血;未经治疗的气胸。

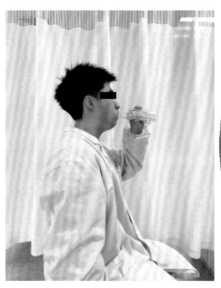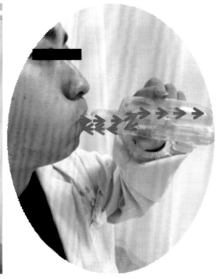

图 9-9　Acapella 的应用。

5.高频胸壁振荡

高频胸壁振荡的工作原理是通过产生不同的气流速度来清除分泌物,其包括一个可充气背心、气体-脉冲发生器连接、一个大容量的频率可变的空气-脉冲递送系统,用于促进阻塞性肺疾病患者清除黏液(图 9-10)。高频胸壁振荡通过不同的气流速度(即呼气流速比吸气流速高),使黏液从外周移动到中央气道而被排出,还可以降低黏液的黏度,使其更容易被移动。治疗应按照由低到高的频率递进,从低到中等,然后到高,最终达到高流速并增加肺容积。产生最高流速的频率通常>13Hz,而产生最大容量的频率通常<10Hz。每个频率消耗的平均时长为 10 分钟,但这将根据患者的耐受程度、分泌物的量和黏度,以及患者的病情而变化。

适应证:适用于多种原因引起的呼吸道分泌物增多、排出不畅的患者,如哮喘、慢性阻塞性肺疾病、呼吸衰竭、肺不张。

禁忌证:血流动力学不稳定的活动性出血;未固定的头颈部外伤;颅内压超过 20mmHg;支气管胸膜瘘;急性心力衰竭引起的肺水肿;肺栓塞;肋骨骨折。

6.叩击

叩击是一种清除分泌物的传统方式。在涉及的肺

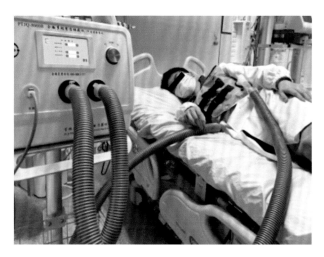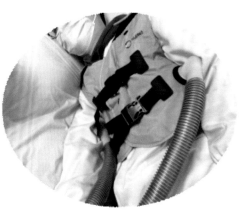

图 9-10　高频胸壁振荡(以左肺病变为例)。

段部分，治疗者双手成杯状对胸部做有节律的扣拍，以从气道移除或松动支气管分泌物为目的。叩击技术可在呼吸的吸气和呼气阶段同时进行。体位引流的同时使用叩击以增强效果，也可在 ACBT 期间使用。该技术要求治疗师的掌指关节微屈至 120°，手掌成空心状，其余四指并拢，指腹与大小鱼际着落，腕关节用力，有节律叩击胸背部，手掌根部离开胸壁 3~5cm，指尖离开胸壁 10~15cm，频率为 100~200 次/分。避免叩击患者的骨突处，避开椎骨的棘突、肩胛骨、脊柱和锁骨。治疗过程中注意调整治疗床的高度，使治疗的操作符合人体力学的省力和安全原则。如果忽视适当的人体力学，则过久的治疗会使治疗师过于疲劳。

7.振动和摇动

振动和摇动是增强黏膜纤毛清除分泌物，并促进分泌物从肺泡转运到细小支气管的治疗。振动是在所涉及的肺段处，通过治疗师对胸壁施加压力时上肢的持续共同收缩传递而产生振动力的治疗。治疗师双手掌重叠，肘部伸展，并将手掌置于欲引流的部位，吸气时手掌随胸廓扩张慢慢抬起，不施加任何压力，从吸气最高点开始，在整个呼气期，手掌紧贴胸壁，施加一定压力，并轻柔地上下振动，在呼气末快速收缩和松弛手臂和肩膀，振动 5~7 次，重复 3~4 个呼吸周期。摇动与振动类似，为一个反弹动作，给胸壁提供一个并发的、压缩的力。摇动时，患者处于适当的体位引流位置，治疗师把手放在需要引流的肺叶上方，并指导患者进行深呼吸。在吸气末，用缓慢（大约每秒 2 次）的、有节律的弹动按压胸壁，直到呼气结束。在气流被呼出的同时，手随着胸部的活动施压。振动和摇动只在呼吸的呼气阶段使用，从吸气末开始到呼气末结束。在体位引流的基础上使用振动和（或）摇动可以有效促进分泌物的清除。

三、运动功能训练

1.神经肌肉电刺激(NMES)

ICU 患者因失神经支配、ICU 获得性虚弱、机械通气、意识不清等原因产生制动时，可使用神经肌肉电刺激进行治疗。对于长时间卧床的患者，NMES 一

般能对肌肉质量的保护起到积极的作用。使用 NMES 的禁忌证包括骨折和伤口或电极片刺激区域的肢体病变、妊娠期女性和植入心脏起搏器患者。为了保证 NMES 治疗有效，通常会将 2 个电极片放置在肌肉上方的皮肤上：将大电极放置在肌肉的近端，并将小电极放置在肌肉的运动点上。这使得有可能以尽可能低的强度（从而尽可能减少疼痛）募集尽可能多的运动单位，从而获得尽可能好的收缩效果。

2.早期活动

早期身体活动包括体位管理、被动/主动关节活动、上下肢的抗阻训练、下肢床上或坐位踩车。早期活动能诱导机体应激的生理效应，改善通气、中央和外周血流灌注。体位管理可以预防四肢肌肉张力下降、神经损伤和压疮。体位管理通常每 2 小时操作一次。活动的策略是强度逐渐递增，在床上交替变换姿势，包括床上坐位、床椅转移、辅助下站立、迈步或步行（具体活动方案参照表 9-17）。该方案可缩短重症监护和住院的时间。对于不能主动活动的患者，在其运动范围内做肢体被动牵拉或被动活动是非常重要的。持续被动活动能预防关节挛缩和减少肌肉萎缩，特别适用于早期不能活动的危重患者。

备注：①如果干预过程中发生不良事件，应推迟所有活动。②基本评估（至少存在一个风险因素）。a.心肺系统不稳定——MAP<60mmHg，或 FiO_2>60%，或 PaO_2/FiO_2<200，或 RR>30 次/分；b.神经系统不稳定；c.急性手术；d.体温>40°。③5 个标准化问题(S5Q)。a.睁眼和闭眼；b.看着我；c.张开嘴巴并且伸出舌头；d.点头（如果患者有气管插管，可以用握手和摇手代替）；e.当我数到 5 请皱眉（每个单项被正确地反应或执行得 1 分；完整地配合并完成，得 5 分）。

3.有氧训练

ICU 患者在排除禁忌、生命体征稳定、意识恢复后，应尽早进行有氧运动。有氧训练可有效预防呼吸系统并发症，缩短住院时间，降低死亡率，改善运动表现等。重症患者的有氧运动形式并不固定，可以在设定的运动峰值心率范围内，进行床上、床边有氧训练，坐立位维持，呼吸操，甚至步行训练（注：具体内容参照第 6 章）。

表 9-17　渐进式转移计划和身体活动方案

0级	1级	2级	3级	4级	5级
不配合	简单配合	中度配合	近似完全配合	完全配合	完全配合
S5Q=0	S5Q<3	S5Q=3	S5Q≥4/5	S5Q=5	S5Q=5
未通过基本评估	通过基本评估 因为神经症状/手术或创伤,不允许主动转移到椅子	通过基本评估 因为肥胖,神经症状或外科伤,不允许主动转移到轮椅(即使 MRC 总计≥36)	通过基本评估 MRC 总 36+ BBS 坐站=0 BBS 站立=0 BBS 坐 1+	通过基本评估 MRC 总 48+ BBS 坐站=0+ BBS 站立=0+ BBS 坐 2+	通过基本评估 MRC 总 48+ BBS 坐站=1+ BBS 站立=2+ BBS 坐 3+
体位					
每 2 小时翻身	1.每 2 小时翻身 2.半坐卧位 3.辅具固定体位	1.每 2 小时翻身 2.床上直坐 3.辅具固定体位 4.被动转移至轮椅上	1.每 2 小时翻身 2.被动转移至轮椅 3.床外坐 4.辅助下离座(2 人)	1.主动转移至轮椅 2.床外坐 3.辅助下站立(1 人)	1.主动转移至轮椅 2.床外坐 3.辅助下站立
物理治疗					
无	1.被动关节活动 2.床上被动踩车 3.NMES	1.主动/被动关节活动 2.上,下肢阻力训练 3.床上或坐在椅子上下肢主动/被动踩车 4.NMES	1.主动/被动关节活动 2.上,下肢阻力训练 3.床上或坐在椅子上下肢主动/被动踩车 4.NMSE 5.ADL	1.主动/被动关节活动 2.上,下肢阻力训练 3.床上坐在椅子上下肢主动/被动踩车 4.在辅助或借助行架帮助下行走 5.NMSE 6.ADL	1.主动/被动关节活动 2.上,下肢阻力训练 3.床上或坐在椅子上上下肢主动踩车 4.在辅助下行走 5.NMSE 6.ADL

四、吞咽功能训练

一般来说,吞咽功能治疗的3个主要治疗支柱被认为是:饮食结构的改变、姿势的改变,代偿动作,以及旨在改善吞咽功能的干预措施。吞咽功能治疗重点包括呼吸训练、自主清嗓及保护性咳嗽训练、吞咽反射建立训练(包括增强咽部反射)、气道保护训练(声门上吞咽法避免误吸)、口颜面功能训练、舌功能训练、声带按摩和发音训练(功能音训练)、吞咽电刺激、球囊扩张训练、治疗性进食(喂食训练)等。

间接治疗是当患者经口进食不安全时,只需吞口水,而不给予食物的训练方法。通过强化口咽腔的运动、感觉及肌肉的控制能力,调整进食的姿势,协调进食、呼吸以保护气道,促进吞咽功能的恢复,包括吞咽器官功能恢复、感觉刺激训练、呼吸道保护手法、吞咽姿势调整、电刺激疗法等。

直接治疗则是使患者按一定的要求直接经口安全进食的方法。通过特别的调制食物,使用安全的体位和餐具,以减少误吸,安全进食。要求食物密度均匀、黏性适当、不易松散,并且通过咽和食管时易变形,很少在黏膜上残留,兼顾食物的色、香、味及温度等。每口量的选择:液体1~20mL;浓稠泥状食物3~5mL;布丁或糊状食物5~7mL;固体2mL。按上述容量进食,如果在吞咽反射之前部分或全部食团滑进舌根部,则会厌谷也能容纳食用,可以减少流入气道,减少误吸。如果一口量过多,食物将从口中漏出或在咽部残留而导致误咽;如果一口量过少(<1mL),则其会因刺激强度不够,难以诱发吞咽反射。

注意事项:①如患者有窒息风险,无吞咽反射或吞咽动作严重迟缓,大量误吸风险,饮水有严重呛咳,不能靠口摄取足够水分及营养,则应采取鼻饲管进食的方式;②在吞咽治疗过程中,应注意保持患者的口腔清洁,治疗前后给予患者吸痰,避免进食后立即躺下。

五、言语功能训练

语音阀:语音阀是一种让长期机械通气的患者进行言语交流的装置(图9-11)。其是一个单向阀,当患者主动吸气时语音阀打开,吸气末关闭,呼气过程中保持关闭。封闭的状态使患者气道内产生一个正向的气道压,气体重新通过上呼吸道,恢复到一个近似正常的呼吸系统,重建呼吸道完整性,恢复正常通气路径。语音阀在促进患者言语交流的同时有助于患者的吞咽功能,帮助患者增强咳嗽排痰,降低误吸的风险。患者佩戴语音阀需要满足一定的条件:患者意识清醒,有恢复语言交流的愿望;原发病得到控制,生命体征稳定;能接受短暂封堵套管;气道通畅无堵塞;患者呼吸机支持$FiO_2<60\%$,$PEEP<10cmH_2O$,$PIP<40$。

佩戴语音阀步骤:首先协助患者摆放正确体位,通常取半卧位,床头抬高>45°。护士给予患者吸痰,包括经气管套管和口腔内,声门下冲洗后再将气囊缓慢放气,并用注射器将气体从套管抽出至气囊变扁。必须确保气囊完全放气,气囊放气时注意观察患者有无咳嗽等反应。气囊放气后,需再吸1次痰,以保持气管通畅。然后,操作者用一只手的示指、拇指固定气管套管,另一只手将语音阀放置在套管入口处并顺时针轻轻旋转。因语音阀没有锁扣,在咳嗽等情况下,其可能会突然掉下,需要轻轻旋转以确保固定。放置后让患者尝试发声,评估声门上气流大小。监测脉搏、心率、血氧饱和度及患者主观感受。

注意事项:佩戴语音阀过程中,有可能会出现下列紧急情况。①呼吸困难、窒息症状,立即拆除;②不能发声、说话或声音过低,可能跟声带反常运动、肌张力障碍、声带萎缩、声带麻痹有关,必要时手术治疗;③气囊已放气,仍听到气管狭窄音,可能因为气囊占据空间过大,气管壁与气管套管外壁间隙过小,痰痂占据气管壁与气管套管外壁间隙,气管套管管径太大等,应给予换管,枳极稀释痰液并进行吸出等处理;④血氧饱和度不稳定,如下降迅速,应马上拔除并给予吸氧。

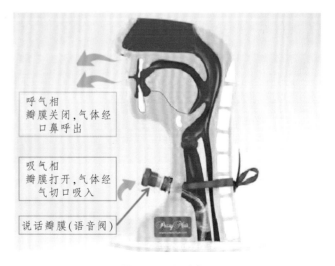

呼气相
瓣膜关闭,气体经口鼻呼出

吸气相
瓣膜打开,气体经气切口吸入

说话瓣膜(语音阀)

图9-11 语音阀。

适应证：呼吸机依赖患者，神经肌肉疾病、睡眠呼吸暂停、无法忍受堵管的气切患者。

禁忌证：无法直接排痰或分泌物黏稠、存在严重误吸风险、肺弹性回缩力严重降低、严重气道堵塞、无意识和(或)昏迷的患者。

六、二便功能训练

1.直肠训练

(1)定时排便：根据患者的具体排便习惯，每日选择固定的时间进行排便训练，养成每日定时排便的习惯。定时排便制度强调按照患者既往习惯选择排便时机。排便体位以蹲、坐位为佳，坐位大便有利于降低排便阻力，提高患者自尊，减少护理工作量，减轻患者的心脏负担。

(2)辅助排便训练：餐后半小时和排便时顺时针方向进行腹部按摩。腹部按摩可增强肠道活动，有利于肠道内容物的运行排泄。排便前可以用润滑过的手指轻柔地按摩肛周或肛管，刺激排便反射的产生。注意，训练时操作应轻柔，避免伤及肛门和直肠黏膜，甚至伤及肛门括约肌。

(3)肛门牵张技术：将示指或中指戴指套，并涂润滑油，缓缓插入肛门，把直肠壁向肛门一侧缓慢、持续地牵拉，可以有效地缓解肛门内外括约肌的痉挛，同时扩大直肠腔，诱发肠道反射，促进粪团排出。不建议严重痔疮、肛门脱垂或其他肛周疾病患者使用。

2.膀胱训练

膀胱功能训练是针对膀胱尿道功能障碍而采取的各种恢复性的康复治疗措施，目的是保护上尿路功能，改善控尿和排尿，提高患者生活质量，预防各种并发症。

(1)排尿反射训练指对于骶髓以上脊髓损伤的患者，发现或诱发"扳机点"，并通过反射机制诱发逼尿肌收缩，完成反射性排尿。扳机点排尿的本质是刺激、诱发骶反射而实现排尿，其前提是具备完整的骶神经反射弧。常见的排尿反射"扳机点"位于耻骨上区阴毛、大腿内侧、肛门等部位，通过叩击耻骨上膀胱区、挤压阴茎、牵拉阴毛、摩擦大腿内侧、刺激肛门等刺激，诱发逼尿肌收缩和尿道外括约肌松弛排尿。叩击频率为 50~100 次/分，叩击次数为 100~500 次。

(2)手法排尿训练指通过手法和增加腹压等方式，以外力挤压膀胱而促进排尿。

(3)Valsalva 法：患者取坐位，放松腹部并身体前倾，屏住呼吸 10~12 秒，用力将腹压传到膀胱、直肠和骨盆底部，屈曲髋关节和膝关节，使大腿贴近腹部，防止腹部膨出，增加腹部压力。

(4)间歇导尿：以一定的时间间隔，通过插入导尿管排空膀胱的方法。间歇导尿是神经源性膀胱患者排尿的一种重要方法，其特点是导尿结束后立即拔出导尿管，患者不需要长期留置尿管。根据消毒程度的不同，间歇导尿分为无菌间歇导尿和清洁间歇导尿；根据导尿操作者的不同，间歇导尿分为自我间歇导尿和他人辅助间歇导尿。无菌间歇导尿是指在无菌消毒的条件下进行间歇性导尿的操作，一般住院患者进行无菌间歇导尿。清洁间歇导尿是指可以由非医务人员(患者、亲属或陪护者)进行的导尿方法，其可以减少患者对医务人员的依赖性，提高患者的生活独立性。

参考文献

[1]Ely EW,Inouye SK,Bernard GR,et al. Delirium in mechanically ventilated patients:validity and reliability of the confusion assessment method for the intensive care unit (CAM-ICU)[J]. JAMA, 2001, 286(21):2703-2710.

[2]Annia S,Michele B,Goligher EC. Avoiding Respiratory and Peripheral Muscle Injury During Mechanical Ventilation[J]. Critical Care Clinics,2018,34(3):357-381.

[3]Gosselink RD, Hermans G. ICU—based rehabilitation and its appropriate metrics [J]. Current opinion in critical care, 2012, 18:533-539

[4]Ali NA,O"Brien JM,Hoffmann SP,et al. Acquired Weakness, Handgrip Strength,and Mortality in Critically Ill Patients[J]. American Journal of Respiratory and Critical Care Medicine, 2008,178(3):261-268.

[5]Linda D,De MNA,Skinner EH,et al. A Physical Function Test for Use in the Intensive Care Unit:Validity,Responsiveness,

and Predictive Utility of the Physical Function ICU Test (Scored)[J]. Physical Therapy,2007,35(12):12-18.

[6]Kondrup J,Allison SP,Elia M. ESPEN guidelines for nutrition screening 2002[J]. Clinical Nutrition,2003,22(4):415-421.

[7]中国医师协会急诊医师分会.中国急诊重症肺炎临床实践专家共识[J].中国急救医学,2016,36(2):97-107.

[8]严峻,刘小珍,蔡永辽,等.呼吸机肺保护性通气治疗老年重症肺炎的临床观察[J].临床肺科杂志,2013,18(10):1800-1801.

[9]徐淑伟,徐燕,展小红.不同镇静深度对机械通气患者肺顺应性的效果[J].实用临床医药学杂志,2017,21(14):158-159.

[10]Berger D,Bloechlinger S,Von Haehling S,et al. Dysfunction of respiratory muscles in critically ill patients on the intensive care unit[J]. Journal of Cachexia,Sarcopenia and Muscle,2016,7(4):403-412.

[11]郭琪,曹鹏宇,喻鹏铭,译.心血管系统与呼吸系统物理治疗证据到实践[M].北京:北京科学技术出版社,2017.

[12]Batt J, Mathur S, Katzberg HD. Mechanism of ICU-acquired Weakness:muscle contractility in critical illness [J]. Intensive Care Med, 2017,43:584-586.

[13]杨琪,钦光跃.慢性阻塞性肺疾病缓解期患者呼吸肌功能训练研究进展[J].中国康复医学杂志,2009,24(3):284-286.

[14]Gosselink R,Clerckx B,Robbeets C,et al. Physiotherapy in the Intensive Care Unit[J]. Netherlands Journal of Critical Care,2011,15(2):1-10.

[15]窦祖林.吞咽障碍评估与治疗(第二版)[M].北京:人民卫生出版社,2017:239-244.

第10章

传染性相关肺炎的作业治疗

第1节　传染性相关肺炎患者的作业评估

传染性相关肺炎患者在康复期开展作业治疗的首要环节就是评估患者是否符合作业治疗指征,主要通过患者的临床各项检查结果和一般评估结果进行判断。本章节重点介绍作业评估。

一、一般作业能力评估

日常生活能力(ADL)评估

在康复过程中,传染性相关肺炎患者伴随心肺能力下降和呼吸功能衰竭的 ADL 限制常常发生,例如,远距离步行、家务性劳动、休闲和娱乐活动等。日常生活能力限制会从氧气消耗大的动作开始慢慢扩大到整体性的日常生活能力。通常我们用 Hugh-Jones 分级来体现日常生活能力限制程度。传染性相关肺炎患者的一般性 ADL 评估使用巴氏量表(BI)或功能独立性量表(FIM)。

然而,在评估患者运动功能受限程度上,当患者感到呼吸窘迫时,ADL 评估无法正确地评估呼吸系统特有的症状,并且分析本质性的问题较为困难。因此,临床上要有选择性地使用不同的评估量表以适应不同患者的实际需求。

(1)日常生活限制:见表 10-1。

(2)日常生活自理能力(BI、FIM):对于日常生活自理能力的评估,各地区最普遍使用的量表为 Barthel 量表、改良 Barthel 量表和 FIM。但是,此类量表是否完全适用于有呼吸功能障碍的患者尚无一致

表 10-1　休琼斯分类

1 级	呼吸与同龄人一样良好,在工作、行走、爬山、爬楼梯时也能呼吸顺畅
2 级	能够与正常同龄人一起在平地上行走,但不能像正常同龄人一样爬山或爬楼梯
3 级	平地行走步速明显慢于健康同龄人,但可以用自己的速度行走 1.6km 及以上
4 级	如果不休息,无法在平地行走超过 45.72m
5 级	说话或穿衣时呼吸困难,或因呼吸困难而不能外出

(摘自:P. HUGH-JONES, M.D., M.R.C.P.: A simple standard exercise test and its use for measuring exertion dyspnoea. British Medical Journal, 1952, Jan, 12.)

性的定论。在实际应用中,作业治疗师需依据患者的肺功能检查结果和呼吸功能评定结果来选择适宜的量表。

(3)作业能力评估:加拿大作业能力评估(COPM)是一个在评估过程中很有用的标准化面谈模式,适用于由于各种疾病或病损导致日常活动困难的患者。COPM 通过半模式化的谈话来帮助作业治疗师了解并确定患者目前最需要和最希望完成的作业活动,通过重要性、表现度和满意度三个打分项目来充分掌握患者进行不同需求作业活动时的表现情况和满意程度。

二、运动耐力评估

不同疾病的患者都会出现耐力下降的情况,而

传染性相关肺炎患者由于肺实质变和骨骼肌利用氧能力下降，或多或少会存在永久性的耐力下降，将影响患者的基础性日常生活，也会影响后续作业治疗计划的制订及实施。对于患者的耐力下降，多用6分钟步行试验（6MWT）和功率车运动试验来进行评估。

1.6分钟步行试验

6分钟步行试验无器具及装置要求，简便易行、时间短，患者较易完成。患者只需完成一次6分钟的步行。对于运动功能较差的患者，可以进行2分钟或3分钟步行试验。

2.功率车运动试验

功率车运动试验可以获得患者的最大吸氧量、最大心率、最大MET值、运动时间等相关量化指标来评定患者的运动能力，也可以通过患者在功率车运动试验中的主观劳累程度分级（Borg量表）等半定量指标来评定患者的运动能力（详见第4章第4节）。

三、心理、认知功能评估

因炎症反复发作、迁延不愈以及对死亡的恐惧而带来的患者精神紧张、烦躁不安、抑郁、愤怒和其他身心症状，并干扰饮食、睡眠和日常交往活动，从而给患者造成巨大的心理压力和精神负担。

除此以外，若患者患有除呼吸系统以外的其他疾病也需特别注意，如心脏病、高血压、胃肠道疾病、肾脏疾病等，这些也会影响患者的活动能力和心理状态。有时，传染性相关肺炎患者会伴随低氧血症的认知障碍，包括记忆力、注意力、执行能力、问题解决能力等障碍。因此，时刻关注患者心理的变化情况对于治疗效果评价是非常重要的。

四、生活质量（QOL）评估

身体功能及个人能力方面的减弱会带来生活质量的不同程度降低，因此支持全面的有质量的生活是很有必要的。家庭生活、社区生活、职业、经济等方面的限制要从经济状况、家庭情况、居住形式来掌握。

第2节　传染性相关肺炎患者的作业治疗内容

一、适应证及禁忌证

1.适应证

对于一般的呼吸系统疾病，作业治疗适用于病情稳定的传染性相关肺炎、支气管肺炎、慢性阻塞性肺疾病（COPD）、肺气肿、支气管哮喘和支气管扩张症等阻塞性肺疾病以及一些局限性肺疾病。

2.禁忌证

患有严重肺动脉高压、不稳定心绞痛及近期有心肌梗死发作，或认知功能障碍、充血性心力衰竭、明显肝功能异常、癌转移、残疾性脑卒中的患者。近期脊柱损伤、肋骨骨折、咳血及严重骨质疏松患者忌做胸部叩击及震颤。

二、治疗目的、原则、团队组成

作业治疗的主要作用是纠正患者日常生活中出现的病理性呼吸模式，通过作业活动的呼吸训练，重建正确的生理性呼吸模式——腹式呼吸，提高患者的生活、工作、娱乐水平。

呼吸系统疾病患者作业治疗的目的是减轻呼吸窘迫及改善运动耐受性，获得正常、轻松的呼吸方式，形成有效呼吸模式，改善呼吸协调控制，帮助患者恢复日常活动能力，提高机体运动能力，帮助患者学会轻松、省力地进行体育锻炼、工作及娱乐活动。如果心肺功能改善较为局限，应该指导患者学会能量保存技术，消除不良情绪，建立重新生活的自信心。

心肺疾病患者的作业治疗原则包括：①运用能量保存方法以减少代谢性消耗；②放慢活动节奏以防疲劳；③减轻工作负荷；④水平与个人能力相适应；⑤选择合适的体位和姿势；⑥环境适应技术。

传染性相关肺炎患者的作业治疗并不独立于其他治疗,而是采取"多学科合作,临床康复一体化"模式,形成由重症医学科医生或呼吸科医生、康复医师、物理治疗师、作业治疗师、言语治疗师、心理治疗师、康复护士、营养师、社会工作者等多学科专业人员组成的康复团队,整个治疗团队的核心是患者及其家属。没有患者及其家属作为核心,整个治疗将不会有成效[《中国呼吸重症康复治疗技术专家共识》(2018)]。

三、作业活动指导及协助

1.ADL

(1)列举 ADL 中对患者来说较困难的活动,这些动作需要职业治疗师给予特定的动作指导:①双侧上肢同时在高于肩膀的位置下活动,如更衣、沐浴、从高处柜子中拿物品;②改变呼吸模式的动作,如一般的吞咽或咽下动作;③压迫到胸腹部的动作,如剪脚指甲、系鞋带、床上翻身;④涉及身体的旋转、侧弯和前倾、后仰动作,如回头动作、弯腰拾物、抬举物品。

(2)针对以上活动,可以利用以下动作指导来进行有效的呼吸训练,并且可调整特定动作时的呼吸模式以适应活动的姿势、强度。①所有动作配合呼吸缓慢进行,一般情况下,使用缩唇呼吸会有明显改善。②动作的开始配合呼气,放松时吸气。因为吸气需要膈肌的主动收缩,呼气主要靠胸部的弹性回缩,所以呼气较为省力。③活动中穿插适当的停顿和休息,防止过量运动,关注活动中的心率和呼吸困难程度,随时调整。④改良原本的活动方式,改变日常活动的习惯,省去费力的动作,但由于要对患者长年以来形成的习惯进行改变,因此需要患者的坚持和治疗师的监督。⑤环境改造,如将长期活动环境由 2 楼换到 1 楼,从而降低上、下楼梯的频率,并将套头衫换成拉链衫或纽扣衫,减少上肢高于肩膀活动的频率。

(3)日常最常见 ADL 5 个项目的具体指导。①进食:过热或刺激性的食物、一口量过多都易打乱呼吸模式,因此,进食时应选择适宜的食物并有序地、缓慢地吃下。对于食物的形态,面食、汤类等易造成 SpO_2 的低下,不建议食用此类食品。另外,具有梗死危险的食物也要特别注意。②如厕:使用蹲式马桶时的姿势易造成腹部压迫,所以会导致 SpO_2 低下。建议使用坐便器来减少对腹部的压迫,并且使用坐便器可以减少

站起的能量消耗。③修饰:因洗脸活动在室内进行,前后务必让患者休息,调整好呼吸模式后再开始下一个活动。刷牙、化妆、刮胡子的动作属于重复性动作,且刷牙动作是较为用力地在口腔内作业,因此更容易打乱呼吸模式。患者在活动中一旦感到呼吸急促,建议立即休息,或者一边休息一边慢慢进行。有条件的话可以改为使用电动牙刷。④穿衣:在穿上半身衣服时,如果是套头衫,需高举上肢,且穿衣过程中衣服有可能会遮住口鼻影响氧气的吸入,所以比较容易导致 SpO_2 低下。建议换成前开式上衣,这样就可以在氧气吸入充足的情况下更衣。如果是穿套头式上衣,那么动作顺序很重要。穿衣时,先依次穿过两边的袖子,再将衣领套过头部拉到肩膀。这样的动作比双手同时高举穿上袖子更加省力。穿下半身衣物时,不建议患者在站立时完成动作,因为站立时需要保持平衡,且弯腰时穿衣比坐位时穿衣更加耗费力量。如果是直腿坐在床上,虽不需要用力保持平衡,但穿鞋等弯曲双腿的前倾动作会伴随对腹部的压力,所以最好是坐在椅子上进行穿下身衣的活动。对于衣服的选择,最好是宽松且具有良好弹性的衣服,质地宜选择棉、麻等不易产生静电的布料,避免羊毛、化纤、涤纶等高分子化合物的布料衣物。⑤沐浴:沐浴是高需求的活动,沐浴的过程中包含较多步骤。从转移开始到衣服的穿脱、洗头、洗澡、进入澡盆、擦身体等,有多种动作产生,而且常因为动作的复杂而被降低活动频率。其实,泡澡动作看似会产生很大的负荷,但实际上在进入澡盆的整个动作中,测量的 SpO_2 值并不会降低,容易降低的是沐浴前后动作,如穿脱衣、洗头、擦洗身体。因此,沐浴的动作要一个一个慢慢进行,并在各个动作中间穿插休息,调整好呼吸再进行下一个动作。需要记住的是,不用勉强自己独立完成动作,在确实需要他人协助时,可以在照顾者的帮助下完成某个动作。除此以外,环境的改造和器具的应用也可以在很大程度上减少不必要的体力消耗。例如,洗澡时使用的椅子可以高一些,以减少各种姿势和动作对胸腹部的压迫。使用可以伸缩拿取的莲蓬头,用手臂拿取莲蓬头的动作来代偿身体旋转的动作。可以使用洗发帽来防止水溅到脸上,从而避免影响呼吸。

2.利用作业活动的训练

(1)提高全身耐力的作业:重症肺炎康复后的患者,即使达到出院标准,也可能由于长期卧床、缺少四

肢活动而存在呼吸功能不足、身体活动能力和全身耐力下降的问题。一些作业活动可以帮助患者锻炼全身耐力、减轻呼吸困难症状,从而逐步恢复身体素质,拥有健康的体魄。患者可以根据自己的兴趣爱好选择相应的作业活动来完成,包括游泳、骑车、登山、太极拳、广场舞等文休活动,也可以进行家务劳动、木工作业、陶土作业等职业活动。

不同活动的能量消耗水平不同,活动形式的选择可以根据代谢当量加以判断,大部分自理活动的代谢当量均在 3METS 以下。活动强度、时间、频率的选择参考有氧运动处方,一般情况下,活动应以有轻度至中度的气短、气促但不会出现明显呼吸困难或剧烈咳嗽为宜。

患者存在以下问题时应酌情考虑调整运动处方。①疼痛:当患者存在肌肉骨骼系统的疼痛症状时,应酌情调整运动处方。②乏力:对于轻症出院后患者,可以在监测血氧的情况下循序渐进增加活动强度到中等强度,对于重症患者,建议强度调整的周期应更长。③气促:运动过程前后及整个过程中需强化血氧及症状监测,出现气短、喘憋、胸闷等症状时需要了解患者的指脉氧水平,<93% 时应终止活动。

(2)提高上肢活动能力的作业:日常生活活动依赖上肢在各个方向上的运动。在躯干固定时,肩胛带肌群(如胸大肌、胸小肌、背阔肌、前锯肌、斜方肌)是上肢活动肌群,参与上肢的日常功能活动;在上肢固定,即肌群远端固定时,其参与辅助呼吸的运动。而肺炎患者因长期卧床和呼吸肌功能减退,在进行上肢动作时,这些肌群无法很好地参与辅助呼吸的活动。因此,加强上肢肌力和功能活动有助于提高 ADL 能力,改善呼吸功能。

上肢上举超过肩水平的活动有助于胸廓的扩张及吸气,上肢从上举位开始回到身体两侧的活动有助于胸廓收缩及呼气。可以利用这一原理,采取相似的动作来训练。可以利用体操棒、抛接球、瑜伽球来进行治疗性的作业活动,也可以进行,如整理衣柜、刷漆、游泳、划船等文体类的活动。活动中避免长时间将双上肢举过头顶和弯腰,同时也避免容易引起灰尘的活动。

(3)提高有效呼吸的作业:活动中指导患者使用正确的呼吸方法,学会如何将腹式呼吸协调地应用于不同的动作和活动中。作业治疗可以选择一些难度较高的训练呼吸肌的方法,如增强呼吸肌肌力的抗阻呼吸,通过吹气球、吹乒乓球、吹笛子和在水杯中用吸管吹泡泡等活动来练习,也可以做一些结合日常活动的

练习,例如,在弯腰-起身、左右侧弯、左右旋转身体的同时配合呼气和吸气,爬楼梯和爬坡时控制好呼吸的频率。呼吸结合日常活动的重点是动作开始前吸气准备,呼气时用力,动作节律缓慢有停顿。

(4)能量保存技术:教会患者在日常生活中如何减少不必要的能量消耗,高效率地完成日性活动,提高患者独立自主的能力。

能量保存技术要点:①活动开始前,对次序、步骤、节奏做好规划和安排,并将所需要的物品准备好,去除不必要的物品和环境干扰;②有条件的话,选择较轻的物品和工具代替重物;③建议坐着完成;④活动中避免不必要的弯腰、转身、伸手等动作,可以借助辅助工具来拿取物品,减少前后方向的动作,多进行左右活动;⑤控制好活动的速度、节律,缓慢进行,禁止突然加速,出现疲劳后停止活动,有计划地穿插休息时间。

(5)提高生活质量(QOL):追求最大限度的个人生活自理并不是康复的最终目标,并不能完全体现一个人作为社会个体的价值,精神心理、社会角色、文化生活等方面的满足和提升才是患者和我们共同追求的目标。通过 QOL 评估,治疗师可以发现患者的社会交往、人际关系、心理负担、兴趣爱好等方面由于疾病而带来的不良影响,根据系统分析的结果,制订具有针对性的生活质量提高方案。

1)给予正确指导,包括家属教育:针对不同患者的不同 QOL 需求,治疗师要综合多角度制订和实施治疗计划。例如,某老年肺炎康复患者在患病前有读报、园艺、打太极拳和跑步的爱好,治疗师需根据其活动强度、频率、时间来调整兴趣活动的时间安排,适当缩短体力活动的时间和频率,增加其园艺、读报等活动的次数。同时,也需要对患者进行宣教,使患者接受现有的活动调整,适应并融入新的活动安排中。

2)帮助咨询当地优惠政策及福利服务:在必要时,帮助患者咨询当地残疾人服务和相关福利政策,以帮助患者获得更好的生活体验和社会关怀。例如,在旅行途中,告知患者及家属当地的紧急联络渠道,询问康复医师相关风险事项后给予最合适的交通出行和住宿建议。

3)饮食管理:对于重症、长期卧床、合并多种基础疾病的患者,应注意感染后的营养不良风险,这些问题可以影响患者的功能水平。例如,在发现肢体容积变化,确认局部组织萎缩之前,应注意结合全身营养状况及检验结果进行分析,并报告医疗团队及汇总相关信息。发现营养不良问题,协同医疗团队请求营养

专家的营养学评估。对于经评估发现营养不良状态的患者,需要遵照营养专家的建议调整膳食方案。

　　4)环境:对于由呼吸功能障碍导致运动能力降低的患者来说,环境是影响作业活动表现的重要因素。可以通过更改环境中的不利因素,如改造过高的楼梯、陡坡、门槛、老旧的扶手等,也可以调节合适的室温和湿度,最适温度为 20~25℃,湿度为 60%~80%,从而使患者保持较好的精神和体力。减少环境中的危险因素,提高环境的友好性,从而减少患者对他人的依赖,达到最大限度的功能独立。

　　5)健康教育:①对病毒感染后出现肺实变的认识,尤其是重症患者出院后身体机能降低后可能出现

的身体、心理改变进行提前宣教,可采用制作手册或视频的方式进行说明。内容包括指导患者定期复诊、注意事项、营养支持氧疗、呼吸肌训练的意义、日常生活的节能方式等,提高患者对疾病知识的掌握度。②对呼吸康复治疗的正确认识,了解呼吸康复的重要性,增加患者的依从性。内容包括呼吸康复对于患者出院后的作用介绍、呼吸康复的具体内容、呼吸康复所能产生的效果、呼吸康复中的注意事项等。③长期的健康生活方式教育,定期随访患者参与呼吸康复的情况、进展及收益等。④告知吸烟的危害,指导戒烟。

第 3 节　传染性相关肺炎患者作业治疗的风险管理

　　对于传染性相关肺炎患者的作业治疗活动地点,不论是医院、社区还是家庭,治疗师、医生及照顾者都要做好准备随时应对和处理紧急事件和意外情况。例如,血压计、血氧监测仪和吸氧装置等,需要治疗师和医生熟练掌握操作知识,并将这些装置放于方便随时掌取的地方,保证发生紧急情况时医疗的及时性。患者如果在治疗过程中出现呼吸窘迫、过度疲劳、心悸、干咳、低氧血症、排痰困难,不建议进行康复治疗,应立即停止治疗。

　　一般情况下,传染性相关肺炎患者痊愈后,接受作业治疗的大部分患者为轻症隔离及普通型出院患者,多数患者肺功能损害轻微或无持续残留的肺功能问题,且住院时间较短,产生身体功能障碍的可能性

较小,常选择居家康复的形式。居家康复并不意味着没有康复团队的指导和协助,但与医院康复不同的是,家属、护理人员或照顾者的作用及责任在居家康复中更为突出。

　　应教会患者及家属最常见问题的解决方式。对于肺炎痊愈后的康复患者,要注意观察咳嗽、咳痰(颜色、性质、气味)的具体情况,教会患者及家属基本的排痰方法,如蒸汽吸入、叩背、体位排痰,对于发生呼吸困难者,应教会家属低流量氧疗(1~2L/min)的护理方法。虽然只是一些简单护理技术的培训,但对于患者安全、顺利地进行居家康复是非常重要的,也会提高患者家庭、社区的社会参与,提高居家康复的疗效。

参考文献

[1] 中国康复医学会.2019 新型冠状病毒肺炎呼吸康复指导意见(第一版)[J].中国修复重建外科杂志,2020,34(3):275–279. doi:10.7507/1002–1892.202000001.

[2]岩崎,于儿子,山口昇,著,颜维真,译.职能治疗标准作业疗法:生理疾病职能治疗学[M].江苏:新北市合记图书出版社,2014.

[3]陈小梅.临床作业疗法学(第二版)[M].北京:华夏出版社,2013.

[4]Boyt Schell BA, Gillen G, Scaffa ME. Willard & Spackman's Occupational Therapy, 12 edition[M]. Wolters Kluwer, 2013.

[5]中国康复医学会.基于新型冠状病毒肺炎的呼吸道感染性疾病疫情期间康复诊疗专家共识[J].中华物理医学与康复杂志,

2020,42(2):97–101. doi:10.3760/cma.j.issn.0254–1424.2020.02.001.

[6]Brugliera L,Spina A,Castellazzi P, et al. Nutritional management of COVID–19 patients in a rehabilitation unit[J]. European Journal of Clinical Nutrition,2020,74(6):860–863.doi:10.1038/s41430–020–0664–x.

[7]Iannaccone S,Castellazzi P,Tettamanti A,et al. Role of Rehabilitation Department for Adult Individuals With COVID–19:The Experience of the San Raffaele Hospital of Milan[J]. Arch Phys Med Rehabil, 2020, 4:S0003–9993(20)30365–8.doi:10.1016/j.apmr.2020.05.015.

第11章

传染性相关肺炎的中医治疗

第1节 概述

一、传染性相关肺炎的病因

临床上引起肺炎的病因很多，包括病原微生物、免疫损伤、理化损伤、过敏及药物因素等。引起肺炎的病原微生物主要包括细菌（如链球菌、金黄色葡萄球菌、克雷伯菌等）、支原体（如支原体军团菌）、真菌（如白色念珠菌、曲霉菌、隐球菌等）和病毒（如冠状病毒、腺病毒、流感病毒等）。

传染性相关肺炎主要由病毒感染引起，如2003年流行的严重急性呼吸综合征，其由SARS冠状病毒（SARS-CoV）引起；2009年暴发流行的甲型H1N1流感，其病原体是一种新型的甲型H1N1流感病毒；新近在世界各地流行的新型冠状病毒感染，其病原体是一种新型冠状病毒。

传染性相关肺炎属于中医疫病范畴，有较强的传染性和流行性，其病因"非风，非寒，非暑，非湿，乃天地间别有一种异气所感"（吴又可《温疫论》），这里所说的异气就是疫气。可以明确的是，传染性相关肺炎的病因就是疫气，在中医典籍中，又称为"疠气""疫毒""戾气""毒气""杂气""疫疠之气""时行疫气""乖戾之气"等。疫气是一类具有强烈传染性的外感病邪，可通过空气、接触等途径，并经口鼻、皮肤侵入人体而致病。由疫气引起的疾病被称为"疫病""瘟病""瘟疫"等。

二、传染性相关肺炎的致病特点

1.传染性强，易于流行

疫气致病的最显著特征是具有强烈的传染性和流行性。处在疫气流行地区的人群，无论男女老少，体质强弱，只要接触疫气，都有可能发生疫病。正如《素问·遗篇·刺法论》所说："五疫之至，皆相染易，无问大小，病状相似。"

2.发病急骤，病情危笃

疫气毒力强，致病作用强烈，潜伏期短。发病急骤，来势凶猛，变化多端，病情危笃。疾病过程中容易内陷生变、扰神、生风、动血、下扰，除了直接伤肺，还会损害心、脾、肾、肝等重要脏腑，出现种种重笃症状。如救治不及时或不当，病情加重，易致死亡。如《温疫论·杂气论》所说："缓者朝发夕死，急者顷刻而亡。"

3.一气一病，症状相似

疫气致病具有很强的特异性，一种疫气引起一种疫病，即所谓"一气一病"。尽管患者因体质的不同而可能有不同的临床表现，甚至不同的证型，但贯穿每一种疫病的主要临床表现和发展规律基本相似。

4.疫多夹湿,寒热有别

疫气常兼夹火热、湿毒、瘴气等秽浊之气侵犯人体,特别是湿气,更容易兼夹为患,使疾病之初即出现厚重的舌苔,表现出恶心、呕吐、乏力身困、大便不爽等湿困脾土的症状,并且整个病程缠绵难愈,容易复发。这些都是湿毒的特征。

疫毒有寒热之分,这主要取决于特异性病原体自身的性质。因此,从中医角度分析,疫病有伤寒、温病、湿热病的不同。传染性相关肺炎也可以分为寒湿疫和湿热疫。需要指出的是,疫病属于寒湿疫还是湿热疫,主要取决于特异性病原体的性质,不因地域和患者的体质而改变。例如,对于新型冠状病毒感染,其只可能属于寒湿疫或者湿热疫中的一种,不会因患者体质的寒热虚实而有所改变。不同的患者由于其体质的不同感染新型冠状病毒后,可能会有不同的症候表现,但这都是暂时的,寒湿或湿热的主要矛盾不会改变。

第2节　传染性相关肺炎的中医诊法

传染性相关肺炎的中医诊法,不外乎望闻问切四诊。根据传染性相关肺炎的临床特点,其最常用的中医诊法包括辨咳喘、察舌、诊脉、观面色神志、辨发热汗出、查头身胸腹、辨口渴呕吐、辨二便异常等。正确运用这些方法,能为本病的诊断、辨证、分期、分型提供客观依据。

一、辨咳喘

咳喘是传染性相关肺炎的主要症状。通过主症的辨析,能够明确病性寒热、病位深浅、病程阶段和邪正关系。

1.辨咳嗽

咳嗽为肺部疾患的主要临床表现,在本病各期均可出现。一般而言,初期以邪实为主,表现为风寒、风热、燥邪犯肺;中期可见痰湿、肺热;后期以正虚为主,需区分肺、脾、肾三脏,以及气虚阴阳的亏虚情况。咳嗽常见有以下9种证型:

(1)风寒束表:咳嗽,鼻塞,流清涕,喉痒声重,痰稀色白,头痛发热,恶寒或恶风,骨节痠痛,舌苔薄白,脉浮紧或浮缓。

(2)风热袭肺:咳嗽不爽,痰黄或黄白而稠。口干,咽痛,头痛,鼻塞,身热,恶风有汗,或微恶风寒,舌苔薄黄,脉浮数。

(3)燥邪伤肺:咳嗽,痰少黏稠难出,或痰中带血丝,或干咳无痰,咳甚则胸痛,鼻燥咽干或咽喉痒痛,形寒身热,舌尖红、苔黄,脉浮数或细数。

(4)痰湿:咳嗽,痰多而稠。痰出即咳止,伴胸脘胀闷,饮食减少,或有恶心呕吐,或见面肿。舌苔白腻,脉濡滑。

(5)肺热:咳而气喘,痰黄稠,甚或痰中带血,口鼻气热,口苦咽干,或觉咽痛,或胸痛胸闷,舌苔黄,脉弦数。

(6)脾虚:咳嗽,痰多色白易咳出,面白微肿,少气体倦,怕冷,脘部闷胀,食欲不振,口淡。舌苔薄白,脉细。

(7)肺气虚:咳嗽,气短,痰清稀薄。面色浮白,动则汗出,易感外邪,舌质淡嫩,苔薄白,脉虚无力。

(8)肺阴虚:久咳不止,痰少而黏,或痰中带血丝,形体消瘦,口燥咽干,或咳声嘶哑。若阴虚火旺者,可见潮热,盗汗,少气,胸部隐痛。舌质红少苔,脉细数。

(9)肾阳虚:咳嗽,痰清稀呈泡沫状,咳甚则遗溺,气短,劳累则加重。面白微肿,或肢体浮肿,苔白质淡,脉沉细。

2.辨气喘

气喘在本病的各期均可出现,初期以邪实为主,表现为风寒闭肺、风热犯肺、表寒里热或痰浊阻肺,痰浊阻肺也可见于中后期。后期以正虚为主,表现为气阴两虚、肾不纳气、肾虚痰阻或阳虚水泛,也有的患者由于过度焦虑、紧张、压抑,出现气郁伤肺之证。气喘常见有以下9种证型:

(1)风寒闭肺:喘急胸闷,伴有咳嗽,咯痰清稀色白,初起多兼见恶寒发热,无汗,头身疼痛,口不渴,舌苔薄白,脉象浮紧。

(2)风热犯肺:喘急烦闷,伴有咳嗽,咯痰黄稠,或见发热,汗出恶风,口渴,胸痛。舌苔薄白或薄黄,脉象浮数。

(3)表寒里热:喘急胸闷,发热恶寒,头身疼痛,又见心烦口渴,痰稠不爽,舌苔黄白相兼,脉象浮数。

(4)痰浊阻肺:喘促气粗,痰声漉漉,伴有咳嗽痰稠,咯痰不爽,胸中窒闷,或见恶心纳呆,舌苔白腻,脉滑。

(5)气郁伤肺:喘促胸闷,咽喉如梗,胸胁胀痛,伴有精神抑郁,急躁易怒,失眠心悸等症,舌苔薄白,脉弦。

(6)气阴两虚:喘促气短,动则气喘加重,语声低弱,自汗恶风,容易感冒,口干面红,舌质淡红,脉弱。

(7)肾不纳气:喘促日久,气息短促,呼多吸少,动则尤甚,伴有腰膝酸软,面青肢冷,舌质淡,脉沉细。

(8)肾虚痰阻:喘咳短气,呼多吸少,痰多胸闷,伴有腰疫肢冷,小便频数,舌苔白腻,脉沉细或濡滑无力。

(9)阳虚水泛:喘咳气急,不能平卧,伴有心悸畏寒,腰酸肢冷,尿少水肿,舌质胖淡,苔白滑,脉象沉细。

二、察舌

病邪的性质,病变的深浅,津液的盈亏,脏腑的虚实,均可反映于舌象的变化。察舌的内容主要包括辨舌苔和舌质两个部分,主要观察其状态、色泽、润燥等。

1.辨舌苔

(1)白苔:白苔有厚薄之分。薄白苔主表,候卫分之邪,一般见于本病初起,病变尚轻浅;厚白苔主里,候气分之邪,多由于湿热为患。根据舌苔的厚薄、润燥程度不同,白苔分为以下几种。

苔薄白欠润,舌边尖略红:为温热病邪初袭人体,客于卫分的征象,多见于风温初起。风寒表证亦可见到苔薄白,但质地润泽,舌色正常。

苔薄白而干,舌边尖红:提示表邪未解,肺津已伤。多见于素体津液亏损而外感风热者;或感受风热病邪较重而津液耗伤者;或见于燥热病邪初犯肺卫者。

苔白厚而黏腻:多见口吐浊厚涎沫,是湿与热相搏,浊邪上泛的征象,提示湿阻气分。

苔白厚而干燥:提示脾湿未化而胃津已伤;亦主胃燥气伤,即胃津不足,无以上承,肺气受伤,气不化液。

苔白腻,舌质红绛:为湿遏热伏之象,提示气分有湿邪遏阻而致热邪内伏,但热毒入营而湿邪未化者也可见此舌苔,临床必须结合其他征象予以鉴别。

白苔滑腻厚如积粉而舌质紫绛:提示湿热秽浊郁闭募原,病多凶险。

白苔如碱状:提示温病兼胃中宿滞挟秽浊郁伏。

白砂苔(水晶苔):苔白干硬如砂皮,提示邪热迅速化燥入胃,苔未及转黄而津液被灼。

白霉苔:满舌生白衣,甚至弥漫到唇颚,或如霉状,或生糜点,或如细碎饭粒,提示秽浊之气内郁而胃气衰败,预后不良。

(2)黄苔:黄苔标志着邪热已入气分。临床上需区分厚薄、润燥、兼白、不兼白等情况。

薄黄苔:苔薄黄不燥,提示邪热初入气分,津液未伤;苔薄黄干燥,提示气分热甚,津液已伤。

黄白相兼苔:提示邪热已入气分,表邪尚未尽解。

老黄苔:苔色老黄,焦燥起刺,或中有裂纹,提示阳明腑实之证。

黄腻苔或黄浊苔:提示湿热内蕴。

总之,黄苔主里、属实、属热。薄者病浅,厚者病深。润泽者津液未伤,干燥者津液已伤。黄厚焦燥者为阳明腑实,黄腻厚浊者系湿热蕴阻。若黄白相兼,则为邪虽入里而表邪未尽,卫气同病的征象。

(3)灰苔

灰燥苔:提示阳明腑实而阴液已伤。

灰腻苔:提示温热病邪兼挟痰湿内阻。多伴有胸痞脘闷、渴喜热饮或口吐涎沫等症状。

灰滑苔:提示阳虚有寒。多伴肢冷、脉细或吐泻等症状。

灰苔所反映的病理变化有寒、热、虚、实及痰湿等区别,临床需根据苔的润燥及全身证候加以辨别。

(4)黑苔:黑苔大多数由黄苔或灰苔转化而来,标志着病情已经危重。

黑苔焦燥起刺,质地干涩苍老:提示阳明腑实,应下失下,热毒炽盛阴液耗损。

黑苔干燥甚或焦枯:多出现于本病后期,为热邪深入下焦耗竭肾阴的征象。多见舌体枯萎,绛而不鲜。其苔薄而不厚,且中无芒刺,与腑实证的黑苔不同。

遍舌黑润:提示温热病邪兼挟痰湿。胸膈素有伏痰者,可见此种舌象,多伴发热、胸闷、渴喜热饮等,而无其他险恶征象。

舌苔干黑,舌质淡白无华:提示湿随热化深入营血,灼伤阴络,大量下血,气随血脱。因为病变迅速发展,舌苔未及转化,故苔色仍黑,但因阳气随血而耗,故舌质变为淡白无华。

黑苔所反映的病变,以热盛伤阴者居多。一般而言,黑苔焦燥提示热邪极盛,或热灼真阴,黑苔润滑提示挟痰浊内伏。

2.辨舌质

通过对舌质色泽、形态的观察,可以辨热入营血的情况。主要有红舌、绛舌、紫舌 3 种。

(1)红舌:红舌是热邪渐入营分的标志。需要注意的是,本病病邪在卫分、气分时,由于热邪亢盛,舌质亦可变红,但多局限在舌的边尖部位,且多罩有垢苔,与热在营分全舌纯红而无苔有所不同。

舌尖红赤起刺:提示心火上炎。

舌红中有裂纹,如人字形或舌中生有红点:提示心营热毒极盛。

舌质光红柔嫩,望之似觉潮润,扪之却干燥无津:提示邪热初退而津液未复。

舌色淡红而干,其色不荣:这是比正常舌色更淡的一种舌质。提示心脾气血不足,气阴两虚。见于本病后期邪热已退而气阴未复。

本病过程中的红舌,所反映的病变性质不外虚实两端。实者多为热在心营,舌色红赤鲜明;虚者属气阴不足,舌色淡红而不荣。

(2)绛舌:绛指深红色。绛舌多由红舌发展而来,绛舌与红舌所候病变基本相同,只是反映的病变更深重。

纯绛鲜泽:提示热入心包。

绛而干燥:提示火邪劫营,营阴受损。

绛而兼有黄白苔:提示邪热初传入营,而气分之邪未尽。

绛舌上罩黏腻苔垢:提示热在营血而中挟痰湿秽浊之气,往往导致蒙蔽心包而出现神志症状。

绛舌光亮如镜(镜面舌):舌质光亮如镜,舌面干燥无津,提示胃阴衰亡。

总之,绛舌所反映的病候有虚实之分。纯绛鲜泽及绛而干燥,均为心营热盛。光亮如镜或干枯不荣则

为胃肾阴津枯竭。同时,还需察其有苔或无苔,兼有黄苔者为邪热入营而气分之邪未尽,上罩有黏腻苔垢者则为热在营血而兼痰湿秽浊之气。

(3)紫舌:紫舌比绛舌颜色更深且暗。紫舌一般由绛舌发展而来,提示营血热毒极甚。亦有其他因素而使舌色变紫。

舌质焦紫起刺,状如杨梅:提示血分热毒极盛,常为动血动风之先兆。

舌质紫晦而干,色如猪肝:提示肝肾阴竭的危重证候,往往预后不良。

舌质紫而瘀暗,扪之潮湿:提示内有瘀血,多伴有胸胁或腹部刺痛等症状,常见于兼挟宿伤瘀血之人。

舌色淡紫而青滑:提示阴寒,伴有恶寒、肢冷、脉微等一系列虚寒征象。

总之,紫舌所反映的病候有虚实之别,焦紫起刺为热毒极盛,紫而瘀暗为兼瘀血,属实证。紫晦干枯为肝肾阴竭,紫而青滑多属虚寒。

3.辨舌体形态

舌体形态的变化在本病的辨证中具有一定参考价值。

(1)舌体强硬:提示气液不足,络脉失养,有动风趋势。

(2)舌体短缩:提示内风扰动,痰浊内阻。

(3)舌卷囊缩:舌体卷曲,兼阴囊陷缩,是病入厥阴的危险征象。

(4)舌体痿软:不能伸缩或伸不过齿,提示肝肾阴精将竭。

(5)舌斜舌颤:提示肝风内动。

(6)舌体胀大:兼黄腻苔垢满布者,提示湿热蕴毒上泛于舌。

三、诊脉

1.浮脉、洪脉、数脉、滑脉

(1)浮脉:浮脉主表,候卫分之邪。本病初起邪在卫分,脉多浮而兼数。如浮大而芤,则为阳明热盛而津气已虚;脉浮而促为在里郁热有外达之机。

(2)洪脉:洪脉主热证、实证,多见于阳明炽热证。

若脉洪大而见芤象，亦为阳明热盛而津气已伤的征象。如洪大之脉仅见于寸部，则为肺经气分热盛。

（3）数脉：数脉一般主热证，常与其他脉象兼见。数而兼浮，则为温邪在表；数而洪大有力，为气分热势亢盛；脉数而躁急，不浮不沉，是热郁于里之象；脉数而细，多为热入营血，营阴受损，或热犯下焦、真阴受劫；脉见虚数，则为邪少虚多，内有虚热之候。

（4）滑脉：滑脉为热盛邪实，正气充盈之象。脉滑而弦，多属痰热结裹；脉濡滑而数，多为湿热交蒸。

2.濡脉、缓脉、弦脉、沉脉、伏脉

（1）濡脉：濡脉多为湿邪为患的征象。脉濡而数，为湿热交蒸；濡缓而小，为湿邪偏重；脉濡细无力，则为病久正虚，胃气未复的证候。

（2）缓脉：缓脉多见于湿温，为气机失于宣畅所致。病久胃气未复，亦可见到缓脉，但多缓而无力。

（3）弦脉：脉弦而数，为热郁少阳，胆热炽盛之征；弦而兼滑，多为痰热；弦劲而数，则为邪热亢盛，肝风内动。

（4）沉脉：沉脉主里证，多为实邪内结，但也有属于虚证的。脉沉实有力，为热结肠腑，下焦蓄血亦可见之；沉弱或沉而无力，多为腑有热结而津液已亏；沉细而涩，则为真阴耗损。

（5）伏脉：伏脉主里证。欲作战汗，脉先伏，兼肢冷甲青等；阴阳离决，阳气欲脱，脉伏匿难触。

四、观面色神志

1.观面色

面色的变化，在一定程度上能反映感邪的性质及病情的轻重。

（1）面赤：面赤为火热之征。发热或内火上炎均可导致。满面正红，提示阳明热炽；两颧潮红，提示肾精虚损，虚火上炎，多见于本病后期。

（2）面垢：即面色垢晦，如油腻或烟熏之色，为里热熏蒸所致。

（3）面黄：面黄主湿邪为患。面色淡黄并见头痛恶寒，身重疼痛，胸闷不饥，舌自不渴者，提示湿温初起，湿遏卫气；面目俱黄，鲜明如橘子色者，提示湿热蕴蒸发黄；黄而晦暗者，则提示寒湿发黄。

（4）面黑：本病中出现面黑，提示火极似水，往往预后不良；危重病患者面色变黑，也有可能与使用抗生素、多黏菌素有关，因为该药能引起色素沉着；面黑后期会随着身体的恢复逐渐变淡，甚至恢复原来的肤色。所以，本病后期出现面黑，需要与其他症状，特别是神志情况结合起来综合判断。

2.观神志

邪热侵扰心营（血），则可出现神志异常。由于病邪性质有别，侵扰途径不同，因此神志有多种表现。

（1）有神：目光明亮有精彩，瞳仁灵转，神思清晰，气息匀静，纳谷如常，行动轻捷。提示感邪较轻，正气未伤，脏腑功能正常，预后良好。如果是疾病恢复期，则提示病情将愈，正气已复。

（2）无神：目光晦暗，瞳仁呆滞；或闭目倦卧，萎靡懒言；或神思不清，闭目即有所见，喃喃自语而无伦次；或两手措空，循衣摸床；或双目凝视，息弱无语，撒手遗尿。提示感邪较重，正气已虚，甚至元气将脱，心神失守。病情严重，预后不良。

（3）神昏谵语：神志不清，意识丧失，胡言乱语，语无伦次，均系温热病邪侵犯心营所致。若伴心烦不安，舌绛无苔者，提示营热扰心；昏谵似狂，伴见斑疹、吐血便血者，提示血热扰心；神昏而有体热肢厥，不语舌绛者，提示热陷包络，扰乱神明；神昏谵妄，语声重浊，并见潮热、便秘、腹满硬痛、舌苔黄燥者，提示热结肠腑，胃热扰心。

（4）神志昏蒙：意识模糊，时明时昧，似醒似寐，时有谵语，是由气分湿热、酿蒸成痰浊、蒙蔽包络、扰及心神所致。

（5）昏聩不语：即意识完全丧失，沉迷不语。属神志异常中最严重者，多因热闭心包而致。如内闭而兼外脱者，除昏聩不语外，多伴肢体厥冷、面色灰惨、舌淡无华、脉微欲绝等。

（6）神志如狂：表现为昏谵躁扰，妄为如狂。提示下焦蓄血，瘀热扰心。多并见少腹硬满疼痛，大便色黑，舌质紫暗等症。

五、辨发热汗出

1.辨发热

发热指体温升高,是正气抗邪,邪正相争的全身性反应。如果正能胜邪,则热退邪却;如果持续发热,则能耗伤津气,甚至阴竭阳脱而亡。本病发热初起,往往与恶寒并见,或见寒战壮热。本病初起,正气较盛,病变轻浅,一般属实证发热;本病中期,正盛邪实,邪正剧争,属实证发热者居多;本病后期,因邪热日久,耗损阴津,故一般属虚证发热。此外,亦有肾阴耗损,邪火内炽之发热,证属虚实相兼。

本病发热的类型,主要有以下几种,均有不同的辨证意义:

(1)发热恶寒:发热时伴有恶寒,为温病初起邪在肺卫的征象。温热之邪首先犯肺,肺主皮毛,热则气张而失清肃之权,腠理反疏,则凛冽恶寒,然多伴口渴,易汗,脉症与伤寒不同。

(2)寒热往来:发热与恶寒交替出现,往来起伏如疟状。提示热郁半表半里,少阳枢机不利。

(3)壮热:热势炽盛,恶热而不恶寒,提示邪正剧争,里热蒸迫,热入阳明。

(4)日晡潮热:发热,下午益甚。日晡,即申时,相当于下午3~5时。日晡潮热多为热结肠腑所致。

(5)身热不扬:身热稽留而热象不显,提示热被湿郁,湿蕴热蒸。

(6)发热夜甚:发热,入夜更甚,提示热灼营阴。

(7)夜热早凉:至夜发热,天明不热,多伴见热退无汗。其是本病后期,余邪留伏阴分的证候。

(8)低热:热势低微,手足心热甚于手足背。提示肝肾阴虚,邪少虚多。

2.辨汗出

通过对汗出异常的观察,能协助判断津液耗损的程度,以及腠理开阖是否正常。

(1)无汗:本病初起,邪在卫分阶段的无汗,是邪郁肌表,闭塞腠理所致,常并见发热恶寒、头身疼痛等症。但是,邪入营分,劫灼营阴,无汗之源,亦可见无汗,此时则往往并见烦躁、灼热、舌绛、脉细数等症。两者需注意鉴别。

(2)时有汗出:汗随热势起伏而时出,汗出热减,继而复热。提示湿热相蒸。

(3)大汗:全身大量出汗一般有三种可能。第一,大汗伴有壮热、渴饮、心烦者,为气分热炽,迫其津液外泄所致,属实证;第二,骤然大汗,淋漓不止,伴有唇干齿槁,舌红无津,神志恍惚,脉散大者,则为亡阴脱变之象;第三,冷汗淋漓,肤冷肢厥,面色灰惨,神气衰微,夺气无语,脉伏难触,舌淡无华者,则为气脱亡阳的表现。后两者皆为大虚之危证。

(4)战汗:邪气留连气分,邪正相持,正气奋起鼓邪外出,则出现战栗汗出。战汗欲作,常有四肢厥冷,爪甲青紫,脉象沉伏等先兆。战汗以后,邪退正虚,脉静身凉,病情向愈;若正不胜邪,则可见虽经战汗而热不退;若病邪内陷,阳气外脱,则见肤冷汗出,烦躁不安,脉象急疾等。此外,有全身战栗而无汗出者,多因中气亏虚,不能升发托邪所致。

六、查头身胸腹

1.头身疼痛

头身疼痛包括头痛与身痛,两者可单独出现,也可同时并见。对头痛、身痛的辨别,应注意询问疼痛的部位、疼痛的程度及并见的其他症状。在本病中,头痛形成的因素主要是经气不利及邪热上干。至于身痛,多由邪着肌腠、气血周行受阻所致。

(1)头胀痛:多出现于本病初期,常伴有发热恶寒、无汗或少汗、咳嗽等。一般为风热袭表所致。

(2)头昏痛:提示风热上干清窍,常伴有目赤多眵、咽喉疼痛等。

(3)头痛如裂:头痛剧烈,有如斧劈刀裂,多并见身痛如杖、骨节烦疼、壮热、口渴、狂躁等。乃由毒火内炽、充斥表里、循经上攻所致。

(4)头重痛:头重如裹,昏胀如蒙,呈钝痛感。提示湿邪蒙蔽清阳。

(5)身重酸痛:肢体沉着重痛,酸软乏力,甚则难以转侧。提示湿热阻滞肌腠,气血循行受阻。

2.胸腹胀痛

胸腹胀痛指胸膺、胸胁、脘腹、少腹等部位胀满疼痛,或胀痛并见,或单痛不胀。察胸腹是诊断本病的重要方法之一。当分拒按与否,拒按者属实,喜按者属虚。胸腹胀痛源于气机失于展化,可由湿浊、积滞、瘀血所致,可结合相关症状做出鉴别。

(1)胸部疼痛:一般为肺热络伤、肺气不利所致。并见发热咳嗽、咳则痛甚、咯痰不爽等,多见于风温病邪热壅肺证。

(2)胸闷脘痞:提示湿蔽清阳,气失宣扬。多见于湿温初起,湿遏气机。常伴有不饥不食、舌苔白腻等症。

(3)胸胁疼痛:提示痰热郁阻少阳,胆腑邪热炽盛。常伴有发热、口苦等症。

(4)胃脘痛满:提示湿热痰浊内阻,气机郁滞。若伴有舌苔黄浊,则为湿热或痰热所致;若并见舌苔白腻者,多系痰湿郁阻。

(5)脘连腹胀:提示湿困中焦,升降失司,气机郁滞。一般伴有呕恶、舌苔厚腻等。

(6)腹痛阵作:多由肠腑气机阻滞引起。如果是湿热与宿滞相搏,肠道传导失司,则并见便溏不爽,或如败酱,或如藕泥,甚至大便闭结,舌苔黄腻或黄浊;若因温热与食积搏结,则见腹痛欲便,便后稍觉松缓,并伴有嗳腐吞酸、恶闻食气等。

(7)腹胀硬痛:提示热结肠腑,常并见潮热便秘、谵语神昏等。

(8)少腹硬满疼痛:多为下焦蓄血证的表现。常伴有神志如狂、大便色黑、舌质紫绛等。热入血室亦可见到少腹硬满疼痛,但必出现于月经期间,并见寒热往来、神志异常等。

七、辨口渴呕吐

1.辨口渴

口渴多由津液耗损或阴津不布引起。通过对口渴程度、喜饮或不喜饮、渴喜热饮或渴喜冷饮以及其他症状的辨别,有助于判断热势盛衰、津伤程度以及津液不能正常敷布的原因。

(1)口渴欲饮:提示热盛津伤。邪在卫表时,伤津不甚,口渴很轻,饮水少;邪入气分,津液受伤较重,口大渴而喜凉饮并见壮热、汗大出,多为阳明热盛、胃津受损引起。

(2)口渴不欲饮:多为湿郁不化,脾气不升,津液不布所致。常伴有身热不扬、胸脘痞满、舌苔白腻等,

多见于湿温初起湿邪偏盛时。温病兼挟痰饮,也可以出现渴不欲饮,或渴喜热饮,但所饮不多,或饮下不舒。至于邪热传营,营阴被灼,每见口干反不欲饮或不甚渴饮,系邪热"蒸腾营气上升"所致。

(3)口苦而渴:多为胆火内炽,津液受伤的表现。常伴寒热,如疟、心烦、脉弦数等症。

2.辨呕吐

本病出现呕吐,常有以下几种表现:

(1)恶心呕吐:轻则恶心欲呕,重则恶心即呕,或为干呕,或得汤食即呕。出现于本病初起阶段并见发热恶寒,头身疼痛者,多为外邪束表,温邪犯胃;出现于本病中期并见脘痞腹胀,舌苔白腻者,多为湿浊中阻,脾胃升降失司;伴有身热心烦,脘腹痞满,舌苔黄腻或黄浊者,则为湿热互结,中焦痞塞,胃气上逆。

(2)呕吐酸腐:呕吐馊秽、酸腐宿食,并见嗳气厌食、脘腹胀满、甚或疼痛等。多为食饮伤胃、积滞内停、胃失和降所致。

(3)呕吐清水或痰涎:呕吐物为清稀痰涎,或酸苦清水,并见口苦、心烦等症,提示湿热内留、胆火乘胃、胃气上逆。

(4)呕吐如喷:呕吐频繁,呈喷射状,并见高热、剧烈头痛、项强、抽搐等症,多为肝风内动、冲逆犯胃所致。

(5)呕吐渴利:指呕吐渴饮,大便泄泻,肛门灼热。多为胃肠有热。

(6)干呕气逆:指干呕不吐,气逆作哕。若见形体消瘦,舌光红无苔或少苔等,为胃阴大伤、胃气上逆所致,多出现于本病后期。

八、辨二便异常

1.小便

本病发热时,小便颜色都会加深,呈淡黄色;气分热炽,则小便黄赤短少。明显的小便异常主要是小便涩少及小便不通。

(1)小便涩少:小便时涓滴而涩,色红赤。可见于热盛津伤,亦可为小肠热盛、下注膀胱所致。

(2)小便不通:多由于火腑热结、津液枯涸,常并

见心烦、舌干红乏津等症;也可见于湿阻小肠、泌别失司,常伴热蒸头胀、神昏呕逆、舌苔白腻等症。

2.大便

肠道传导失常可引起大便异常。

(1)大便不通:提示热结肠腑,多并见腹胀痛而拒按、神昏谵语、舌苔黄燥起刺等;也可由津枯肠燥所致,一般无腹满胀痛,而见口干、舌红少苔等症。

(2)便稀热臭:肠腑积热是其主要原因,并见身热口渴、肛门灼热等症。若泻下清稀粪水,臭秽异常,并见腹痛拒按、舌苔黄燥起刺等,则为热结肠腑的特殊表现,称为"热结旁流"。

(3)大便溏垢:排便不爽,大便溏如败酱、藕泥,为湿热挟滞交阻肠道所致,并见呕恶、舌苔黄浊等症。

第3节 传染性相关肺炎的常用治法

传染性相关肺炎属于中医疫病范畴,可按照温病进行辨证论治。根据卫气营血、三焦辨证和"审因论治"确立本病的治法,主要包括解表、清气、和解、化湿、通下、清营凉血、开窍、息风、滋阴、固脱等方法。

1.解表法

本病初起,病邪在表,可通过解表祛除病邪。基于病邪的性质有风热、湿热、燥热的不同,应用于本病的解表法可分为如下3种.

(1)疏风清热法:又称辛凉解表法,以辛散凉泄之剂疏散卫表之风热。适用于风热病邪袭于肺卫,症见发热,微恶风寒,无汗或少汗,口微渴,咳嗽,苔薄白,舌边尖红,脉浮数等。代表方剂如桑菊饮、银翘散等。

(2)宣表化湿法:以芳香宣透之品疏化肌表湿邪。适用于湿热病邪侵于卫气分,症见恶寒头重,身体困重,四肢酸重,微热少汗,胸闷脘痞,苔白腻,脉濡缓等。代表方剂如藿朴夏苓汤。

(3)疏表润燥法:以辛凉清润之品疏解肺卫之燥热。适用于燥热伤肺之症,症见头痛,身热,咳嗽少痰,咽干喉痛,鼻干唇燥,苔薄白而欠润,舌边尖红等。代表方剂如桑杏汤。

在运用解表法时,尚需结合具体病情随证加减。如素体阴虚而外有表邪,可予滋阴解表;平素气虚而外兼表邪,可予益气解表;平素阳虚而外兼表邪,则予扶阳解表。如果有挟痰、挟食、挟气、挟瘀等,均需随证加减化裁。

2.清气法

清气法属于"清法"的一种,是清泄气分邪热的一种治法。清气法是传染性相关肺炎病程中运用机会最多的一种治法。因为气分证是本病过程中邪正交争最为剧烈的阶段,如果气分病失治或治不如法,则其病邪可里结阳明,或内陷营血,甚或导致多功能脏器衰竭等危重病证。如何处理好气分病,把好这一关,对于本病的发展转归至关重要。

清气法亦须根据病位浅深、病邪性质等采用不同的具体治法。常用者有如下3种:

(1)轻清宣气法,即以轻清之品,透泄热邪,宣畅气机。用于病邪邪初入气分,热郁胸膈,热势不甚,气失宣畅之症。症见身热微渴,心中懊恼不舒,舌苔薄黄。代表方剂如栀子豉汤加味。

(2)辛寒清气法,即以辛寒之品大清气分邪热。适用于热炽阳明气分,症见壮热汗出,心烦,口渴,苔黄燥,脉洪数等。代表方剂如白虎汤。

(3)清热泻火法,即以苦寒之剂清泄里热邪火。适用于热在气分,郁而化火之症。症见身热不退,口苦口渴,烦躁不安,小便黄赤,舌红苔黄等,代表方剂如黄芩汤加减。

清气法范围较广,运用时需灵活化裁。如病邪初入气分,表邪未尽者,需于轻清宣气中加入透表之品,此谓宣气透表;如气热亢盛,阴液已伤者,则于清气泄热中须合以生津养液之法,此谓清热养阴;如邪热壅肺,肺气闭郁者,则清泄气热须配以宣畅肺气之药,此谓清热宣肺;如热毒壅结,除发热口渴等症外,尚有某一局部红肿焮痛者,则于清热泻火中需伍以解毒消肿之品,此谓清热解毒;如湿热为患,湿邪未化者,不宜单纯使用清气法;如素体阳虚者,使用本法时切勿过剂,中病即止。

3.和解法

和解法属于"八法"中的"和法",具有和解、疏泄的作用。本病病邪若不在表,又非里结,而是郁于少阳或留连三焦、郁于募原等,均宜用和解疏泄之法,透解邪热,宣畅气机,以达外解里和的目的。常用的和解法有如下3种:

(1)清泄少阳法:适用于清泄半表半里之邪热,兼以化痰和胃。主治邪郁少阳,胃失和降,症见寒热往来,口苦咽干,胁痛,烦渴,脘痞呕恶,舌苔黄腻,舌红,脉弦数等。常用方如蒿芩清胆汤。

本法虽有透邪泄热作用,但其清热之力毕竟较弱,故只能适用于热在少阳,而不足以适应里热炽盛之证。

(2)分消走泄法:分消走泄的作用在于宣展气机,泄化痰热,以分消三焦气分之邪。主治邪留三焦,气化失司,而致痰热阻遏之证。表现为寒热起伏,胸痞腹胀,溲短,苔腻等。常用方剂如温胆汤加减,或以杏、朴、苓之类为基本药。

(3)开达募原法:开达募原的作用在于疏利透达募原湿浊之邪,主治湿热秽浊郁闭气分的邪伏募原证。表现为寒甚热微,脘痞腹胀,苔腻白如积粉而舌质红绛,甚或紫绛。常用方如雷氏宣透募原法。

分消走泄、开达募原两法偏重化湿,热甚渴饮者需配合他法应用。

4.祛湿法

祛湿法是以芳香化浊、苦温燥湿及淡渗利湿之品祛除湿邪的一种治法。具有宣通气机、运脾和胃、通利水道等作用。按其作用可分为如下3种:

(1)宣气化湿法:其作用是宣通气机,透化湿邪。适用于湿温初起,湿蕴生热,郁遏气机,症见身热午后为甚,汗出不解,或微恶寒,胸闷脘痞,小便短少,苔白腻,脉濡缓等。代表方剂如三仁汤、甘露消毒丹。

(2)燥湿泄热法,即以辛开苦降之剂燥湿泄热。用于湿渐化热,遏伏中焦,症见发热,口渴不多饮,脘痞腹胀,泛恶欲吐,舌苔黄腻等。代表方剂如王氏连朴饮。

(3)分离湿邪法,即以淡渗之品利尿渗湿,使邪从小便排出。用于湿热郁阻下焦,症见小便短少,甚或不通,热蒸头胀,苔白口渴等。代表方剂如茯苓皮汤。

在运用上述三种方法时,可互相配合。化湿法还常根据病情需要,配合清热、退黄、和胃、消导诸法使用。

5.通下法

本法属于"八法"中的"下法",具有通腑泄热,荡涤积滞,通瘀破结等作用,适用于热结肠腑、湿热积滞胶结胃肠及血蓄下焦等证候。常用的具体治法有如下4种:

(1)通腑泄热法,即以苦寒攻下之剂泻下肠腑实热。适用于热传阳明,内结肠腑,症见潮热谵语,腹部胀满,甚则硬痛拒按,大便秘结,舌苔老黄或焦黑起刺,脉沉实等。代表方剂如大承气汤、调胃承气汤。

(2)导滞通便法,其作用是通导积滞,泻下郁热,适用于湿热积滞,交结胃肠,症见脘腹痞满,恶心呕逆,便溏不爽,色黄赤如酱,舌苔黄浊等。代表方剂如枳实导滞汤。

(3)增液通下法,其作用是滋养阴液,兼以通下,适用于热结液亏,表现为身热不退,大便秘结,口干唇裂,舌苔干燥等。代表方剂如增液承气汤。

(4)通瘀破结法,其作用是破散下焦蓄结之瘀血,适用于瘀热结于下焦,症见身热,少腹硬满急痛,小便自利,大便秘结,或神志如狂,舌紫绛,脉沉实等。代表方剂如桃仁承气汤。

在本病中,通下法的运用机会也很多,若能适时运用,用又得当,则为功甚捷。在临床上,尚需根据病情,加减化裁。

6.清营凉血法

清营凉血法亦属"清法"的范围,具有清营泄热、凉血解毒、滋养阴液、通络散血等作用,适用于邪入营血分的证候。营为血中之气,血为营气所化。邪入营血,虽有浅深之别,轻重之异,但其机制无本质不同。故清营与凉血法常合并应用。具体方法有如下3种:

(1)清营泄热法:在清解营分邪热的同时,配伍轻清透泄之品,使入营之邪从气分而解。适用于邪热入营,症见身热夜甚,心中烦扰,时有谵语,斑疹隐隐,舌质红绛等。代表方剂如清营汤。

(2)凉血散血法,即凉解血分邪热,兼以活血散血。用于邪热深入血分,迫血妄行,症见灼热躁扰,甚或狂乱谵妄,斑疹密布,吐血便血,舌质深绛或紫绛等。代表方剂如犀角地黄汤加味。

(3)气营(血)两清法,即合清营凉血与清泄气热之法,用于气热炽盛,内逼营血而成气营(血)两燔之候。症见壮热,口渴,烦躁,外发斑疹,甚或神昏谵妄,两目昏瞀,口秽喷人,周身骨节痛如被杖,苔黄燥或焦黑,舌质深绛或紫绛等。代表方剂如加减玉女煎、化斑汤、清瘟败毒饮等,可根据证情轻重而分别选用。

7.滋阴法

滋阴法属于"补法"范畴,其是用生津养阴之品滋补阴液的一种治疗方法,具有滋补阴液,润燥制火等作用。在本病中,温热之邪最易耗伤阴液,而病至后期,肝肾之阴受耗,虚象更为严重。阴液之耗损程度,常关系着疾病的预后。因此,本病初期,便应预护其虚;一旦津液受耗,便当以救阴为务。

(1)滋养肺胃法,即以甘凉濡润之品滋养肺胃之津液。用于肺阴不足,或热虽解而肺胃之阴未复,症见口咽干燥,干咳少痰,或干呕而不思食,舌苔干燥,或舌光红少苔等。代表方剂如沙参麦冬汤、益胃汤。

(2)增液润肠法:以甘寒合咸寒之品生津养液、润肠通便。适用于邪热基本解除,阴伤未复,津枯肠燥之候,症见大便秘结,咽干口燥,舌红而干等。代表方剂如增液汤。

(3)填补真阴法:以咸寒滋液之品填补肝肾之阴。适用于病邪久羁,劫烁真阴,而为邪少虚多之候,症见低热面赤,手足心热甚于手足背,口干咽燥,神倦欲眠,或心中震震,舌绛少苔,脉象虚细或结代等。代表方剂如加减复脉汤。

滋阴法在本病中运用机会颇多,且常与其他治法配合运用。

8.开窍法

本法是开通机窍之闭,促使神志苏醒的一种治疗方法。用于邪入心包或痰浊内蒙机窍的证候。常用方法有如下 2 种:

(1)清心开窍法,其作用是清心、透络、开窍,促使神志清醒。适用于热邪陷入心包,症见神昏谵语,或昏愦不语,身热,舌謇肢厥,舌质红绛,或纯绛鲜泽,脉细数等。常用方剂如安宫牛黄丸,或至宝丹、紫雪丹。

(2)豁痰开窍法,其作用是清化湿热痰浊,宣通窍闭。适用于湿热郁蒸,酿生痰浊,蒙蔽机窍,症见神识昏蒙,时明时昧,时有谵语,舌质虽红而苔黄腻或白腻,脉濡滑而数等。代表方剂如菖蒲郁金汤。

上述两种方法各有其适应范围,运用时必须辨清窍闭性质,区别应用。热入营分而未至昏闭者,一般不宜早用本法。非邪闭心窍之神昏禁用本法。开窍法是一种应急措施,也是一种权宜之治,尚需根据病情,与其他治法配合运用。

9.固脱法

固脱法是治疗虚脱的一种急救方法。在临床上,其主要是用于气阴外脱,或亡阳厥脱的证候。在本病发展过程中,如果其人正气本虚,而邪气太盛,或汗下太过,津液骤损,阴损及阳,即可导致正气暴脱。此时治疗,就应以固脱为急务。固脱法有如下 2 种:

(1)益气敛阴法,其作用是益气生津,敛汗固脱。适用于气阴两伤,正气欲脱,症见身热骤降,汗多气短,体倦神疲,脉散大无力,舌光少苔等。代表方剂如生脉散。

(2)回阳固脱法,其作用是回阳敛汗,以固厥脱。适用于阳气暴脱,症见四肢逆冷,汗出淋漓,神疲倦卧,面色苍白,舌淡而润,脉象微细欲绝等。代表方剂如参附龙牡汤。

第4节　传染性相关肺炎的辨证论治

一、辨证论治要点

1.首先辨析寒热

引起传染性相关肺炎的病因有病毒、细菌、衣原体、支原体等,从中医角度分析,则有寒热之异。因寒而发者,则为伤寒或寒湿疫,受热而发者,则为热病或湿热疫。两者的治法、宜忌和预后大不相同,必须首先辨析。

辨析寒热一般是根据临床症状。感受风热者,初起即见表热证,表现为发热较甚,恶寒较轻,口微渴,咳嗽痰黏,咽喉疼痛,苔薄白,舌边尖红,脉浮数;感受风寒者,初起多见表寒证,表现为发热较轻,恶寒较甚,口不渴,无汗,咳嗽痰稀,身体骨节疼痛,苔白,舌质正常,脉象浮紧等。如《伤寒论》所言:"太阳病,或已发热,或未发热,必恶寒,体痛,呕逆,脉阴阳俱紧者,名曰伤寒。""太阳病,发热而渴,不恶寒者,为温病。若发汗已,身灼热者,名曰风温。风温为病,脉阴阳俱浮,自汗出,身重,多眠睡,鼻息必鼾,语言难出。"此外,寒邪侵袭,首先伤及卫表,温邪上受,首先侵犯肺系,也可以作为辨证的鉴别点。

辨析疫病的寒热还可以通过对大量病例发病全过程的系统观察,并结合五运六气学说进行推算。

2.判断是否夹湿

无论伤寒还是温病,是否夹湿决定着疾病的病程长短、治则治法、预后转归,因此,其十分重要。判断方法主要依据其临床表现,特别是舌苔的厚薄清浊,详见上述传染性相关肺炎的中医诊法。

3.病证结合,分期分型

同一种病原体导致的肺炎,具有相同的病理过程和发病特点,中医治疗应在遵循辨证论治原则的前提下,积极探究疾病的共性,辨证与辨病相结合,筛选治病主方,依次对应于大多数患者,普施方药,防治疾病;对于特殊体质和类型者,再辨证加减。如此可以提高传染性相关肺炎的诊治效率。如清肺排毒汤,其是针对新型冠状病毒感染的有效主方。

此外,传染性相关肺炎有较为明显的病程特征,因此,分期、分型简便易行,有助于提高辨证论治的效率和准确性。

二、分型论治

由于传染性相关肺炎不是一种疾病,因此辨证分型不宜将其统一。临床可以依照前面介绍的诊断与治疗方法灵活辨证。此以新型冠状病毒感染的辨治为例,分述如下。

1.轻型

(1)寒湿郁肺证

临床表现:发热,乏力,周身酸痛,咳嗽,咯痰,胸紧憋气,纳呆,恶心,呕吐,大便黏腻不爽。舌质淡胖齿痕或淡红,苔白厚腐腻或白腻,脉濡或滑。

治疗方法:宣肺、散寒、化湿。

方药举例:生麻黄6g、生石膏15g、杏仁9g、羌活15g、葶苈子15g、贯众9g、地龙15g、徐长卿15g、藿香15g、佩兰9g、苍术15g、云苓45g、生白术30g、焦三仙各9g、厚朴15g、焦槟榔9g、煨草果9g、生姜15g。

煎服方法:每日1剂,水煎600mL,分3次服用,早中晚各1次,饭前服用。

(2)湿热蕴肺证

临床表现:低热或不发热,微恶寒,乏力,头身困重,肌肉酸痛,干咳痰少,咽痛,口干不欲多饮,或伴有胸闷脘痞,无汗或汗出不畅,或见呕恶纳呆,便溏或大便黏滞不爽。舌淡红,苔白厚腻或薄黄,脉滑数或濡。

治疗方法:清化湿热。

方药举例:槟榔10g、草果10g、厚朴10g、知母10g、黄芩10g、柴胡10g、赤芍10g、连翘15g、青蒿10g(后下)、苍术10g、大青叶10g、生甘草5g。

煎服方法:每日1剂,水煎600mL,分3次服用,早中晚各1次,饭前服用。

(3)湿毒郁肺证

临床表现:发热,咳嗽痰少,或有黄痰,憋闷气促,腹胀,便秘不畅。舌质暗红,舌体胖,苔黄腻或黄燥,脉滑数或弦滑。

治疗方法:宣肺、散寒、化湿、解毒。

方药举例:生麻黄6g、苦杏仁15g、生石膏30g、生薏苡仁30g、茅苍术10g、广藿香15g、青蒿草12g、虎杖20g、马鞭草30g、干芦根30g、葶苈子15g、化橘红15g、生甘草10g。

煎服方法:每日1剂,水煎600mL,分3次服用,早中晚各1次,饭前服用。

2.重型

(1)疫毒闭肺证

临床表现:发热面红,咳嗽,痰黄黏少,或痰中带血,喘憋气促,疲乏倦怠,口干苦黏,恶心不食,大便不畅,小便短赤。舌红,苔黄腻,脉滑数。

治疗方法:宣肺、化湿、败毒。

方药举例:生麻黄6g、杏仁9g、生石膏15g、甘草3g、藿香10g(后下)、厚朴10g、苍术15g、草果10g、法半夏9g、茯苓15g、生大黄5g(后下)、生黄芪10g、葶苈子10g、赤芍10g。

煎服方法:每日1~2剂,水煎服,每次100~200mL,一日2~4次,口服或鼻饲。

(2)气营两燔证

临床表现:大热烦渴,喘憋气促,谵语神昏,视物错瞀,或发斑疹,或吐血、衄血,或四肢抽搐。舌绛少苔或无苔,脉沉细数,或浮大而数。

治疗方法:清气凉营。

方药举例:生石膏30~60g(先煎)、知母30g、生地30~60g、水牛角30g(先煎)、赤芍30g、玄参30g、连翘15g、丹皮15g、黄连6g、竹叶12g、葶苈子15g、生甘草6g。

煎服方法:每日1剂,水煎服,先煎石膏、水牛角,再下诸药,每次100~200mL,每日2~4次,口服或鼻饲。

(3)内闭外脱证

临床表现:呼吸困难,动辄气喘,或需要机械通气,伴神昏,烦躁,汗出肢冷,舌质紫暗,苔厚腻或燥,脉浮大无根。

治疗方法:开闭固脱。

方药举例:人参15g、黑顺片10g(先煎)、山茱萸15g,送服苏合香丸或安宫牛黄丸。

伴腹胀便秘或大便不畅者,可用生大黄5~10g、芒硝5~10g,水煎灌服,以大便通畅为度。

3.恢复期

(1)肺脾气虚证

临床表现:气短,倦怠乏力,纳差呕恶,痞满,大便无力,便溏不爽。舌淡胖,苔白腻。

治疗方法:补肺健脾。

方药举例:法半夏9g、陈皮10g、党参15g、炙黄芪30g、炒白术10g、茯苓15g、藿香10g、砂仁6g(后下)、甘草6g。

煎服方法:每日1剂,水煎400mL,分2次服用,早晚各1次。

(2)气阴两虚证

临床表现:乏力,气短,口干,口渴,心悸,汗多,纳差,低热或不热,干咳少痰。舌干少津,脉细或虚无力。

治疗方法:益气养阴。

方药举例:南北沙参各10g、麦冬15g、西洋参6g、五味子6g、生石膏15g、淡竹叶10g、桑叶10g、芦根15g、丹参15g、生甘草6g。

煎服方法:每日1剂,水煎400mL,分2次服用,早晚各1次。

三、常用中成药

1.藿香正气软胶囊(胶囊、丸、散、水、液、口服液)适应于医学观察期或轻型患者,以及乏力伴胃肠不适者。

2.连花清瘟胶囊(颗粒)、疏风解毒胶囊(颗粒)、金花清感颗粒适应于医学观察期或轻型患者,以及乏力伴发热者。

3.对于血必净注射液、热毒宁注射液、痰热清注射液、醒脑静注射液、参附注射液、生脉注射液、参麦注射液,根据个体情况可选择其中一种,也可根据临床症状联合使用两种。中药注射剂也可与中药汤剂联合使用。

对于重型患者,中药注射剂可遵照药品说明书从小剂量开始,逐步辨证调整。推荐用法如下:对于病毒感染或合并轻度细菌感染,0.9%氯化钠注射液250mL加喜炎平注射液100mg,2次/日,或0.9%氯化钠注射液250mL加热毒宁注射液20mL,或0.9%氯化钠注射液250mL加痰热清注射液40mL,2次/日;对于高热伴意识障碍,0.9%氯化钠注射液 250mL 加醒脑静注射液 20mL,2 次/日;对于全身炎症反应综合征和(或)多脏器功能衰竭,0.9%氯化钠注射液 250mL 加血必净注射液 100mL,2 次/日;对于免疫抑制者,葡萄糖注射液 250mL 加参麦注射液 100mL 或生脉注射液 20~60mL,2 次/日。

第 5 节　传染性相关肺炎的中医防护

在传染性相关肺炎流行期间,除了按照要求严格防控之外,基于中医理念提出的以下措施,有助于本病的预防。

1.佩戴防疫香囊

《千金要方》记载,佩戴香囊可以"避疫情,令人不染"。中药香囊利用具有芳香走窜作用的中药,通过口鼻、皮肤毛孔及经络穴位的吸收而发挥作用,是中医传统外治法的一种。随身佩戴香囊,可"芳香辟秽、化浊解毒",对于疫病的预防有重要作用。

香囊配方举例:藿香 10g、佩兰 10g、苍术 10g、白芷 10g、草果 10g、石菖蒲 10g、艾叶 10g、冰片 5g。将上述药物一起粉碎,取药粉 10g,装入小布袋,佩戴颈上,7~10 天换一次。

2.服用预防方药

在一般情况下,不需要预用药物防病,但在本病严重流行时,可以酌情使用,以保护未患者人群。有条件者,可在中医指导下根据体质辨证用药,以改善体质,提高抗病能力;也可结合当时流行的病种,参考该病种的治疗方药,选用清热解毒、芳香化湿的中药组成配方。

预防新型冠状病毒感染的处方举例:太子参 10g、南沙参 10g、苏叶 6g、荆芥 6g、藿香 6g、野菊花 10g、草果 2g、芦根 10g。水煎服,每日 1 剂,连服 3 天。可以统一煎煮,分发给有潜在接触史的个人服用。

3.习练传统功法

习练太极拳、五禽戏、八段锦等传统功法,以及静坐、气功等,都有助于养正气。精神内守,真气从之;畜养正气,避免疲劳,可防止免疫力下降,预防感染。此外,按摩脚心涌泉穴,每天 1~2 次,每次点按 5~10 分钟,能够固肾保护肾精,提高防御能力。

4.保持二便通畅

大小便是否通利,是人体气机畅通与否的重要指征。二便不通者不仅容易染病,而且病后病情较重,容易出现危重症。合理饮食,多吃新鲜的瓜果蔬菜,不吃肥甘厚味,少吃煎炸炙烤,不喝冰冷碳酸饮料,进而保持消化良好,二便畅通,则可使人体气机升降有序,减少发病概率。

5.调整心态情绪

"正气存内,邪不可干。""精神内守,病安从来。"积极向上、平和乐观的心情,有助于提高抗病能力。在疫病流行期间,有人过度担心,惊慌忙乱,有人无所事事,空虚无聊,这些都是不良心态。改变心理情绪的这种无序状态,减少精神熵,显得极为重要。制订计划,有序生活,使生活充实而有趣,就是调整心态情绪的可行方法。

6.保证充足睡眠

睡眠是人体修复劳损、排出废物、恢复精气神的重要过程。劳神过度、过度熬夜、睡眠不足,都会导致人体储能减少,能量消耗过多,抵抗力下降。因此,疫情期间尤其要重视作息规律,保证充足的睡眠。如此才能神清气爽,充满活力,减少感染的机会。

7.防止复发再燃

对于病愈后的调养,最主要的就是食养和避劳。食养以米粥调养,多吃素菜,保持大便通畅;避劳则是强调,愈后两周内避免劳力、劳心和房劳,以促进康复,防止复发,减少后遗症。

第 12 章

传染性相关肺炎的针灸治疗

第 1 节　概述

传染性相关肺炎并无对应中医病名,因其具有强烈的致病性和传染性,属于"疫"病范畴。从病因来看,明代吴又可在《温疫论》中曰:"夫温疫之为病,非风、非寒、非暑、非湿,乃天地间别有一种异气所感""凡人口鼻之气,通乎天气。本气充满,邪不易入……疫邪所着,又何异耶? 若其年气米之厉,不论强弱,正气稍衰者,触之即病",故医家多将其概括为"疫毒""疫邪""疠气"。在疫病发病过程中,正气的强弱是致病的关键所在,但疫邪毒力过强,则正气稍衰,感之即发,波及人群广泛,不利于疫情的控制。肺主皮毛,开窍于鼻,又为五脏六腑之华盖,故正气不足则疫毒从皮肤黏膜、口鼻等部位入侵人体,首先犯肺。邪遏卫阳,卫气受损,阳郁于内而恶寒发热共见;邪在气分,正盛邪实,正邪交争则壮热不恶寒;邪入中焦,湿热交争,湿遏热伏,见午后身热不扬,日晡热甚;若疫毒日久不去,高热持续不退,耗伤营阴,则见虚火内生,潮热盗汗等。肺主宣发肃降,司呼吸,输布津液,若宣肃失常,则肺气上逆,津液停滞,可见咳嗽。故本病的主要病位在肺,病机总体为疫毒与六淫相搏结,壅塞肺胸,损伤正气,导致气机痹阻,升降失常,元气虚衰。肺脾之气不足可贯穿病程始终,救治失宜则可出现逆传心包等变证。

早在《内经》中就有关于针刺防治瘟疫的确切记载。《素问·刺法论》描述疫病特点为"五疫之至,皆相染易,无问大小,病状相似",指出有"刺疫法",原则为"须穷法刺,可以折郁扶运,补弱全真,泻盛蠲余,令除

斯苦"。疫病多有高热,《灵枢》曰:"刺诸热者,如以手探汤",强调快针速刺法。清代刘奎在《松峰说疫》中记载 72 种杂疫,有 42 种用到刺血疗法,并认为针刺放血可"使邪毒随恶血而出"。灸法在古代疫病治疗中亦具有重要作用。葛洪在《肘后备急方》中提出"断瘟病令不相染……密以艾灸病患床四角,各一壮不得令知之,佳也"的燃艾防疫法。唐代孙思邈在《备急千金要方》中记载了用化脓灸预防瘟疫:"凡入吴蜀地游官,体上常三两处灸之,勿令疮暂瘥,则瘴气温疟毒气不能着人";在其《千金翼方》里则给出治疗瘟疫发热的针灸方案:"诸烦热,时气温病,灸大椎百壮,针入三分泻之,横三间寸灸之。"宋代王执中在《针灸资生经》中载有治疗肺结核的"灸痨法"等针灸治疫内容。

目前针灸疗法被广泛应用于呼吸系统相关疾病的防治中。对于传染性相关肺炎的易感及高危人群,未病先防是防控疫情蔓延的重要举措。采用适宜的针灸预防措施,可以固护正气、抵御外邪。针灸具有操作方便、安全有效的优势,易感人群及居家隔离患者均可在专业人士的指导下独立完成部分操作。具体临床运用时应注意辨证论治,根据实际情况,酌情选用。临床上可采用经络、脏腑辨证相结合,将疾病发展进程分为医学观察期(早期)、临床治疗期(中期)、恢复期(后期),治疗全程注意顾护正气,培土生金。在治疗上,除了传统针刺、灸法,亦可运用耳针、穴位贴敷、穴位按摩等方式。本文主要选取了针刺、灸法及穴位贴敷干预传染性相关肺炎,相应概述见下文。

第2节　针刺治疗

一、辨证及取穴

1.以脏腑经络辨证为主,分期对症治疗

"疫戾"之气从口鼻而入,多首先犯肺,累及脾胃大肠,病变较轻;少部分逆传心包、伤及肝肾,病至危殆。以阳明、太阴经病变为主,主穴多取肺(大肠)、脾(胃)经穴位。临床多见发热、咳嗽、气喘、腹泻等症状,可灵活运用经络的表里关系循经取穴或辅以具有特殊治疗作用的特定穴。总的来说,医学观察期(早期)需"未病先防",以激发人体的正气与肺脾脏器功能为主,选穴重在增强脏器御邪能力;临床治疗期(中期)需"既病防变",应进一步以鼓动肺脾正气,保护脏器减少损伤为主,舒缓情绪,增强战胜病邪信心;恢复期(后期)则以清除余毒,恢复元气,促进脏器修复,恢复肺脾功能为主,更需"瘥后防复"。病程中需注重脏腑经络之间的内在联系,以及脏腑之间在病理上的相互影响和传变,采取主穴为主,并结合临床症状、疾病的演变过程适当加减配穴,防止病进。

2.重视"俞募配穴"的应用

吴又可在《温疫论》中指出:"邪自口鼻而入,则其所客,内不在脏腑,外不在经络,舍于伏脊之内,去表不远,附近于胃,乃表里之分界,是为半表半里,即《针经》所谓'横连膜原'是也"。故历代多有医家认为"邪犯膜原"是疫病的核心病机,在选穴与针法上,需注重选取能影响"膜原",甚至能将"膜原"所侵病邪引而外出的募穴。募穴,均位于胸腹部,是由身形之一的"膜原"演化而来的类穴名。调节"膜原"可选取中府、中脘、天枢、鸠尾等脏腑募穴,亦有学者提出使用对"膜原"有直接调节作用的气海、神阙、膏肓俞等穴位。人体背部的肺俞、心俞、膈俞、脾俞、肾俞等,位于背腰部足太阳膀胱经第一侧线,其所在位置与交感神经的分布密切相关,其相应的脏腑属同神经节段支配,刺激这些腧穴有助于兴奋交感神经,降低迷走神经的紧张度,借助神经-体液-免疫调节系统发挥解痉、止咳、平

喘的作用。

二、针刺治疗的抗炎免疫机制

关于针灸治疗传染性相关肺炎的机制研究主要集中于针刺对神经免疫的调控。部分学者提出,缓解重症患者"炎症风暴"可能与针刺激活胆碱能抗炎通路相关。针灸在炎性反应的不同时期如何通过躯体刺激激活迷走和交感神经而发挥作用,是否依赖于穴位的选择、刺激的方式等,仍有待进一步研究。

三、治疗方案

参考并引自《新型冠状病毒肺炎针灸干预的指导意见》。

1.医学观察期(早期)

主穴:①风门、肺俞、脾俞;②合谷、曲池、尺泽、鱼际;③气海、足三里、三阴交。每次每组穴位可选择1~2穴使用。

配穴:兼发热、咽干、干咳,配大椎、天突、孔最;兼呕恶、便溏、舌胖苔腻、脉濡,配中脘、天枢、丰隆;兼疲乏无力、食欲不振,配中脘、脐周四穴[脐中上下左右各旁开1寸(1寸=3.33cm)]、脾俞;兼流清涕、肩背酸楚、舌淡苔白脉缓,配天柱、风门、大椎。

2.临床治疗期(确诊病例)

主穴:①合谷、太冲、天突、尺泽、孔最、足三里、三阴交;②大杼、风门、肺俞、心俞、膈俞;③中府、膻中、气海、关元、中脘。轻型、普通型每次在①、②组主穴中各选2~3穴,重型患者在③组主穴中选2~3穴。

配穴:发热不退加大椎、曲池,或十宣、耳尖放血;胸闷气短加内关、列缺,或巨阙、期门、照海;咳嗽咯痰加列缺、丰隆、定喘;腹泻便溏加天枢、上巨虚;兼咳吐黄痰、黏痰、便秘,加天突、支沟、天枢、丰隆;兼低热或身热不扬,或未热、呕恶、便溏、舌质淡或淡红、苔白或白腻,加肺俞、天枢、腹结、内关。

3.恢复期的针灸干预

主穴:内关、足三里、中脘、天枢、气海。

(1)肺脾气虚:症见气短,倦怠乏力,纳差呕恶,痞满,大便无力,便溏不爽,舌淡胖、苔白腻。胸闷、气短等肺系症状明显者,配膻中、肺俞、中府;纳呆、腹泻等脾胃症状明显者,配上脘、阴陵泉。

(2)气阴两虚:症见乏力,口干,口渴,心悸,汗多,纳差,低热或不热,干咳少痰,舌干少津,脉细或虚无力。乏力、气短明显者,配膻中、神阙;口干、口渴明显者,配太溪、阳池;心悸明显者,配心俞、厥阴俞;汗多者,配合谷、复溜、足三里;失眠者,配神门、印堂、安眠、涌泉。

(3)肺脾不足、痰瘀阻络:症见胸闷、气短懒言、疲乏无力、动则汗出、咳嗽有痰、咳痰不利、精神倦怠、食欲不振等,配肺俞、脾俞、心俞、膈俞、肾俞、中府、膻中;咳痰不利,配丰隆、定喘。

四、针刺疗法注意事项

具体的针刺方法应根据实施的环境和管理要求,酌情选择。对于病程的不同阶段,建议根据病情宜针则针、宜灸则灸,或针灸合用,或配合穴位贴敷、穴位注射、刮痧、穴位按摩等。针刺平补平泻,每穴留针20~30 分钟;艾灸,每穴灸 10~15 分钟。每天治疗 1 次。具体操作参照国家标准《针灸技术操作规范》以及临床经验实施。对于居家隔离与出院居家康复的患者,亦可通过网上诊疗、线上指导、科普宣教的方式进行康复,并在专业人员指导下进行穴位按摩、刮痧等干预。由于针刺疗法难度大、专业性强、部分穴位存在治疗风险,建议居家患者避免使用。由于传染性相关肺炎具有较强的传染性,因此,医护人员在治疗过程中均应做好个人防护,废弃的针具应按医疗垃圾处理要求集中处理,同时应避免患者与密切接触者或正常人的交叉感染,所使用的针具禁止重复使用。

五、附:耳针疗法及其穴位的选择及操作

耳针疗法是采用针刺或其他方法刺激耳穴,以诊断或防治疾病的方法。从耳与经脉的联系来看,《灵枢·口问》曰:"耳者,宗脉之所聚也",手太阳、手足少阳、手阳明等经脉都入耳中,足阳明、足太阳经脉则分别上耳前,至耳上角。六阴经虽不直接入耳,但都通过经别与相表里的阳经相合,从而与耳相联系。奇经八脉中阴跷、阳跷脉并入耳后,阳维脉则循头入耳。从耳与脏腑的关系来看,清代《厘正按摩要术》提出:"耳珠属肾,耳轮属脾,耳上轮属心,耳皮肉属肺,耳背玉楼属肝。"耳与经脉的联系也是耳与经脉对应的脏腑之间的联系基础。人体脏腑或躯体病变时,往往可在耳的对应部位出现痛觉、感觉的异常,乃至局部肤质、皮肤电阻特异性改变等反应。

1.常用耳穴分布及其主治

从耳穴的分布来看(图 12-1),耳穴在耳郭的分布犹如一个倒置在子宫内的胎儿。与内脏相对应的穴位大多分布于耳甲区,耳轮、耳屏、耳垂等区域亦散在分布着一些与呼吸系统疾病相关的耳穴。在传染性相关肺炎防治过程中,可根据耳穴对应部位、脏腑经络辨证、西医理论及临床经验取穴(表 12-1 至表 12-5)。操作时可选用毫针法、电针法、埋针法、压丸法、刺血法、穴位注射法等。

2.耳针注意事项

耳针疗法操作便捷,其中压丸法尤其适用于传染性相关肺炎的易感人群及居家隔离人群的预防保健,在专业人员的指导下,可以自行操作。毫针法、电针法、穴位注射等专业性较强,且属于有创操作,必须在专业的医疗机构由专业人员操作完成,具体操作参照国家标准《针灸技术操作规范》以及临床经验实施。由于传染性相关肺炎具有极强的传染性,故操作时需严格遵守感控要求,具体参见针刺疗法注意事项。如针刺后耳部出现针孔发红、肿胀,应及时予以消毒处理,防止化脓性软骨膜炎的发生。耳穴压丸、耳穴埋针的时间不宜过长,可双耳交替进行。

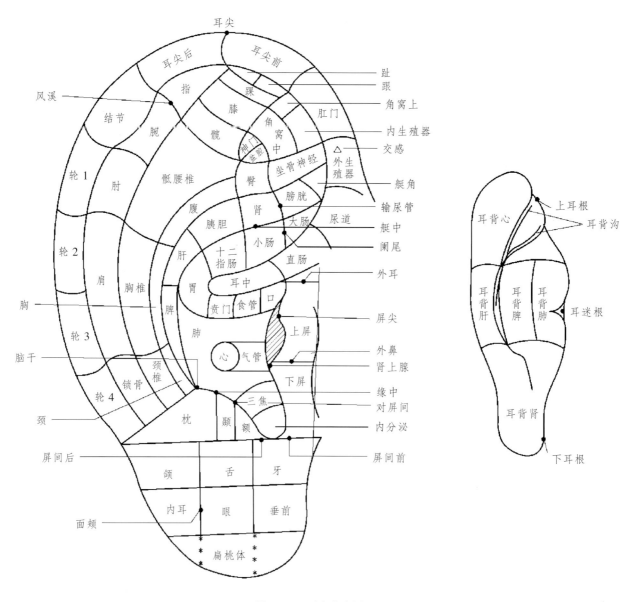

图 12-1 耳穴分布图。

表 12-1 耳轮部相关耳穴

名称	部位	主治
耳尖前	耳郭向前对折的上部尖端的前部,即耳轮 6 区	发热、上呼吸道感染
耳尖	耳郭向前对折的上部尖端处,即耳轮 6、7 区交界处	
耳尖后	耳郭向前对折的上部尖端的后部,即耳轮 7 区	
结节	耳轮结节处,即耳轮 8 区	
轮 1	耳轮结节下方的耳轮处,即耳轮 9 区	
轮 2	轮 1 区下方的耳轮处,即耳轮 10 区	
轮 3	轮 2 区下方的耳轮处,即耳轮 11 区	
轮 4	轮 3 区下方的耳轮处,即耳轮 12 区	

表 12-2　三角窝相关耳穴

名称	部位	主治
角窝中	三角窝中 1/3 处,即三角窝 3 区	哮喘等呼吸系统疾病
神门	三角窝后 1/3 的上部,即三角窝 4 区	(经验效穴)

表 12-3　耳屏相关耳穴

名称	部位	主治
外鼻	耳屏外侧面中部,即耳屏 1、2 区之间	鼻咽部相关疾病
内鼻	耳屏内侧面下 1/2 处,即耳屏 4 区	
咽喉	耳屏内侧面上 1/2 处,即耳屏 3 区	
肾上腺	耳屏游离缘下部尖端,即耳屏 2 区后缘处	低血压、哮喘、休克

表 12-4　耳甲区相关耳穴

名称	部位	主治
胃	耳轮脚消失处,即耳甲 4 区	胃肠道相关症状
十二指肠	耳轮脚及部分耳轮与 AB 线之间的后 1/3 处,即耳甲 5 区	
小肠	耳轮脚及部分耳轮与 AB 线之间的中 1/3 处,即耳甲 6 区	
大肠	耳轮脚及部分耳轮与 AB 线之间的前 1/3 处,即耳甲 7 区	
肾	对耳轮下脚下方后部,即耳甲 10 区	哮喘等
气管	心区与外耳门之间,即耳甲 16 区	呼吸系统相关疾病
肺	心区与气管区周围处,即耳甲 14 区	

表 12-5　耳垂部相关耳穴

名称	部位	主治
扁桃体	耳垂正面下部,即耳垂 7、8、9 区	上呼吸道感染

第 3 节　灸法治疗

一、灸法的作用机制

1.灸法的抗炎免疫作用

从中医角度来看,灸法是通过刺激穴位及其相应的经络系统而发挥扶正祛邪、调和阴阳的作用。现代医学研究认为,艾灸可以通过对穴位(区)局部的温热刺激,激活穴位局部的特异感受器、热敏感免疫细胞等而启动艾灸温通效应,并经神经、体液途径传导艾灸温热刺激信号以及后续效应,从而引起特定靶器官和全身系统的后续效应。目前,灸法对传染性相关肺炎的干预主要集中在退热、调节免疫方面。其中,热证是否可治尚且存在争议,但灸法退热的机制研究认为,其退热疗效与灸法对体温调节中枢中热敏神经元活动的调节以及减少内源性致热源有关。在临床上,应当注意患者的病情变化,对出现高热的患者进行充分的评估,以避免灸法的不良反应。灸法的免疫调节作用表现出整体性和双向性的特点。大量的研究证实,灸法对机体炎症反应的干预主要通过双向调控固有免疫、适应性免疫以及多种免疫分子,从而实现对机体免疫系统的多角度、不同层次影响。

2.艾烟的特殊作用

早在《肘后备急方·治瘴气疫疠温毒诸方》中就详尽描述了艾烟消毒方法:"断瘟病令不相染……密以艾灸患者床四角,各一壮……佳也。"后世《太平圣惠方》等医籍均沿用此法,对患者病床周围进行艾烟熏蒸以防治时气瘴疫。相关研究认为,艾烟的主要作用依赖于艾叶本身的挥发油成分。通过对艾叶挥发油主要成分的分析发现,其组分以桉叶油醇、菊槐酮、龙脑、4-萜烯醇为主,大部分具有解热、祛痰、抗炎、平喘作用,毒性报道较少;艾叶燃烧生成的艾烟成分主要为呋喃结构物质、芳香族化合物以及酯类、烷烃或含羟基类化合物,未检出苯并吡等毒性物质,且风险物质的浓度大大低于国家限量标准。故在保证通风及加工工艺的情况下,艾烟的安全性具有一定保障。另有研究认为,对于呼吸道传染病,艾熏可在室内形成的空气药分子膜层,可将病原微生物包裹,加速固体和液体微粒的沉降速度,从而在一定程度上干扰或阻断传染源经气溶胶、飞沫的传播途径。

3.艾灸的预防及保健作用

传染性相关肺炎属中医"疫病"范畴,疫病之邪侵袭人体,发病与否与人体正气的强弱密切相关。《素问·四气调神大论》中记载:"是故圣人不治已病治未病,不治已乱治未乱,此之谓也。"孙思邈在《千金要方》中云:"是以圣人消未起之患,治未病之病,医于无事之前,不迫于即逝之后。"因此,对于易感人群,在疫病流行时期更应该固护正气,增强体质,避免病邪侵害。灸法具有补益气血、温通经络、平衡阴阳的功效,在疫情期间有助于抗御疫毒,发挥"未病先防,既病防变,愈后防复"的作用,达到防疫、治疫的目的。在具体灸法的选择上,目前临床多采用温针灸、脐疗、麦粒灸,其操作专业性强,部分属于有创操作,适宜于住院患者的治疗。对于易感人群、居家隔离人群、康复人群,建议使用艾条灸或灸盒,其操作便捷、安全、无创。

二、治疗方案

1.一般分期及辨证取穴(同针刺疗法)

(1)重点艾灸穴位的选择及定位

1)足三里(双)。胃经合穴,胃之下合穴,具有健脾和胃、扶正培元、理气降逆、通腑化痰之功,为保健要穴,主治形羸体乏,一切胃肠疾患。《医说》云:"若要安,三里莫要干。"

定位:在小腿外侧,犊鼻(在膝前区,髌韧带外侧凹陷中。注:屈膝45°,髌骨外下方的凹陷中)下3寸,犊鼻与解溪(在踝区,踝关节前面中央凹陷中,拇长伸肌腱与趾长伸肌腱之间。注:令足趾上跷,显现足背部两肌腱,穴在两腱之间,相当于内、外踝尖连线的中点处)连线上(图12-2)。

注:在胫骨前肌上取穴。

2)神阙。又名命蒂,位于脐中央,具有温阳救逆、利水固脱、开窍苏厥之功,配合足三里主治一切虚损劳疾。《类经图翼》云:"故神阙之灸,须填细盐,然后灸之,以多为良,若灸之三五百壮,不惟愈疾,亦且延年,若灸少,则时或暂愈,后恐复发,必难救矣。"

定位:在脐区,脐中央(图12-3)。

3)阴陵泉(双)。脾经合穴,具有健脾利湿、通利三焦之功,主治一切湿证。《灵枢·热病》云:"热病挟脐急

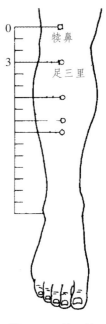

图12-2　足三里。

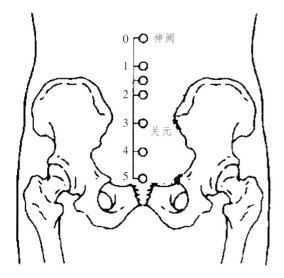

图 12-3　神阙和关元。

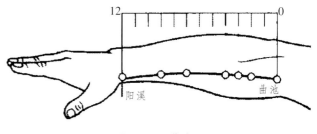

图 12-5　曲池。

痛,胸胁满,取之涌泉与阴陵泉。"

定位:在小腿内侧,胫骨内侧髁下缘与胫骨内侧缘之间的凹陷中(图 12-4)。

注:用拇指沿胫骨内缘由下往上推,至拇指抵膝关节下时,胫骨向内上弯曲的凹陷中即是本穴。

4)曲池(双)。大肠经合穴,具有清热疏风、调和营卫、消肿止痛之功,主治热病、咽喉肿痛、腹痛吐泻等,《针灸甲乙经》云:"伤寒余热不尽,胸中满,耳前痛,齿痛,目赤痛,颈肿,寒热,渴饮辄汗出,不饮则皮干热,曲池主之。"

定位:在肘区,尺泽(在肘区,肘横纹上,肱二头肌腱桡侧缘凹陷中)与肱骨外上髁连线的中点处(图 12-5)。

注:90°屈肘,肘横纹外侧端外凹陷中;极度屈肘,肘横纹桡侧端凹陷中。

5)关元:小肠募穴,任脉、足三阴经交会穴,古人称之为人身元阴元阳交关之处,具有温补肾阳、调经止带、益气补虚、升举阳气的作用,主治虚劳冷惫、羸瘦无力。

定位:在下腹部,脐中下 3 寸,前正中线上(图 12-3)。

6)列缺(双)。肺经络穴,八脉交会穴,具有宣肺利咽、理气宽膈之功,主治咳嗽气喘、咽喉肿痛、颈项强痛。《针灸大成·四总穴歌》云:"头项寻列缺。"《针灸甲乙经》云:"寒热胸背急,喉痹,咳上气喘,掌中热,数欠伸,汗出,善忘,四肢厥逆,善笑,溺白,列缺主之。"

定位:在前臂,腕掌侧远端横纹上 1.5 寸,拇短伸肌腱与拇长展肌腱之间,拇长展肌腱沟的凹陷中(图 12-6)。

7)膏肓(双)。位于心膈之间,具有通宣理肺、养阴调心之功,主治咳嗽、气喘,配合关元穴可疗诸虚百损。

定位:在脊柱区,第 4 胸椎棘突下,后正中线旁开 3 寸(图 12-7)。

8)肺俞(双)。背俞穴,肺脏经气转输之处,具有理气平喘、调和营血之功,主治咳嗽、咳血、胸满、气喘。

定位:在脊柱区,第 3 胸椎棘突下,中线旁开 1.5 寸(图 12-7)。

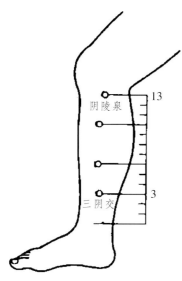

图 12-4　阴陵泉。

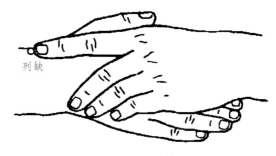

图 12-6　列缺。

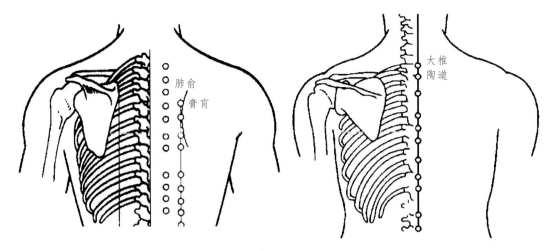

图 12-7　肺俞、膏肓、大椎、陶道。

9）大椎。督脉、手足三阳经交会穴，具有清热解毒、解表通阳、肃调肺气之功，主治热病、骨蒸盗汗、咳嗽气喘、五劳虚损等。《素问·骨空论》云："灸寒热之法，先灸项大椎，以年为壮数。"

定位：在脊柱区，第7颈椎棘突下凹陷中，后正中线上（图12-7）。

10）陶道。督脉、足三阳经交会穴，具有解表、退热、安神之功，配合肺俞可治胸痛、脊强。《百症赋》云："发热时行，陶道复求肺俞理。"

定位：在脊柱区，第1胸椎棘突下凹陷中，后正中线上（图12-7）。

注：从第7颈椎向下1个棘突，在棘突下凹陷中。

2.施灸的注意事项及禁忌

传染性相关肺炎的具体施灸方法应根据实施的环境和管理要求酌情选择，院内操作需严格执行感控要求，部分负压病房患者需注意艾烟的管控。对于易感人群、居家隔离人群、康复期患者，在居家环境中实施灸法操作应在专业人士的指导下完成，注意防及烫伤。具体操作参照国家标准《针灸技术操作规范》以及临床经验实施。禁忌：①面部穴位、乳头、大血管等处均不宜使用直接灸，以免烫伤形成瘢痕。关节活动部位亦不适宜化脓灸，以免化脓溃破，不易愈合，甚至影响功能活动。②一般空腹、过饱、极度疲劳和对灸法恐惧者，应慎施灸。对于体弱患者，灸治时艾炷不宜大，刺激量不可过强，以防"晕灸"。一旦发生晕灸，应及时处理。③妊娠女性的腹部和腰骶部也不宜施灸。④施灸过量，时间过长，局部出现水疱，只要不擦破，可任其自然吸收，如水疱较大，可用消毒毫针刺破水疱，放出水液并消毒。瘢痕灸者，在灸疮化脓期间，1个月内慎做重体力劳动，疮面局部勿用手搔，以保护痂皮，并保持清洁，防止感染。

3.艾烟的不良反应

对于艾烟消毒，目前临床上尚没有严格的操作规范及要求，对其量效关系也缺乏统一的认识，使用时应保持室内正常空气流通。对于负压病房患者，应注意使用可移动排烟装置等来控制艾烟的排放。艾灸的部分挥发物可导致过敏反应，甚至引起癫痫样惊厥。使用时应注意患者的精神状态，防止过敏反应。

参考文献

[1]戴俊荣.明清疫病文献针灸防治资料整理与研究[D].福州：福建中医药大学，2015.

[2]中国针灸学会.新型冠状病毒肺炎针灸干预的指导意见（第2版）[J/OL].中国针灸：1-2[2020-04-15].https://doi.org/10.13703/j.0255-2930.20200302-k0009.

[3]赵京生.针灸学基本概念术语通典[M].北京：人民卫生出版社，2014：681-690.

[4]刘兵、王华、周仲瑜，等.针灸防治新型冠状病毒肺炎理论与临证思路探析[J/OL].中国针灸：https://doi.org/10.13703/j.0255-2930.20200305-k0004.

[5]文碧玲，周华，刘保延，等.冬病夏治穴位贴敷疗法防治慢性咳喘穴位处方探析[J].中国针灸，2010，30（8）：647-652.

[6]何伟,石啸双,张知云,等.从针灸对免疫炎性反应的调节探讨针灸防治新型冠状病毒肺炎的作用途径[J/OL].中国针灸:1-5[2020-04-15].https://doi.org/10.13703/j.0255-2930.20200305-0001.

[7]梁繁荣,王华.针灸学(第 4 版)[M].北京:中国中医药出版社,2016:175-186.

[8]符梦楠,王彬,吴秋玲.耳穴贴压干预慢性阻塞性肺疾病的疗效观察[J].上海针灸杂志,2019,38(07):736-740.

[9]黄凯裕,梁爽,孙征,等.艾灸温通效应的启动机制分析[J].中国针灸,2017,37(09):1023-1026.

[10]吴焕淦,翁志军,刘慧荣,等.基于免疫相关性疾病的艾灸镇痛与抗炎免疫研究[J].世界中医药,2016,11(12):2505-2514,2520.

[11]刘慧荣,王照钦,李璟,等.从古代文献与现代研究探讨灸法防治 2019 冠状病毒病的思考[J].上海针灸杂志,2020,39(05):626-632.

[12]唐照亮,宋小鸽,章复清,等.艾灸抗炎免疫作用机制的实验研究[J].安徽中医学院学报,2003,22(2):31-35.

[13]穆敬平,刘莉,周立志,等.艾灸对炎症性肠病大鼠结肠黏膜肥大细胞和 TRPV1 的影响[J].辽宁中医杂志,2014,41(8):1749-1752.

[14]朱文莲,刘仁权.艾灸大椎穴对免疫低下小鼠巨噬细胞吞噬功能的影响[J].北京中医药大学学报,2005,28(1):89-90.

[15]李晓娟,孔立红,孙国杰.悬灸对小鼠巨噬细胞杀菌作用和炎症因子表达的影响[J].湖北中医药大学学报,2014,16(2):14-16.

[16]郭孟琦,田岳凤,表叶,等.隔药饼灸对不同年龄机体 IgA、IgG、IgM 及补体 C3 的影响[D].山西中医学院学报,2013.

[17]刘志丹,李晓燕,赵创,等.艾灸对类风湿关节炎小鼠 Treg/Th17 细胞及其信号通路的影响[J].中国针灸,2017,37(10):1083-1092.

[18]袁民,傅莉萍,陈雪华,等.艾灸对荷瘤小鼠免疫功能的影响[J].针刺研究,2003,28(2):115-117.

[19]余曙光,景向红,唐勇,等.针灸-免疫:现状与未来[J].针刺研究,2018,43(12):747-753.

[20]靳然,赵百孝,于密密,等.艾燃烧生成物组分固相微萃取气相色谱质谱法定性分析[J].北京中医药大学学报,2011,34(9):632-636.

[21]于密密,靳然,赵百孝,等.SPME-GC-MS 法测定艾烟中苯酚的含量[J].药物分析杂志,2012,32(10):1870-1873.

[22]吴安华,黄勋,李春辉.医疗机构新型冠状病毒肺炎防控中的若干问题[J].中国感染控制杂志,2020,19(2):99-104.

[23]张国山,兰蕾,常小荣,等.艾烟空气消毒的研究进展[J].世界中西医结合杂志,2011,6(11):1006-1009.

[24]胡玲.经络腧穴学(第 2 版).上海:上海科学技术出版社,2009:50,206.

第13章

传染性相关肺炎的心理康复

世界卫生组织断言:没有任何一种灾难比心理障碍给人们带来的痛苦更深重。传染性相关肺炎这种突发事件,对人类构成前所未有的威胁,这种传染病带来了明显的心理健康后遗症,包括痛苦、失眠、焦虑、抑郁和创伤后应激障碍(PTSD),给人们的工作、学习、生活带来巨大影响。本章在讨论传染性相关肺炎心理问题、评定及治疗之前,首先普及一下心理健康知识,以及心理健康的调节、促进及提高,从而使大家掌握基本的心理健康知识,学会自我调节。

第1节 心理健康概述

一、心理健康的概念

心理健康是战胜疾患的康复剂,也是获得机体健康、延年益寿的重要因素。那么什么是心理健康呢?

心理健康是指这样一种状态,即人们对内部环境具有安定感,对外部环境能以社会上的任何形式去适应。也就是说,遇到任何障碍和困难,心理都不会失调,并能以适当的行为予以克服。这种安定、适应的状态就是心理健康的状态。衡量心理是否绝对健康是非常困难的。健康是相对的,没有绝对的分界线。一般判断心理是否正常,具有以下3项原则:首先,心理与环境的统一性。正常的心理活动,在内容和形式上与客观环境具有一致性。其次,心理与行为的统一性。这是指个体的心理与其行为是一个完整、统一和协调一致的过程。最后,人格的稳定性。人格是个体在长期生活经历过程中形成的独特个性心理特征的具体体现。

1989年,世界卫生组织进一步深化了健康的概念,认为健康应包括:躯体健康——无生理疾病;心理健康——心理健康状态;社会适应良好——个人与社会观念和谐;道德健康——个性品德高尚。1946年,第三届国际心理卫生大会对心理健康是这样定义的:心理健康,是指在身体、智能以及情感上与他人的心理健康不相矛盾的范围内,将个人心境发展成最佳状态。具体表现为身体、智力、情绪十分协调;适应环境,人际关系中彼此能谦让;有幸福感;在工作和职业中,能充分发挥自己的能力,过着有效率的生活。

二、心理健康的标准

1.美国心理学家戴埃博士描述心理健康者的状态

他们几乎热爱生活的每一个内容,做什么事情都非常愉快,从不浪费时间去埋怨或幻想。生病、遇灾不是他们喜欢的,他们却不会因此而整天长吁短叹,而是积极努力,改变现实,并从中获得乐趣。

他们从不因往事而内疚或悔恨,当然他们也承认做过错事,但不会因此而懊悔、烦恼至极。

他们从不为未来忧虑,他们拒绝担忧,"忧虑是愚蠢的生活方式,必须以现实生活取而代之。"这些人生活在现在,而不是过去或将来,从不畏惧未知世界,喜欢探索一切,无论何时都珍惜眼前的时光。

他们在精神上非常独立,脱离了所有的从属关系。

当然,他们十分热爱家庭,但珍视自己的自由,不希望受别人的约束。

他们有一个与众不同的特点:从不寻求别人的赞许,从不想方设法取悦于人。无人喝彩,照样积极地生活。

他们富有幽默感,知道怎么笑,怎样开玩笑。

他们能不加抱怨地接受自己,无论自己处于怎样的状态。

他们不怕失败,胸怀宽广,不崇拜偶像,爱自己。

他们以发展为动力,不刻意追求幸福,他们只是生活,从生活中自然得到幸福。

2.美国心理学家马斯洛和米特尔曼提出的 10 条经典标准

(1)充分的安全感:安全感是人的基本需要之一,如果惶惶不可终日,人便会很快衰老。抑郁、焦虑等心理,会引起消化系统功能的失调,甚至会导致病变。

(2)充分了解自己,对自己的能力做出恰如其分的判断:如果勉强去做超越自己能力的工作,就会显得力不从心,于身心大为不利。超负荷的工作,甚至会给健康带来麻烦。

(3)生活目标切合实际:由于社会生产发展水平与物质生活条件有一定限度,如果生活目标定得太高,必然会产生挫折感,不利于身心健康。

(4)与外界环境保持接触:因为人的精神需要是多层次的,与外界接触,一方面可以丰富精神生活,另一方面可以及时调整自己的行为,以便更好地适应环境。

(5)保持个性的完整与和谐:个性中的能力、兴趣、性格与气质等各种心理特征必须和谐而统一,方能得到最大的施展。

(6)具有一定的学习能力:现代社会知识更新很快,为了适应新的形势,就必须不断学习新的东西,使生活和工作能得心应手,少走弯路,以取得更多的成功。

(7)保持良好的人际关系:人际关系中,有正向积极的关系,也有负向消极的关系,而人际关系的协调与否,对人的心理健康有很大的影响。

(8)能适度地表达和控制自己的情绪:人有喜怒哀乐不同的情绪体验。不愉快的情绪必须释放,以求得心理上的平衡。但不能发泄过分,否则,既影响自己

的生活,又加剧了人际矛盾,于身心健康无益。

(9)有限度地发挥自己的才能与兴趣爱好:人的才能和兴趣爱好应该被充分发挥出来,但不能妨碍他人利益,不能损害团体利益,否则,会引起人际纠纷,徒增烦恼,无益于身心健康。

(10)在不违背社会道德规范下,个人的基本需要应得到一定程度的满足:当然,必须合法,否则将受到良心的谴责、舆论的压力,乃至法律的制裁,自然毫无心理健康可言。

3.我国心理学家提出的心理健康标准

(1)了解自我,悦纳自我:有一个人永远跟我们生活在一起,这个人就是我们自己。孔老夫子说过:知己者明,知人者智。我们只有了解自己,接受自己,我们才有可能是幸福的,是健康的。

了解自己的长处,我们要清楚自己的发展方向;了解自己的缺陷,我们才会少犯错误,避免去做一些自己力所不能及的事情。

(2)接受他人,善与人处:人生活在由他人构成的社会中,就像鱼生活在水中一样,离开了他人,离开他人的帮助,人将无法生存。

有心理学家统计,人生约80%的烦恼都与自己的人际环境有关。对别人吹毛求疵,动辄向他人发火,侵犯他人的利益,不注意人际交往的分寸,都将给自己带来无尽的烦恼。

(3)正视现实,接受现实:我们可能没有出生在一个富贵的家庭;我们的工作可能也不尽如人意;我们的爱人可能也不精明能干、体贴入微;我们的孩子可能也不都聪明伶俐、顺从听话;我们也可能正在遭遇着挫折和磨难……但是,我们只有先正视这一切,接受这一切,在此基础上,才有改变的可能性。

(4)寻找意义感:一般来说,人们的行为总有一定目的。人们追问的是,A 为了 B,B 为了 C,C 为了……最终为了什么? 人总是要死的。死亡是否剥夺了人生的一切意义?人生有限。在此有限中,能否找到无限与永恒?奥地利作家茨威格说过:"一个人生命中的最大幸运,莫过于在他的人生旅途中,即在他年富力强时,发现了自己生活的使命。"

(5)承担责任,乐于工作:除襁褓中的婴儿之外,每个人都有自己的责任和工作。儿童要尊重父母,做自己力所能及的事,成年人要承担家庭和社会的重

担,在工作中获得谋生的手段并得到承认和乐趣。所以,失业给成人的打击不仅是经济上,而且是心理上的,它会使人丧失价值感,带来心理危机。

能够勇敢地承担责任,并从工作中得到乐趣的人,才是真正成熟、健康的人。

(6)能适当地表达情绪:情绪在心理健康中起着重要的作用。心理健康者经常能保持愉快、开朗、自信和满意的心情,善于从生活中寻求乐趣,对生活充满希望。反之,经常性的抑郁、愤怒、焦躁、嫉妒等则是心理不健康的标志。

当一个人心理十分健康时,他的情绪表达恰如其分,仪态大方,既不拘谨,也不放肆。

(7)健全的人格:人格又称个性,是个人带有倾向性的、本质的、比较稳定的心理特征,如兴趣、爱好、能力、气质、性格等的总和。一个人的人格表现在知、情、意等心理活动的各个方面,包括个人的认知能力的特征、行为动机的特征、情绪反应的特征、人际关系协调的程度、态度和信仰的体系、道德价值的特征等。一般说来,人格是在一定社会历史条件下,通过社会实践活动形成和发展起来的。一个人的人格是其过去的整个生活历程的反映。人格的形成也和人的生物遗传因素有关,因为人与人的个体差异从婴儿诞生的第一天起就有所表现。作为区别人与人不同特征的人格,正是在这种先天生物学差异的基础上,在某种社会文化环境的影响下,通过不断的社会性内化过程而逐渐形成起来的。心理健康的最终目标就是保持人格的完整性,培养出健全的人格。

有一则印度谚语:态度决定行为,行为决定习惯,习惯决定人格,人格决定命运。我们的性格和命运正是由我们自己每时每刻的行动自我雕塑而成。

(8)心理行为符合年龄与性别特征:人的心理行为表现是与人的不同阶段的生理发展相对应的,不同的年龄阶段往往具有不同的心理行为特征。如果一个人的心理行为,经常严重偏离自己的年龄和性别特征,这意味着其心理发展有问题。

三、身体健康和心理健康的关系

身体健康如同房屋的基石和架构,而心理健康如同屋顶砖瓦。古人云:喜伤心,悲伤肝,思伤脾,忧伤肺,恐伤肾。也就是说,喜、怒、哀、乐、忧、思、恐是人类最基本的情绪情感体验,但如果太过于强烈,都会伤及身体。心理健康与身体健康是密切相关的,身体健康是心理健康的基础和载体,心理健康又是身体健康的条件和保证。心理健康是指自己有办法应对问题和解决问题,并不是指绝对没有问题。

四、健康心理的培养

1.不要太过于追求完美

几乎每个人都有自己想象中完美的生活。但是,很少有人感到事业与家庭都合乎他们想象的标准。心理健康认为,我们追求的应该不是完美,是卓越。追求卓越是一种人生态度,是一种境界。卓越不是完美。因为完美会使你受挫,会使你被削弱,而卓越却是一个尽其所能去做到最佳的、不断前进的目标。在追求卓越的过程中,你可以不断地取得最佳,不断地打破个人记录,提高过去取得的成绩,从各个层面的成就出发,从而让自己变得坚不可摧。

水至清则无鱼,人至察则无徒。意思是说:水太过清澈,则没有足够的养分养活鱼;教师过于明察秋毫,则没有人能够做他的学生。

2.不要与别人比较

拿自己与我们认为人生顺利的人比较,忽略了一个重要的问题,没有人能够不经历风雨,就随随便便成功。在不了解别人的情况下,比较是毫无意义的。山外有山,人外有人,永远不要和别人比较,因为我们永远比不起。不管是比好,还是比惨,这个世界上,多的是比我们更好,或是更惨的人。我们最应该做的不是比较,而是做好我们自己。如果非要比较,也应该是和自己做比较。每一个阶段的我们都是不一样的,人往高处走,我们只能比以前的自己更好。

3.不要过分注意缺憾

别因为一个黑点而忽略了整张白纸,破坏快乐的有效方法莫过于对任何事物都只注意瑕疵,这样心里总会不快。有时候要探讨一下:若瑕疵消失是否真的可以使你快乐。俗话说:"金无足赤,人无完人。"每个人降生在世上,多少都带有缺憾。不要过分看重这些缺憾,自命悲观,何必呢?留点缺憾吧,你真的会更美。

茉莉花香气袭人,但却缺少艳丽的颜色;牡丹国色天姿,却没有沁人心脾的馨香;玫瑰色香俱佳,却又浑身是刺……如果我们用完美的眼光来看待这些花,有谁能够真正完美呢?但有谁敢说它们都不美呢?花儿都带有一些遗憾,但正是这些遗憾,使得它们各具风味,别具一格。朋友,何不用欣赏的眼光看待缺憾呢?留点缺憾吧,你真的会更美!

4.换一个角度看问题

"横看成岭侧成峰,远近高低各不同;不识庐山真面目,只缘身在此山中。"当你面对生活的不如意时,不要放弃,不要以为迎接自己的就是失败。要拿出自己的平常心,换个角度看问题,也许你就会发现另一片天地。中国台湾著名漫画家蔡志忠说:"如果拿橘子比喻人生,一种是大而酸的,另一种就是小而甜的。一些人拿到大的会抱怨酸,拿到甜的会抱怨小;而有些人拿到小的就会庆幸它是甜的,拿到酸的就会感谢它是大的。"这段话告诉我们:不同的人对待人生有着不同的态度,一种是对生活总是抱怨与不满,一种是对生活总是庆幸与感谢。人的一生不可能总是事事如意,有时也有不幸的事,关键是看你以一种怎样的心态去面对。换个角度去看问题,也许结果就会是另一种情形。当痛苦向你袭来,不要悲观,不要气馁,寻找痛苦的原因及战胜痛苦的方法,你就会看到事物美好的一面。

5.善于从光明的一面看问题

相传有一位老人,名叫塞翁,养了许多马。一天有一匹马走失,邻居们安慰,塞翁笑说:"丢了一匹马没准会带来什么福气呢。"过了几天,丢失的马不仅自动返回家,还带回一匹匈奴的骏马。邻居向塞翁道贺,塞翁忧虑地说:"白得一匹马,不一定是什么福气。"塞翁儿子很喜欢这匹马,他每天都骑马出游。一天,他从马背上跌下来,摔断了腿。邻居又来慰问。塞翁说:"没什么,腿摔断了或许是福气呢。"不久,匈奴兵大举入侵,青年人被应征入伍,塞翁的儿子因为摔断了腿,不能去当兵。入伍的青年都战死了,唯有塞翁的儿子保全了性命。

"塞翁失马,焉知非福"是人们常说的一句成语。

这个故事告诉我们好事和坏事能够相互转化,所以要胜不骄败不馁,常怀一颗乐观、豁达的心态。当事情处于不好的一面时,要学会泰然处之。

6.顺其自然

顺其自然,是说万物自有其理,世事不可强求,很多时候谋事在人,而成事在天。只要自己尽力而为,没有什么可愧对的。对于很多经历与结果,要用达观豁然的心情去面对,时时刻刻抱有一颗平常心。顺其自然的心态是好的,这样人心里总是开心的,有的东西不能强求,该来的总会来,不该来的是强求不来的。所以说,要有顺其自然的心态。

有一则顺其自然的哲理故事。禅院的草地上一片枯黄,小和尚看在眼里,对师父说:"师父,快撒点草籽吧!这草地太难看了。"

师父说:"不着急,什么时候有空了,我去买一些草籽。什么时候都能撒,急什么呢?随时!"

中秋的时候,师父把草籽买回来,交给小和尚,对他说:"去吧,把草籽撒在地上。"起风了,小和尚一边撒,草籽一边飘。

"不好,许多草籽都被吹走了!"

师父说:"没关系,吹走的多半是空的,撒下去也发不了芽。担什么心呢?随性!"

草籽撒上了,许多麻雀飞来,在地上专挑饱满的草籽吃。小和尚看见了,惊慌地说:"不好,草籽都被小鸟吃了!这下完了,明年这片地就没有小草了。"

师父说:"没关系,草籽多,小鸟是吃不完的,随遇!"

夜里下起了大雨,小和尚一直不能入睡,他心里暗暗担心草籽被冲走。第二天早上,他早早跑出了禅房,果然地上的草籽都不见了。于是,他马上跑进师父的禅房说:"师父,昨晚一场大雨把地上的草籽都冲走了,怎么办呀?"

师父不慌不忙地说:"不用着急,草籽被冲到哪里就在哪里发芽。随缘!"

不久,许多青翠的草苗果然破土而出,原来没有撒到的一些角落里居然也长出了许多青翠的小苗。

小和尚高兴地对师父说:"师父,太好了,我种的草长出来了!"

师父点点头说:"随喜!"

随不是跟随,是顺其自然,不怨怼、不躁进、不过度、不强求。随不是随便,是把握机缘,不悲观、不刻板、不慌乱、不忘形。

五随总括就是珍惜一切,轻松随性过生活吧!

7.学会把外部的目标转换为内部目标

"不识庐山真面目,只缘身在此山中",有的人在生活环境中不能对自己做出正确的自我评价,常常低估自己的才智和工作能力,自我评价常常是过谦的,甚至是比较自卑的。

"我是独一无二的""天生我材必有用""尺有所短,寸有所长",每个人应该从自己的内心来评价自己。我们都有自己的长处和短处,接纳自己,正确地做

出自我评价是帮助我们做出正确奋斗方向的前提。

最后,把培养健康心理应该学会并努力做到的人生态度与大家共勉:

我们无法改变人生,但可以改变人生观!

我们无法改变环境,但可以改变心境!

我们无法调整环境来完全适应自己的生活,但可以调整态度来适应一切的环境!

你不能左右天气,但你可以改变心情!

你不能改变容貌,但你可以展现笑容!

你不能控制他人,但你可以控制自己!

你不能预知明天,但你可以利用今天!

你不会样样顺利,但你可以事事尽力!

第 2 节　心理问题

一、传染性相关肺炎患者的心理问题

传染性相关肺炎患者被确诊时极易出现恐惧心理,同时由于对传染病的错误认识,患者自身会不自觉地和周围环境脱离开来,表现为恐惧和自卑心理,严重的患者甚至还会出现饮食不振、失眠等症状。在治疗期间经常出现焦虑、抑郁心理:传染病患者在治疗期间经常会因为病情在短时间内没有好转而出现焦虑的情绪,同时也可能因为病情的反复而出现抑郁情绪。有些患者在治疗的过程中迫切搜集和自己疾病相关的信息,导致其对周围事情特别敏感。在这期间患者总表现出焦躁以及情绪低落、情绪不稳定。在被隔离时,患者容易产生自卑、惧怕的心理:传染病患者一旦被隔离,极其容易产生自卑和惧怕的心理,并自动地和周围人群划清界限,长期下去,极其容易出现自卑感和孤独感。同时,患者自身还会产生深深的遗弃感,心理疾病又会加重患者的身体疾病,长此以往形成恶性循环。

在传染性相关肺炎患者中,传染性相关肺炎居家隔离轻症患者和重症隔离患者的心理反应和心理问题又有所不同。

1.传染性相关肺炎居家隔离轻症患者心理反应

(1)认知:对疫情信息的过多关注,注意力范围缩窄,忽略周围环境的变化。

(2)情绪:会有担忧、不安、恐惧,甚至恐慌;会有不高兴、难过、悲伤,甚至有消极情绪;可能会有抱怨、怨天尤人,甚至愤怒;可能会出现麻木、无助感。

(3)行为:会有强迫行为,反复洗手,反复量体温,反复求医;可能会有退缩行为,变得依赖;可能会有攻击他人、自伤,甚至自杀行为。

(4)躯体:会有诸多躯体不适,如头晕、头痛、胸闷心慌、呼吸急促、全身乏力、睡眠差等。

2.传染性相关肺炎重症隔离患者心理反应

(1)认知:对病情的否认;觉得命运不公平;记忆力下降、注意力分散。

(2)情绪:得知病情时的震惊和恐慌;之后病情加重、对死亡的恐惧;对自己的行为感到后悔、自责;抑郁,感到对生命的绝望;愤怒、惊恐;也可能麻木。

(3)行为:依赖、沉默寡言;或者逃避,冲动伤人、

毁物等。

二、密切接触者的心理问题

例如，新型冠状病毒是通过飞沫和接触传播的。作为密切接触者，当得知自己密切接触过已经确诊的患者后，密切接触者的第一反应是自己可能也会被传染。密切接触者容易出现以下心理问题：

(1)怀疑自己是否已感染新型冠状病毒，了解该疾病各种信息的愿望也会因此变得十分强烈，包括去医院检查、查找各种资料、向亲朋好友打听等。有人甚至会去相信所谓的"秘方""偏方"或者迷信巫术等。

(2)懊悔自己的疏忽，责怪感染者或其他人，表现出愤怒。

(3)反复思考与感染者接触的细节，过度关注自己的身体状况，反复测体温、反复洗手、反复清洁、反复消毒，表现出极度的焦虑、恐慌。

(4)担心自己传染给家人，或者害怕隔离解除后不被大众接受等，从而出现消极、自杀念头或行为。

(5)否认与感染者接触的事实，回避行为。

三、丧失亲人的家属的心理问题

按《传染病法》规定，对于传染病的死亡病例，其尸体及其衣物必须特殊处理，不得保留或外泄，以防传染。对于这些因传染病而死亡的患者家属或亲友而言，其是一个重大的创伤应激，他们需要承受难以名状的痛苦和一般人难以理解的哀伤。如果不能恰当应对和处理这种特殊的哀伤反应过程，那么这种痛苦和哀伤将难以被平复和减轻，从而持续较长时间，甚至终身，严重影响其日后的生活、学习和工作能力。因此，有必要了解正常哀伤反应与异常哀伤反应。

1.正常哀伤反应

所谓哀伤，是指亲人死亡所致的生理和情绪痛苦，一般包括3个阶段：首先，当得悉亲人死亡的信息后会出现情绪的休克，主要表现为震惊、无语、木讷和精神恍惚、否认事实和失真实感，并会设法找寻死者，一般持续几小时或数天。其次，主要表现为哀伤，极度的伤心欲绝、哭泣、沮丧和抑郁，触景生情，沉湎于对死者生前的回忆和插入性的情景再现；同时会伴有失眠、多梦和易惊醒、厌食和精神运动迟缓等症状；部分丧亲者还会出现焦虑、惊恐和不安，甚至愤怒与激越，迁怒于医护人员治疗或抢救措施不当；或者自责与后悔，严重者甚至会出现错觉与短暂的幻觉，社交与人际关系退缩。该过程一般持续数周到6个月，极少数会持续更长时间。最后，哀伤症状逐渐减轻，社交等日常活动逐步恢复，对死者的回忆不再是痛苦、后悔和自责，更多的是对死者生前的美好回忆。该过程大概持续数周或几个月，然后在每年的忌日或清明节等时间或许会有短暂的哀伤症状反复。

需要注意的是，虽然上述这3个阶段的分期有一定的临床指导意义，但每个人的哀伤反应是各不相同的，应对处理需要因人而异。

2.异常或病理性哀伤

异常或病理性哀伤是指在失去亲人6个月后出现强烈的、持久的哀伤，主要包括分离不适感、创伤后压力及丧亲应对无力。这种哀伤反应并未随着时间流逝而减轻，反而持续加重，丧亲者会出现情绪、认知、行为方面的失能状态，社会功能明显受损，生活质量严重下降。因此，需要对哀伤症状和风险定期评估。有研究指出，丧亲者和已故者的关系越亲密，其哀伤反应越重，其中配偶是生活朝夕相伴的重要支持者，子女是父母的心血，他们的离世对丧亲者的打击更严重。此外，离世者年龄越小，丧亲者越易发展成异常或病理性哀伤。因此，医护人员需结合丧亲者的丧失相关因素，关注异常或病理性哀伤高危人群，并及时提供哀伤干预。

第3节　心理评估

如何了解并预测传染性相关肺炎患者或丧亲家属的心理活动？通过心理评估，可以了解患者或丧亲家属的心理活动。

心理评估是通过观察、晤谈及心理测验等手段对个体的心理现象做全面、系统、深入的客观描述的过程和方法。评估方法有观察法、会谈法和测验法。

应多了解受疫情影响的各类人群的心理健康状况,根据所掌握的信息,及时识别高危人群,避免极端事件的发生,如自杀、冲动行为等。临床上发现传染性相关肺炎患者或丧亲家属有自杀倾向,以及存在失眠、焦虑、抑郁、躯体症状、消极的应对方式等问题,特别是重症患者常比轻症患者更容易悲观消极,也更易出现轻生念头或自杀行为。因此,对传染性相关肺炎患者或丧亲家属,及时进行相关心理筛查、评估非常重要。

可以通过面对面、电话、微信或视频指导的形式进行评估。在确认被测试者理解施测要求后开始施测,可采用线上、线下,或自评相结合的评估方式。

常用的评定内容如下。

一、一般资料调查

自行设计一般资料调查问卷,包括性别、年龄、受教育程度、职业、家人是否确诊、是否合并基础疾病、婚姻状态、病区环境适应情况等。

二、常用的评定量表

1.SCL-90症状自评量表(表13-1)

项目和评定标准:

(1)心理健康症状自评量表具有容量大、反映症状丰富、更能准确刻画被测试者自觉症状等特点。其包含较广泛的精神病症状学内容,从感觉、情绪、思维、行为直至生活习惯、人际关系、饮食睡眠等均有所涉及。

(2)该自评量表的每一项均采取1~5级评分,具体说明如下:

没有:自觉并无该项问题(症状);

很轻:自觉有该问题,但发生的并不频繁、严重;

中等:自觉有该项症状,其严重程度为轻到中度;

偏重:自觉常有该项症状,其程度为中到严重;

严重:自觉该症状的频度和强度都十分严重。

作为自评量表,这里的"轻、中、重"的具体含义应该由自评者自己去体会,不必做硬性规定。

SCL-90症状自评量表包括90个条目,共9个分量表,即躯体化、强迫症状、人际关系敏感、抑郁、焦虑、敌对、恐怖、偏执和精神病性。①躯体化:包括1,4,12,27,40,42,48,49,52,53,56和58,共12项,该因子主要反映主观的身体不适感。②强迫症状:3,9,10,28,38,45,46,51,55和65,共10项,反映临床上的强迫症状群。③人际关系敏感:包括6,21,34,36,37,41,61,69和73,共9项,主要指某些患者的不自在感和自卑感,尤其是在与其他人相比较时更突出。④抑郁:包括5,14,15,20,22,26,29,30,31,32,54,71和79,共13项,反映与临床上抑郁症状群相联系的广泛的概念。⑤焦虑:包括2,17,23,33,39,57,72,78,80和86,共10个项目,指在临床上明显与焦虑症状群相联系的精神症状及体验。⑥敌对:包括11,24,63,67,74和81,共6项,主要从思维、情感及行为三方面来反映患者的敌对表现。⑦恐怖:包括13,25,47,50,70,75和82,共7项,其与传统的恐怖状态或广场恐怖所反映的内容基本一致。⑧偏执:包括8,18,43,68,76和83,共6项,主要是指猜疑和关系妄想等。⑨精神病性:包括7,16,35,62,77,84,85,87,88和90,共10项,其中幻听、思维播散、被洞悉感等反映精神分裂样症状项目。⑩19,44,59,60,64,66及89共7个项目,未能被归入上述因子,其主要反映睡眠及饮食情况,我们在有些资料分析中,将之归为因子10"其他"。

评定的内容,一般是"现在"或"最近一周"的实际感觉。

SCL-90症状自评量表的统计指标主要为两项,即总分和因子分。

SCL-90症状自评量表的总分项目。①总分:90项的单项分之和,能反映其病情严重程度。②总均分:总分/90,表示从总体情况看,该受检者的自我感觉位于1~5级间的哪个分值程度上。③阳性项目数:单项分≥2的项目数,表示受检者在多少项目上呈现"症状"。④阴性项目数:单项分=1的项目数,表示受检者"无症状"的项目有多少。⑤阳性症状均分:(总分-阴性项目数)/阳性项目数,表示受检者在"有症状"项目中的平均得分,反映受检者自我感觉不佳的项目,其严重程度介于哪个范围。

SCL-90症状自评量表因子分:因子分共包括10个因子,即将所有90项分为10大类。每一因子反映受检者某一方面的情况,因而通过因子分可以了解受检者的症状分布特点,并可做廓图分析。

SCL-90 症状自评量表得分结果:量表作者未提出分界值,按全国常模结果,总分>160 分,或阳性项目数>43 项,或任一因子分>2 分,需考虑筛选阳性,并做进一步检查。

表 13-1　SCL-90 症状自评量表

指导语:以下表格中列出了有些人可能存在的症状或问题,请仔细阅读每一项,然后根据该项与您自己的实际情况相符合的程度(最近一个星期或现在),选择一个适当的数字填写在后面的答案栏中。

1—从无,2—很轻,3—中等,4—偏重,5—严重

序号	问题	选项
1	头痛	
2	神经过敏,心中不踏实	
3	头脑中有不必要的想法或字句盘旋	
4	头晕或晕倒	
5	对异性的兴趣减退	
6	对旁人责备求全	
7	感到别人能控制您的思想	
8	责怪别人制造麻烦	
9	忘性大	
10	担心自己的衣饰整齐及仪态的端正	
11	容易烦恼和激动	
12	胸痛	
13	害怕空旷的场所或街道	
14	感到自己的精力下降,活动减慢	
15	想结束自己的生命	
16	听到旁人听不到的声音	
17	发抖	
18	感到大多数人都不可信任	
19	胃口不好	
20	容易哭泣	
21	同异性相处时感到害羞不自在	
22	感到受骗、中了圈套或有人想抓住您	
23	无缘无故地突然感到害怕	
24	自己不能控制地大发脾气	
25	怕单独出门	
26	经常责怪自己	
27	腰痛	
28	感到难以完成任务	
29	感到孤独	
30	感到苦闷	
31	过分担忧	
32	对事物不感兴趣	
33	感到害怕	

(待续)

（续）

1—从无,2—很轻,3—中等,4—偏重,5—严重

序号	问题	选项
34	您的感情容易受到伤害	
35	感到旁人能知道您的私下想法	
36	感到别人不理解您、不同情您	
37	感到人们对您不友好,不喜欢您	
38	做事必须做得很慢,以保证做得正确	
39	心跳得很厉害	
40	恶心或胃部不舒服	
41	感到比不上他人	
42	肌肉酸痛	
43	感到有人在监视您、谈论您	
44	难以入睡	
45	做事必须反复检查	
46	难以做出决定	
47	怕乘电车、公共汽车、地铁或火车	
48	呼吸有困难	
49	一阵阵发冷或发热	
50	因为感到害怕而避开某些东西、场合或活动	
51	脑子变空	
52	身体发麻或刺痛	
53	喉咙有梗塞感	
54	感到前途没有希望	
55	不能集中注意力	
56	感到身体的某一部分软弱无力	
57	感到紧张或容易紧张	
58	感到手或脚发重	
59	想到死亡的事	
60	吃得太多	
61	当别人看着您或谈论您时感到不自在	
62	有一些不属于您自己的想法	
63	有想打人或伤害他人的冲动	
64	醒得太早	
65	必须反复洗手、点数	
66	睡得不稳、不深	
67	有想摔坏或破坏东西的想法	
68	有一些别人没有的想法	
69	感到对别人神经过敏	
70	在商店或电影院等人多的地方感到不自在	
71	感到任何事情都很困难	
72	一阵阵恐惧或惊恐	
73	感到公共场合吃东西很不舒服	
74	经常与人争论	

（待续）

(续)

1—从无,2—很轻,3—中等,4—偏重,5—严重		
序号	问题	选项
75	单独一人时神经很紧张	
76	感到别人对您的成绩没有做出恰当的评价	
77	即使和别人在一起也感到孤单	
78	感到坐立不安、心神不定	
79	感到自己没有什么价值	
80	感到熟悉的东西变得陌生或不像是真的	
81	大叫或摔东西	
82	害怕会在公共场合晕倒	
83	感到别人想占您的便宜	
84	为一些无关性的想法而很苦恼	
85	认为应该因为自己的过错而受到惩罚	
86	感到要很快把事情做完	
87	感到自己的身体有严重问题	
88	从未感到和其他人很亲近	
89	感到自己有罪	
90	感到自己的脑子有毛病	

2.焦虑自评量表(SAS)

SAS 由 Zung 于 1971 年编制,是含有 20 个项目、分为 4 级评分的自评量表,用于评定焦虑患者的主观感受(表 13-2)。

(1)评定方法及注意事项。在开始评定前,先由工作人员指着 SAS 进行讲解:"下面有 20 条文字,请仔细阅读每一条,并把意思弄明白,然后根据您最近一周的实际情况,在适当的方格里划一个勾(√)。每条文字后有 4 个方格,分别代表没有或很少时间,少部分时间,相当多时间,绝大部分或全部时间。"

如果自评者的文化程度太低,不能理解或看不懂 SAS 的问题内容,可由工作人员念给自评者听,并且要逐条念,然后让自评者独立地做出评定。评定一般可在 10 分钟内完成。

注意事项:①对于评定的时间范围,应强调是"现在或过去一周";②在评定结束时,工作人员应仔细地检查自评结果,应提醒自评者不要漏评某一项目,也不要在同一个项目里打两个勾(即不要重复评定);③自评者应在开始治疗前评定一次 SAS,然后至少应在治疗后(或研究结束时)再自评一次,以便

通过 SAS 总分变化来分析自评者症状的变化情况。如在治疗期间或研究期间评定,其间隔可由研究者自行安排。

(2)统计指标:20 个项目的分数相加为粗分,把粗分乘以 1.25 则等于标准分。按焦虑程度进行分级,总分<50 分者为无焦虑,总分为 50~59 分者为轻度焦虑,总分为 60~69 分者为中度焦虑,总分≥70 分者为重度焦虑,总分≥80 分者为极重度焦虑。

3.抑郁自评量表(SDS)

SDS 由 Zung 编制于 1965 年,为美国教育卫生福利部推荐的用于精神药理学研究的量表之一(表 13-3)。因其使用简便,应用颇广。

SDS 按症状出现频度评定,分 4 个等级:没有或很少时间,少部分时间,相当多时间,绝大部分或全部时间。若为正向评分题,依次评为粗分 1、2、3、4;若为反向评分题,则评为 4、3、2、1。评定时间为过去一周内。

(1)评定方法及注意事项:该表格由评定对象自行填写。在自评者评定前,一定要让自评者把整个量表的填写方法及每个问题的含义都弄明白,然后做出

表 13-2 Zung 焦虑自评量表

指导语：下面有 20 条文字，请仔细阅读每一条，并把意思弄明白，然后根据您最近一周的实际感觉，在适当的方格里划一个勾。每一条文字后有 4 个方格，表示：1 没有或很少时间；2 少部分时间；3 相当多时间；4 绝大部分或全部时间。

提问内容	没有或很少时间	少部分时间	相当多时间	绝大部分或全部时间	得分
1.我感到比往常更加神经过敏和焦虑	1	2	3	4	
2.我无缘无故地感到担心	1	2	3	4	
3.我容易心烦意乱或感到恐慌	1	2	3	4	
4.我感到我的身体好像被分成几块，支离破碎	1	2	3	4	
5.我感到事事都很顺利，不会有倒霉的事发生	4	3	2	1	
6.我的四肢抖动和震颤	1	2	3	4	
7.我因头痛、颈痛和背痛而烦恼	1	2	3	4	
8.我感到无力且容易疲劳	1	2	3	4	
9.我感到很平静，能安静坐下来	4	3	2	1	
10.我感到我的心跳较快	1	2	3	4	
11.我因阵阵的眩晕而不舒服	1	2	3	4	
12.我有阵阵要昏倒的感觉	1	2	3	4	
13.我呼吸时进气和出气都不费力	4	3	2	1	
14.我感到自己的手指和脚趾麻木和刺痛	1	2	3	4	
15.我因胃痛和消化不良而苦恼	1	2	3	4	
16.我必须时常排尿	1	2	3	4	
17.我的手经常温暖而干燥	4	3	2	1	
18.我觉得脸发热、发红	1	2	3	4	
19.我容易入睡，晚上睡得很好	4	3	2	1	
20.我做噩梦	1	2	3	4	
总分					

说明：主要统计指标为总分。把 20 题得分相加为粗分，把粗分乘以 1.25，四舍五入取整数，即得到标准分。焦虑评定的标准分分界值为 50 分，50~59 分为轻度焦虑，60~69 分为中度焦虑，70 分以上为重度焦虑。分值越高，焦虑倾向越明显。

独立的、不受任何人影响的自我评定。

在开始评定前，先由工作人员指着 SDS 进行讲解："下面有 20 条文字，请仔细阅读每一条，并把意思弄明白，然后根据您最近一周的实际情况，在适当的方格里划一个钩（√）。每条文字后有 4 个方格，分别代表没有或很少时间、少部分时间、相当多时间或全部时间"。

如果自评者的文化程度太低，不能理解或看不懂 SDS 问题的内容，可由工作人员念给自评者听，并且要逐条念，让自评者独自做出评定。评定可在 10 分钟内完成。

注意事项：①对于评定时间范围，强调评定的时间范围为过去一周；②评定结束时，工作人员应仔细检查自评结果，应提醒自评者不要漏评某一项目，也不要在同一个项目里打两个钩（重复评定）；③如用以评估疗效，应在开始治疗或研究前让自评者评定一次，然后至少应在治疗后或研究结束时再让其自评一次，以便通过 SDS 总分变化来分析该自评者的症状变化情况。在治疗或研究期间评定，其时间间隔可由研究者自行安排。

（2）统计指标：把 20 个题的得分相加为粗分，粗分乘以 1.25，四舍五入取整数即得到标准分。标准分≤49 分，为无抑郁；标准分为 50~59 分，为轻度抑郁；标准分为 60~69 分，为中度抑郁；标准分≥70 分，为重度抑郁。评分越高，表明抑郁程度越严重。

表 13-3　Zung 抑郁自评量表

指导语：下面有 20 条文字，请仔细阅读每一条，并把意思弄明白，然后根据您最近一周的实际情况，在适当的方格里划一个钩（√）。每一条文字后有 4 个方格，分别代表很少（没有或很少发生），有时（少部分时间），经常（相当多时间或全部时间），持续。

提问内容	很少	有时	经常	持续	得分
1.我感到情绪沮丧,郁闷	1	2	3	4	
2.我感到早晨心情最好	4	3	2	1	
3.我要哭或想哭	1	2	3	4	
4.我夜间睡眠不好	1	2	3	4	
5.我吃饭像平时一样多	4	3	2	1	
6.我与异性密切接触时,和以往一样感到愉快	4	3	2	1	
7.我感到体重减轻	1	2	3	4	
8.我为便秘烦恼	1	2	3	4	
9.我的心跳比平时快	1	2	3	4	
10.我无故感到疲劳	1	2	3	4	
11.我的头脑像往常一样清楚	4	3	2	1	
12.我做事情像平时一样不感到困难	4	3	2	1	
13.我坐卧不安,难以保持平静	1	2	3	4	
14.我对未来感到有希望	4	3	2	1	
15.我比平时更容易激怒	1	2	3	4	
16.我觉得决定什么事很容易	4	3	2	1	
17.我感到自己是有用的和不可缺少的人	4	3	2	1	
18.我的生活很有意义	4	3	2	1	
19.假如我死了,别人会过得更好	1	2	3	4	
20.我仍旧喜爱自己平时喜爱的东西	4	3	2	1	
总分					

结果分析：指标为总分。将 20 个项目的得分相加,即得粗分。标准分等于粗分乘以 1.25 后的整数部分。标准分：25~49；正常：50~59；轻度抑郁：60~69；中度抑郁：≥70；重度抑郁。

4.自杀意念自评量表(SIOSS)(表 13-4)

评估患者的自杀意念及其强度。在自杀的心理过程中首先是自杀意念的产生,而且在自杀之前,约有 70% 的人事先都会通过透露自杀、遗书及反常表现等方式来表达自己的自杀意图,但往往被周围人群所忽视。通过研究自杀前的预兆,及早发现一个人的自杀意念,无疑对预防和干预自杀具有现实的帮助和积极作用。

自杀意念自评量表采用自评式,适合具有小学及以上文化程度的各年龄段人群。量表共 26 个条目,包括绝望因子、乐观因子、睡眠因子、掩饰因子 4 个因子。绝望因子分由 2,3,4,8,11,14,16,17,19,20,23,26 各条目分累计；乐观因子分由 1,7,10,21,22 各条目分累计；睡眠因子分由 5,12,18,24 各条目分累计；掩饰因子分由 6,9,13,15,25 各条目分累计。自杀意念总分则为绝望因子分、乐观因子分和睡眠因子分相加。得分越高,代表自杀意念越强。总分≥12 作为筛选自杀意念者的量表划界点,掩饰因子分≥4 为测量不可靠。各条目均以"是"或"否"回答记分,得分越高,自杀意念越强。计分键：2,3,4,8,11,12,14,16,17,18,19,20,22,23,24,26,每项答"是"各计 1 分,答"否"不计分；1,5,6,7,9,10,13,15,21,25,每项答"否"各计 1 分,答"是"不计分。

表 13-4　自杀意念自评量表

指导语：在这张问卷上印有 26 个问题，请你仔细阅读每一条，把意思弄明白，然后根据你自己的实际情况，在每一条后的"是"或"否"的括弧内选择一个，打上一个钩。每一条都要回答，问卷无时间限制，但不要拖延太长。

1.在我的日常生活中,充满了使我感兴趣的事情	是( )	否( )
2.我深信生活对我是残酷的	是( )	否( )
3.我时常感到悲观失望	是( )	否( )
4.我容易哭或想哭	是( )	否( )
5.我容易入睡并且一夜睡得很好	是( )	否( )
6.有时我也讲假话	是( )	否( )
7.生活在这个丰富多彩的时代里是多么美好	是( )	否( )
8.我确实缺少自信心	是( )	否( )
9.我有时发脾气	是( )	否( )
10.我总觉得人生是有价值的	是( )	否( )
11.大部分时间,我觉得我还是死了的好	是( )	否( )
12.我睡得不安,很容易被吵醒	是( )	否( )
13.有时我也会说人家的闲话	是( )	否( )
14.有时我觉得我真是毫无用处	是( )	否( )
15.偶尔我听了下流的笑话也会发笑	是( )	否( )
16.我的前途似乎没有希望	是( )	否( )
17.我想结束自己的生命	是( )	否( )
18.我醒得太早	是( )	否( )
19.我觉得我的生活是失败的	是( )	否( )
20.我总是将事情看得严重些	是( )	否( )
21.我对将来抱有希望	是( )	否( )
22.我曾经自杀过	是( )	否( )
23.有时我觉得我就要垮了	是( )	否( )
24.有些时期我因忧虑而失眠	是( )	否( )
25.我曾损坏或遗失过别人的东西	是( )	否( )
26.有时我想一死了之,但又矛盾重重	是( )	否( )

5.简易应对方式量表(SCSQ)(表 13-5)

　　问卷为自评量表,包含积极应对和消极应对两个维度,20 个条目,采用 4 级评分,在每一应对方式项目后,列有不采用、偶尔采用、有时采用和经常采用 4 种选择(相应的评分为 0、1、2、3),由受试者根据自己的情况选择一种作答。积极应对维度由条目 1~12 组成,重点反映了积极应对的特点,如"尽量看到事物好的一面"和"找出几种不同的解决问题的方法"等;消极应对维度由条目 13~20 组成,重点反映了消极应对的特点,如"通过吸烟、喝酒来解除烦恼"和"幻想可能会发生某种奇迹来改变现状"。结果为积极应对维度平均分和消极应对维度平均分。不同维度平均分为各个条目得分之和除以该维度的条目数,得分越高表明更加倾向该应对方式进行面对。

表 13-5　简易应对方式量表

指导语：以下列出的是，当你在生活中经受到挫折打击，或遇到困难时可能采取的态度和做法。请你仔细阅读每一项，然后在右边选择答案，"不采取"为 0，"偶尔采取"为 1，"有时采取"为 2，"经常采取"为 3，请在最适合你本人情况的数字上打钩。

遇到挫折打击时可能采取的态度和方法	不采取	偶尔采取	有时采取	经常采取
1.通过工作、学习或一些其他活动解脱	0	1	2	3
2.与人交谈，倾诉内心烦恼	0	1	2	3
3.尽量看到事物好的一面	0	1	2	3
4.改变自己的想法，重新发现生活中的重要事情	0	1	2	3
5.不把问题看得太严重	0	1	2	3
6.坚持自己的立场，为自己想得到的努力争取	0	1	2	3
7.找出几种不同的解决问题的方法	0	1	2	3
8.向亲戚朋友或同学寻求建议	0	1	2	3
9.改变原来的一些做法或自己的一些问题	0	1	2	3
10.借鉴他人处理类似困难情景的方法	0	1	2	3
11.寻求业余爱好，积极参加文体活动	0	1	2	3
12.尽量克制自己的失望、悔恨、悲伤和愤怒	0	1	2	3
13.试图休息或休假，暂时把问题(烦恼)抛开	0	1	2	3
14.通过吸烟、喝酒、服药和吃东西来解除烦恼	0	1	2	3
15.认为时间会改变现状，唯一要做的便是等待	0	1	2	3
16.试图忘记整个事情	0	1	2	3
17.依靠别人解决问题	0	1	2	3
18 接受现实，因为没有其他办法	0	1	2	3
19.幻想可能会发生某种奇迹来改变现状	0	1	2	3
20.自己安慰自己	0	1	2	3

第 4 节　心理治疗

一、传染性相关肺炎患者心理治疗建议

1.正视现实，接受现实，了解自己的现状，接纳自我。

2.积极寻求人际支持。

3.积极配合治疗。

4.改变心态，试着把疫情作为自己的一段人生经历，学会感恩，学会包容，想着光明、愉快的事情，以避免陷入抑郁等不良情绪之中。

5.认知行为方面的训练能够全面综合调节患者的情绪状态，包括恐惧、焦虑、抑郁等负面情绪，帮助其树立对抗疾病的信心。

6.积极恰当的康复干预将有利于促进患者的心肺功能和体能的全面恢复，减轻焦虑等不良情绪，消除疾病的后遗症。

7.肺炎患者，特别是重症患者，会产生心有余悸、死里逃生、恐慌的感觉，或者有焦虑抑郁的表现，甚至有创伤后心理障碍，存在很大的心理压力。这部分患者的心理治疗可参考丧失亲人的家属的心理治疗建议。

8.在对传染性相关肺炎患者进行心理治疗的过程中，发挥康复物理因子治疗的优势，为抗击疫情做出应有的贡献，也是不可忽视的一部分。一般可以使用以下的相关物理因子进行治疗。

(1)超短波疗法：超短波的抗炎作用在临床中被广泛应用。超短波通过以下途径发挥其抗炎作用。①增强吞噬细胞的功能；②抑制 β-葡萄糖醛酸酶的释放；③抑制白细胞的活化，减少炎症介质的释放；④抑制自由基；⑤对多型核白细胞释放 β-葡萄糖醛酸酶的双项调节作用；⑥诱发周围白细胞快速调节和反馈调节干扰素。

高频电治疗对免疫系统的调节作用，即双向调节作用，可能对调节肺炎患者免疫功能的平衡，减少激素用量起积极的作用。此外，高频电治疗能改善肺部血液循环，特别是能使微血管持续扩张，可加速渗出物被吸收，有利于增加肺组织的气体交换，提高局部血药浓度，增强药物的协同作用，减少肺纤维化的发生，促进气道和肺组织弹性的恢复，提高肺的顺应性。有研究表明，超短波能够调节一氧化氮合酶(NOS)的活性，抑制一氧化氮(NO)的过度产生，从而起到防治肺间质纤维化的作用。

(2)直流电疗法：直流电疗法是一种古老的物理因子治疗方法。通过促进局部小血管扩张，电极下的电解产物(酸、碱)可使局部细胞的蛋白质发生微量变性和分解，有改善营养、软化瘢痕和松解粘连等效应。直流电离子导入疗法是通过同性相斥的原理将药物离子通过人体皮肤的毛孔和汗腺管口导入人体组织。药物进入组织后，在皮内形成离子堆，并缓慢地通过血液、淋巴循环分布全身。药物离子在皮内可停留数小时至 10 余天。据报道，药物离子导入法的药物作用持续时间，比其他给药途径(口服或注射给药)的药物作用持续时间长。碘的主要作用为软化瘢痕、松解粘连、促进慢性炎症消散。

直流电碘离子导入疗法是通过上述其特有的物理作用对肺组织的间质病变、肺纤维化进行针对性的局部治疗，可通过组织形态、温度变化、离子移动、自由基形成等变化，松解粘连，加速弥散过程，改善组织营养等，从而加速肺部病变的吸收和消散。

注意，在物理因子治疗中，根据病情及场地，在评估患者的体能后，如各方面条件具备，在按照诊疗器械消毒的要求完成消毒，治疗师做好严格防护措施的前提下，可以选择性采用针对性的物理因子。

二、密切接触者的心理治疗建议

1.相信现代科学，增强对政府和医护人员的信任感，遵循隔离或观察的相关要求，做好调整日常生活的充分准备。了解自己被传染或者被排除的各种可能结局，适当关注自己身体状况，采取好居家隔离措施。

2.察觉并接纳自己的不满、恐惧、孤立无援，甚至愤怒等负面情绪，这些都是正常反应。

3.培养从不同角度理解事物的能力。接触患者而被隔离观察本身只是一个事件，不一定就是坏事，其实可以将其利用和转化。自己被隔离带来了哪些积极变化呢？是否使自己和家人待在一起的时间变长了呢？是不是因为不得不在家，内心变得明确且踏实了呢？想象自己过去是否遇到相似的困难，当时是如何走出困境的？那时的困难带来了哪些积极变化？这些问题都可以试着思考一下。

4.合理安排自己的作息时间，做一些自己感兴趣的事情，如运动、听音乐、冥想、练瑜伽、写日记、阅读等。需要注意的是，活动可以安排在一天中情绪低落的时间段，活动可以产生快乐激素，让心情保持愉快。

5.找亲人或朋友诉说，多与家人朋友保持联系，恰当地、合理地表达自己的情绪，与身边的人产生互动。如果觉察到焦虑、恐惧、担心、无助、无望的情绪，强烈且无法消除，或出现明显睡眠、情绪问题，甚至有自杀、自伤的想法，请及时告知医生或家人，并请求专业心理医生的帮助。除心理干预外，可能还需要相应的药物干预，包括各类抗焦虑药物、抗抑郁药物等。

三、丧失亲人的家属的心理治疗建议

一般来说，正常和异常的丧亲反应持续 6~8 周后，主观不适感会减轻，如果仍不能得到缓解，可能将导致情感、认知和行为方面的功能失调。因此，在实际工作过程中应给予那些需要帮助的丧亲者以日常生活上的照顾、心理上的安慰、情感上的理解、行为上的帮助。

给予丧亲者人际交往与沟通上的支持，以及工作上的关心等，尽可能地减轻因疫情丧失亲人所带来的哀伤痛苦及其对社会功能的影响，尽可能地在较短时间内让丧亲者的生活重新回到正轨，逐步面对和接受失去亲人这个现实。

1.咨询

丧亲咨询有 3 种模式：积极预防模式，即对所有遭遇亲密关系丧失的丧亲者都提供咨询;主动求助模式,即当丧亲者主动求助时才提供帮助;危机干预模式,即在因丧亲引发心理危机当时或之后立即提供干预。心理咨询最简单的具体做法是:①无言地陪伴;②无条件地倾听;③给予当事人关怀和理解;④无条件地接纳哭诉者。这种方法简单且实用效果好。耐心倾听丧亲者的述说,鼓励丧亲者说出自己的失落,疏泄和表达忧伤、自责或愤怒,并帮助其理解哀伤的正常过程。通过咨询,有助于早期识别丧亲者是否有异常的哀伤体验,从而明确诊断和是否需要药物治疗。咨询的目的主要是围绕帮助丧亲者接受逝者已逝的现实、平稳度过哀伤的 3 个阶段,以重新适应生活。

2.表达性写作

疫情缓解,社会活动逐步恢复后,将有相同经历者组织起来,相互交流、讨论和分享各自的哀伤、体验与成功应对的经验,通过"榜样"的示范,相互支持与帮助,共同度过哀伤的过程,恢复对未来生活的信心。写作作为一种宣泄手段,能够有效缓解个体的负面情绪。表达性写作指的是个体通过书写与负性事件有关的主题、与之相关的想法与感受,来促进身心健康的一种干预手段。患者就特定事件完成不同主题的写作任务,在书写中对认知和情绪进行加工,最终能够接纳和适应负性事件,并促进自身的身心健康。

3.团体支持疗法

团队成员互相依赖和帮助, 每日工作后集体晤谈,识别自己出现的问题,通过"榜样"的示范,相互支持与帮助,共同度过哀伤的过程,恢复对未来生活的信心。

4.心理治疗

给予所有经历亲人死亡的哀伤反应者以心理治疗并无必要,目前也无证据表明心理治疗对管理哀伤肯定有效。不过,对处在心理危机状态下的人采取明确有效的措施,使之最终战胜危机,重新适应生活,预防心理创伤或 PTSD,从心理层面上解决迫在眉睫的危机,使当事人可能发生的心理障碍或精神症状得到缓解和最终消失,使其心理功能恢复到危机发生前的

水平,并从中获得新的应对技能还是很有必要的。使用心理治疗的技术有利于良好治疗关系的建立,肯定丧亲者的长处或优点并予以情感上的支持,鼓励其学会自助,面对和接受现实,只要心理积极,再大的困难都可以慢慢克服。心理治疗的目的是与其他救援方式一起最大限度地降低危机事件的危害性,使丧亲者勇敢地开辟和建设新生活。

5.药物

在使用药物治疗时,首先必须要做仔细的医学评估和检查,明确诊断后再制订药物治疗方案。药物并不能消除正常哀伤的痛苦,在下列情况下,如在哀伤的初期有严重的失眠、情绪不稳或失控、焦虑烦躁或激动等状态,存在严重的抑郁、悲观、绝望,哀伤持续数月或更长时间, 存在明显的异常行为, 如幻觉、冲动、敌对或木讷等状态,存在严重的悲观绝望、明显的自杀企图或报复、伤人等风险,可以考虑适当应用药物治疗。

6.物理治疗

如果丧亲者以显著而持久的心境低落为主要临床特征,心境低落与其处境不相称,情绪的消沉可以从闷闷不乐到悲痛欲绝,自卑抑郁,甚至悲观厌世,可有自杀企图或行为,甚至发生木僵,出现幻觉、妄想等精神病性症状,并持续 2 周以上,可使用近年来出现的一种新的物理治疗手段——重复经颅磁刺激(TMS)治疗。

TMS 是一种无痛、无创的非侵袭性技术,属于绿色治疗方法,通过头皮导入的磁信号可以无衰减地透过颅骨而兴奋脑内神经元。该物理疗法具有无痛、无损伤、安全可靠的特点,患者在使用的过程中舒适、安全性强且性能稳定,能有效避免传统药物治疗带来的副作用。TMS 为那些传统抑郁、创伤后应激障碍等患者提供了一种新的治疗选择。

7.放松训练

放松训练实际上是全身肌肉逐渐紧张和放松的过程,依次对手部、上肢、头部、下肢、双脚等各组群进行先紧的练习,最后达到全身放松的目的,从而使患

者学会如何保持松弛的感觉。

首先,要进行 1~2 次深呼吸,深吸一口气后保持一段时间,再慢慢地把气呼出来。然后,伸出前臂,用力握紧拳头,体会手上的感觉,再尽力放松双手,体验放松后轻松、温暖的感觉。重复一次。接着,弯曲双臂,用力绷紧双臂的肌肉,感受双臂肌肉紧张的感觉,再彻底放松,体验放松后的感觉。重复一次。

其次,练习如何放松双脚,用力绷紧脚趾并保持一段时间,再彻底放松双脚。重复一次。在小腿部肌肉方面,将脚尖用力向上跷、脚跟向下向后紧压,绷紧小腿部肌肉,保持一段时间后再彻底放松。重复一次。在大腿部肌肉方面,用脚跟向前向下紧压,绷紧大腿部肌肉,保持一段时间后彻底放松。重复一次。

最后,进行头部肌肉放松训练。皱紧额部肌肉,保持约 10 秒后,彻底放松 5 秒。用力紧闭双眼保持 10 秒后,彻底放松 5 秒。逆时针转动眼球,加快速度,再顺时针转动,加快速度,最后停下来彻底放松 10 秒。咬紧牙齿保持 10 秒,彻底放松 5 秒。舌头使劲顶住上腭,保持 10 秒后彻底放松。用力将头向后压,停 10 秒后放松 5 秒。收紧下巴,用颈部向内收紧,保持 10 秒后彻底放松。再重复一次头部放松。

8.有氧运动

有氧运动采用 FITT（Frequency 为频率,Intensity 为强度,Time 为时间,Type 为类型）原则制订运动处方:F 为 3~5 次/周;I 为循序渐进地调整运动强度,可从非常低强度→低强度→中等强度;T 为 10~30 分/次,前 3 分钟为热身阶段,最后 5 分钟为整理阶段,强度为运动中强度的 30%~40%;T 为持续或间歇的原地踏步、室内/外步行、室内/外踏车、瑜伽和太极等柔韧性运动等。

9.丧失亲人的家属的心理治疗干预过程中注意事项

必须帮助丧亲家属认识、面对、接受现实,让丧亲家属真正把握自己的感受和丧失而产生的应激反应。

最初,丧亲家属往往存在否认的倾向。为了接受应激事件这一事实,需要进行回忆,干预者不加评价的倾听有利于其表达出各种想法,包括那些丧亲者自认为不可接受或可能引起内疚的想法和情感。

帮助丧亲家属发现、接受和表达各种复杂情感,是一个十分关键的过程。有时需要从社会、文化、种族、宗教等背景去探究阻碍这一过程的因素。

在帮助中要强调的一项基本原则是"此时此地此人"。干预者不应依据自身的价值观做假设,而必须从丧亲家属的独特立场出发来认识问题,这是帮助的前提。

干预者必须帮助丧亲家属确定对他们来说最大的问题是什么,他们首先想要解决的问题是什么,然后针对这些问题尽其所能地进行帮助。

在帮助过程中,干预者要随时提醒自己,对某一特定问题或某种丧失,丧亲家属完全可能赋予它与自己看法根本不同的意义。

现实的态度。干预者无回天之力,但重要的是给予丧亲者帮助。干预者学会有"无能为力"的感觉,但是不会使其影响给予丧亲者的帮助。

学会处理丧亲家属指向自己的强烈愤怒,这只不过是敌意情绪的转移。

促使丧亲家属以健康的方法解决悲哀。回避、借酒浇愁、暴力、自杀等都是不健康的行为。既能"共情",要设身处地地体察当事人的内心感受,能分担受害者的痛苦与悲哀,又要保持适当的心理距离。不使丧亲家属滋生绝望或过分依赖心理。鼓励正视困境和问题。避免不现实要求,"往好处想"或淡化事情。

播撒希望:痛苦终将减弱,生活将被赋予新的意义。支持受害者应对悲哀反应过程。

消除恐惧:告诉受害者应激反应到底是怎么回事,帮助其了解自身反应过程,识别自身症状,能减轻受害者的害怕、恐惧情绪,也能帮助其了解将要面临的问题。

做好自身保护:避免受到躯体伤害;团队成员互相依赖和帮助,每日工作后集体晤谈,接受同级和上级督导;识别自己出现的问题,及时求助。

处理好与媒体的关系:保护受害者的隐私;统一发放准确信息,主导舆论的倾向。

应该说的:对于你所经历的痛苦和危险,我感到很难过。你现在安全了(如果这个人确实是安全的)。这不是你的错。你的反应是遇到不寻常的事件时的正常反应。你有这样的感觉是很正常的,是每个有类似经历的人都可能会有的。看到/听到/感受到/闻到这些一定很令人难过/痛苦。你现在的反应是正常的,你不会发疯的。事情可能不会一直是这样的,它会好起来的,而你也会好起来的。你现在不应该去克制自己的情感,哭泣、愤怒、憎恨、报复等都可以,你要表达出来。

不应该说的:"我知道你的感觉是什么""你能活下来就是幸运的了""你能抢出些东西算是幸运的了""你还年轻,能够继续你的生活""你爱的人在死的时候并没有受太多的痛苦""她/他现在去了一个更好的地方/更快乐了""你会走出来的""不会有事的,所有的事都不会有问题的""你不应该有这种感觉""你应该回到你的生活,继续过下去"。

10.心理治疗注意事项

(1)首先要尊重患者的感觉,使患者平静,减少其焦虑和压力。治疗者要自信地与患者交流,并与患者的家属或者专业机构联系,尽量准确和迅速地评估患者的能力,鼓励患者尽可能把想法说出来,让患者释放情感。

(2)当患者开始说话,尽可能不打断患者。当听完整个故事,再去问细节,多采用积极倾听。不要与患者争辩,哪怕与其意见不一致。

(3)在帮助儿童时,不要直接触及主题,可以给儿童一些食物,让其感觉舒适。不要把自己的方法强加给丧亲家属,要让其认为其自己的方法是最好的。

(4)认识到进行心理治疗的极限,不要去扮演上帝。

(5)另外,特别注意:①不要承诺;②保持中立;③自己的工作能力有限;④不要倦怠工作;⑤不要让自己成为"灾民"。

参考文献

[1]张小崔,罗兴伟,王湘,等.在方舱进行哀伤干预——经验与思考[J].国际精神病学杂志,2020,47(2):216-218,226.

[2]季建林.对"新冠肺炎"丧亲家庭的心理关怀建议[I].中华医学信息导报,2020-02-21.

[3]王汝杰,李静,梅俊华,等.新型冠状病毒肺炎患者自杀风险、睡眠、心理状况及影响因素[J].第三军医大学学报,https://doi.org/10.16016/j.1000-5404.202003229.

[4]中国行为医学科学编辑委员会.行为医学量表手册[M].北京:中华医学电子音像出版社,2005,8.

[5]张佳,宁留强,李秧,等.驻陕某部新型冠状病毒肺炎(COVID-19)疫情期间官兵的心理状况[J].中国健康心理学杂志,http://kns.cnki.net/kcms/detail/11.5257.R.20200604.1349.030.html.

[6]马辛.新型冠状病毒感染的肺炎公众心理自助与疏导指南[M].北京:人民卫生出版社,2020,1.

[7]周晓林.从抗击新冠肺炎疫情看中国心理学的发展[J].科技导报,2020,38(10):54-55;doi:10.3981/j.issn.1000-7857.2020.10.016.

[8]中华中医药学会与中国康复医学会.新型冠状病毒肺炎恢复中西医结合康复指南(第一版)[J].天津中医药,2020,37(5):484-489.

第14章

传染性相关肺炎的长期综合征

第1节 定义

一、引言

1895年，包括首相在内的英国政治家在感染俄罗斯流感后，在日记中记录了从患病到临床痊愈的过程，痊愈后仍有长期失眠和疲劳感。也有越来越多的证据表明，在因新型冠状病毒感染而住院治疗得到"康复"的患者中，有相当比例的患者存在多个器官和系统的长期并发症和后遗症，包括各种躯体和神经精神症状，一般要持续12周以上。虽然目前人们对新型冠状病毒感染临床表现的了解越来越多，以及对其治疗方法开始增多，但对新型冠状病毒感染的并发症及后遗症持续时间、临床表现，以及危险因素等方面了解甚少。虽然对冠状病毒感染引起的其他长期并发症有所了解，包括严重急性呼吸综合征冠状病毒和中东呼吸综合征冠状病毒等，但对新型冠状病毒感染后出现的长期综合征仍不清楚。特别是在中低收入国家，人们对感染新型冠状病毒而死亡或"痊愈"的患者给

予了了极大的重视，而对那些"痊愈"后仍有长期症状的患者关心较少。因此，"康复"一词可能用词不当。

二、长期综合征的定义

目前国际上尚无对传染性相关肺炎的公认长期综合征定义。随着人们对与感染有关的肺炎，特别是对新型冠状病毒的不断了解，发现许多感染过肺炎的患者，在急性感染控制后的不同时期，会出现不同程度的症状，涉及全身各器官，其症状持续时间可能较长。2021年10月，世界卫生组织提出了新型冠状病毒长期综合征的概念，也就是"长新冠"，并将其定义为：感染新型冠状病毒3个月后仍有症状，至少持续2个月，其他诊断不能说明病情。这些症状可能是急性感染恢复后出现的新症状，也可能是从疾病开始出现的症状，并且可以反复或复发，可能会出现多种并发症和后遗症，涉及肺部和身体的其他部位，通常会对日常功能造成影响。

第2节 临床表现

一、呼吸系统损伤表现

虽然传染性相关肺炎感染可对全身产生广泛影响，但肺脏是病原体攻击的重点对象，急性感染引起

的多种病理变化可通过多种机制导致肺实质和间质的损伤，促进肺纤维化并导致长期症状的发生，主要包括咳嗽、呼吸困难、胸痛、咳痰、胸闷等，部分患者会出现呼吸机依赖、离氧困难，同时伴有肺部影像学及肺功能异常等肺纤维化表现。

长期的呼吸道症状也可能是肺血管病造成的。事实上,Dhawan 等的研究指出,肺部的微血管损伤可能导致肺动脉高压。有研究指出,在没有肺部损伤的情况下,出现呼吸困难可能与自主神经系统疾病引起的肺通气调节有关。

在临床上,有 3 项研究致力于挖掘导致肺部长期炎症的潜在机制,但仅包括肺炎早期住院的患者。其中,Chun 等人的研究发现,无论患者是否住院,慢性呼吸道疾病患者的血液中都能监测到炎症和纤维化生物标记的增加。研究利用 PET/CT 发现,在需要机械通气的患者中,其肺部存在着长期炎症。Sonweber 等的研究表明,呼吸障碍与铁代谢失调有关,并可能与肺部损伤有关,特别是有长期综合征的患者。Xu 等的研究显示,代谢异常(涉及肺修复/纤维化)与肺的弥散功能有关。

二、循环系统损伤表现

有关研究发现,长期心脏异常可能继发于传染性相关肺炎感染时的心肌损伤,也可能是冠状动脉灌注受限或严重缺氧所致。但是,长期存在的心脏症状,其机制也很可能为微血管障碍或病原体介导的心肌炎症。其中有研究探讨了微血管障碍,也有研究详细阐述了致病菌可能导致心功能异常的机制。

传染性病原体通过血管紧张素转换酶 2(ACE2)受体侵入心肌细胞被认为是心功能障碍的潜在机制。此外,由于长期炎症的影响,心脏可能因纤维化而出现结构重塑的后续变化,而这一变化可能导致心脏衰竭或心律不齐。此外,心脏和血管内的微血管内皮功能失调,可能会形成微血栓,对心血管造成不同程度的损害。有尸检研究显示,病原体侵入内皮细胞和心肌细胞,有造成血管炎症和心功能障碍的迹象。Chioh 等的研究和 Savastano 等的研究均表明,在传染性相关肺炎恢复后,部分患者有微循环障碍的迹象。

自身免疫障碍是传染性病原体感染后的另一种病理生理影响。抗磷脂抗体升高,可能引起血管炎、血栓等并发症。在急性发病期感染患者的体内就发现了该抗体。Sollini 等利用 PET/CT 对感染康复后有长期心血管症状的患者进行了研究,确切提示大血管内会存在着持久不愈的炎症。

心血管疾病也可能是自主神经系统失调造成的。有研究提示,体位性直立性心动过速综合征(POTS)可能是由传染性病原体,或自身免疫介导的脑干内受体功能障碍引起。Wallukat 等在 POTS 患者血液中分离出了调节心率的儿茶酚胺受体的抗体,以及抗 ACE2 受体的抗体和内皮素的自身抗体。

三、神经系统损伤表现

头昏、头痛、味觉和嗅觉丧失是常见于传染性相关肺炎长期综合征的神经系统并发症。10% 的患者嗅觉丧失持续时间可能超过 2 个月,这可能是传染性病原体侵入大脑造成的。在嗅球影像调查中,嗅觉缺失的患者有嗅球萎缩和变性等现象。一份病例报告还提出,吉兰–巴雷综合征可能是一种晚期并发症。在 PET/CT 进行的成像分析中,部分大脑区域代谢低下,如嗅觉回、颞叶、杏仁核、海马、丘脑、脑桥、髓质脑干和小脑,这解释了患者嗅觉减退、认知障碍、疼痛和失眠等症状。

传染性相关肺炎也会导致心理障碍。患者会出现睡眠不足、心理健康障碍的情况,如神志不清、记忆力减退、幻觉、意识混乱、情绪低落、焦虑等。因呼吸衰竭需机械通气的 ICU 患者更容易患上焦虑、抑郁、创伤后应激障碍(PTSD)等心理疾病。其中丧失亲人、住院治疗贵、经济收入低、残疾、女性和老年人是患者心理障碍的主要危险因素。目前对儿童神经系统情况的报道不足,尚不清楚长时间的感染对胎儿、儿童或青少年的神经发育造成的损害,以及潜在的伤害是否会一直持续到成年。需要探索肺炎基因型变异、病程与神经系统并发症流行率之间的关联,从而有助于找到恰当的治疗方案。

四、消化系统损伤表现

传染性相关肺炎长期综合征有一系列胃肠道症状,如腹泻、恶心和厌食等。在一项包括 18 000 多例新型冠状病毒感染患者的多中心研究中,腹泻是最常见的症状,占比 11.5%,其次恶心、呕吐 6.3%,腹痛 2.3%。肝功能异常的综合患病率为 19%,肺炎的严重程度似乎也与腹痛、肝功能紊乱程度有关。

据国外统计,心理因素是传染性相关肺炎患者出现肠胃症状的主要原因。美国疾病控制与预防中心的调查显示,在当时新冠流行的第一波高峰期,广泛性焦虑障碍标准的受访者增加了 31%,这意味着有超过 5000 万成年人患上了一种新的焦虑症。从国际上看,在新型冠状病毒流行的前 18 个月,全球抑郁症、焦虑症患者增加了 1 亿多人。而且根据新型冠状病毒流行前后的调查,肠易激症候群的患者数增加了 1 倍。

虽然没有制订有效的策略管理感染性相关肺炎患者的消化道症状,但采用肠道易激综合征的治疗模式,可以解决大部分住院患者的消化道问题。另有研究称,成功的治疗必须集中在肠道与大脑失调信号的正常化上,因为传染性病原被清除后,胃肠道功能的改变及相关症状可能会持续存在,这是由于大脑与肠道沟通方式发生了变化,从而影响了肠道运动的敏感性。治疗肠道有促动力药,调节中枢有认知行为疗法和中枢神经调节剂。5-羟色胺和神经调节剂对调节中枢和周围神经系统可能有一定效果。

五、运动系统损伤表现

目前研究显示,感染性相关肺炎长期综合征对运动系统的影响是容易使人产生疲劳,60%的患者称自己在感染新型冠状病毒后,身体出现倦怠、行动不便、虚弱等情况。在新型冠状病毒流行期间,饮食摄入不足、营养状况不佳是常有的现象,对骨骼肌肉的恢复有负面影响。Bedock 及其同事观察到,42%的新型冠状病毒感染住院患者营养不良,ICU 住院患者营养不良的患病率上升到 67%。腹泻、呕吐、恶心、腹痛、嗅觉丧失及味觉障碍等导致进食量减少,是引起营养不良的主要因素。虽然关于传染性相关肺炎长期综合征对运动系统影响的研究目前较少,但国外有报道称,新型冠状病毒长期综合征会对患者的肌肉和生存质量造成负面影响,而这些后遗症的影响可能会随着年龄的增长而被放大。传染性相关肺炎对肌肉健康的影响机制是多因素的,涉及全身炎症、机体活动不足、营养不良和饮食摄入不足等问题。因此,针对患者运动恢复问题,应探索营养充足、合理的康复方案。

六、内分泌系统损伤表现

传染性相关肺炎感染可诱发或加重临床 1 型糖尿病(T1DM)和 2 型糖尿病(T2DM)。有研究显示,在新型冠状病毒感染住院的患者中,新发高血糖的发生率增高,551 例患者的高血糖持续 6 个月。这些新发高血糖患者表现出的临床病情较重,并且其住院时间较长。新发高血糖可能是临床预后不良的风险因素。糖尿病患者更容易出现传染性相关肺炎长期综合征,

因为糖尿病患者经常表现出慢性亚临床低级别炎症。由于受损的胰岛素信号导致抗炎细胞因子的减少,促炎细胞因子 TNF-α、IL-6 和 IL-1β 的表达升高。这些细胞因子对胰岛素信号产生抑制作用,从而提高胰岛素的抵抗能力。在重症新型冠状病毒感染中,病毒的炎性反应可能对胰岛素抵抗和内皮功能紊乱起到促进作用。新型冠状病毒和 T2DM 的协同效应可能进一步放大这种炎症反应,从而推动更严重疾病的发生。胰岛素抵抗通过触发气道超反应性,使糖尿病患者和新型冠状病毒感染者呼吸衰竭、心肺功能衰竭的危险增加。感染、发炎是糖尿病患者发病的重要诱因。对于重症肺炎患者,经常使用 8~10 天疗程的地塞米松治疗,很多长期接受类固醇治疗的患者发生激素性糖尿病并不意外,而且在大量使用类固醇治疗肺炎数周后,突然停止给药可能导致急性肾上腺机能不全。未来这种情况可能会变得更糟,因为现在批准用于治疗和预防感染性相关肺炎重症病程的新药可能会使与类固醇有关的代谢不良反应升高。一个显著的例子是蛋白酶抑制剂能够阻止感染性病原体的刺突糖蛋白发生蛋白水解。奈玛特韦是这类药物中的一种,其与利托那韦结合使用有望提高治疗效果。与类固醇类似,这些药物在肝脏中由细胞色素 P450 代谢。当奈玛特韦/利托那韦合剂联用类固醇时,可能会引起库欣样的改变。传染性相关肺炎带来的炎症与糖尿病代谢紊乱是相互影响的不良因素。另一方面,糖尿病是一种免疫系统改变的慢性炎症,其会加重肺炎症状。应对感染性病原体对内分泌的影响,需要提出更好的免疫、代谢和营养控制的新概念,破译出感染性相关肺炎的生物标记和长期综合征的预测因素。

七、免疫系统损伤表现

传染性相关肺炎可打破自身免疫反应,目前已报道新型冠状病毒感染后可进展为自身免疫性疾病。冷凝集素综合征、自身免疫性溶血性贫血等均为新型冠状病毒感染的并发症,GBS 也是一种新型冠状病毒感染后出现的自身免疫性疾病。在大多数新型冠状病毒相关的 GBS 病例中,脑脊液中无法检测到抗体。然而,Gigli 等最近报道了 1 例 GBS 患者脑脊液中新型冠状病毒抗体阳性。新型冠状病毒引起 GBS 的机制存在争议,表位与宿主抗原间的免疫交叉反应可能是一种说明。近期也有关于新型冠状病毒引发系统性红斑狼疮的报道。目前尚不清楚感染性病原体之间的关系,未

来更深入的基因组研究或许能对此有更多的认识。

新型冠状病毒流行期间,正在服用免疫抑制剂的患者,由于担心药物的免疫抑制作用而暂停用药,并减少就诊,因为新冠病毒具有传染性。在获取更多数据之前,强调保持身体距离、戴口罩、勤洗手等更为重要,尤其是自身免疫性疾病患者。坚持服药对预防自身免疫疾病十分重要。

八、精神系统损伤表现

传染性相关肺炎患者还可能出现精神系统的长期症状,可能与感染引起免疫系统紊乱,进而引起精神病理学改变有关。在以往冠状病毒感染暴发后,一些精神疾病的表现也被观察到。一项对出院患者进行 1 个月的随访研究发现,28%的患者有创伤后应激障碍,31%抑郁,42%焦虑,20%具有强迫症症状,40%失眠。总体来说,56%的患者在至少一个临床纬度上属于病理范围。美国开展的一项大规模队列研究表明,与其他系统(如呼吸系统、心血管系统)相比,在感染新型冠状病毒后的 14~90 天范围内,新精神疾病的发病率有所上升,其中以焦虑、失眠和痴呆最为普遍。

九、泌尿系统损伤表现

传染性相关肺炎急性期常累及肾脏,28%的新型冠状病毒感染住院患者被诊断为急性肾损伤(AKI),9%接受肾脏替代治疗。美国退伍军人健康管理局(VHA)的电子健康报告记录了新型冠状病毒长期综合征对肾脏的影响:新型冠状病毒会增加慢性肾病(CKD)的风险,在基础疾病严重的人群中这一风险更高。在住院的患者中, 泌尿道感染、AKI、CKD 在新型冠状病毒感染诊断后 30 天也可能出现。VHA 的研究结果与国内的一项研究结果相似:在新型冠状病毒感染住院 6 个月后,35%的患者肾功能下降。研究结果表明,虽然部分患者出院后肌酐恢复正常,但肾功能可能尚未完全恢复。新型冠状病毒侵入肾脏后,可持续存在炎症、肾纤维化、肾脏基因表达异常等,并且随着糖尿病或高血压的进展, 这些潜在的病理机制可能会加重。因此, 传染性相关肺炎引起肾病进展是多因素的,可能与炎症、肾小管内源性损伤或修复不良有关。新的血浆抗体和尿液标记可能有助于识别潜在病因,并预测哪些肺炎患者的 CKD 风险最高。

第 3 节 康复评定

传染性相关肺炎通常在最初症状出现后的几天或几周内导致个体患病。然而,有些患者会出现持续几周或更长时间的症状。这种症状可能是初始感染后新发的症状, 也可能是急性感染发作时复发的症状,或从初始疾病开始持续存在的症状,其可能随着时间的推移而波动或复发。患者会存在一种或多种症状,如慢性疲劳、呼吸急促、关节或肌肉疼痛、咳嗽、注意力难以集中、记忆力问题、心悸和失眠等,其对日常功能有很大的影响。

一、疲劳程度评估

1.主观疲劳程度(RPE)量表

RPE 量表(表 14-1)由瑞典心理学家 Borg 根据心理学原理开发并不断发展而来,用于评估人们在运动时自己感受到用力和疲劳的程度。RPE 的评估是受试者在运动时,根据呼吸困难、疲劳等主观感受和自己感觉运动时的用力情况对自身进行的打分。RPE 量表简单易行,使用方便,是少有的可通过患者运动时的疲劳感受来评估运动强度的量表。

表 14-1　RPE 量表议

评分	主观感觉
0	安静、放松
1	非常不费力
2	不费力
3	缓和
4	有点疲劳
5	疲劳
6	
7	非常疲劳
8	
9	
10	极限疲劳

2.疲劳量表(FS-14)

FS-14(表14-2)由英国心理医学研究室的Trudie Chalder等于1992年编制,其用于测定疲劳症状的严重性、评估临床疗效及筛选流行病学研究中的疲劳病例。

表14-2　疲劳量表

症状	是	否
1.你有过被疲劳困扰的经历吗?	1	0
2.你是否需要更多的休息?	1	0
3.你感觉到犯困或昏昏欲睡吗?	1	0
4.你在着手做事情时是否感到费力?	1	0
5.你着手做事时不感到费力,但当你继续进行时是否感到力不从心?	1	0
6.你感觉到体力不够吗?	1	0
7.你感觉到你的肌力比以前减小了吗?	1	0
8.你感觉到虚弱吗?	1	0
9.你集中注意力有困难吗?	1	0
10.你思考时头脑像往常一样清晰、敏捷吗?	1	0
11.你在讲话时出现口头不利落吗?	1	0
12.讲话时,你觉得找到一个合适的字眼很困难吗?	1	0
13.你现在的记忆与往常一样吗?	1	0
14.你还喜欢做过去喜欢做的事情吗?	1	0

注:第1~8条的分值相加=躯体疲劳分值;第9~14条的分值相加=脑力疲劳分值。分值越高,反映疲劳越严重。

3.匹兹堡疲劳程度量表(PFS)

该表可用于评估60岁及以上人群身体和精神的易疲劳性。PFS可用于测量感知身体易疲劳性的问卷。当无法客观测量疲劳程度、功能水平或健康时,其可作为以患者为中心的临床工具。根据自身情况对每项活动打分:不疲劳得0分,轻度疲劳得1分,一般疲劳得2分,中度疲劳得3分,重度疲劳得4分,极度疲劳得5分,得分相加,若≥25分,说明身体易疲劳。各项活动包括:①悠闲地走30分钟;②轻快或快步走1小时;③轻微的家庭活动(清洁、烹饪、除尘、整理、烘烤、铺床、洗碗、给植物浇水)1小时;④繁重的园艺或户外工作(割草、耙地、除草、种植、铲雪)1小时;⑤看电视2小时;⑥静坐1小时;⑦中等到高强度的力量训练(手持重物或大于2.27kg的器械、俯卧撑)30分钟;⑧参加社会活动(聚会、晚餐、打牌)1小时;⑨举办社交活动(不包括准备时间)1小时;⑩较高强度运动(慢跑、徒步旅行、骑自行车、游泳、挥拍类运动、跳舞)30分钟。

二、呼吸困难、咳嗽等症状的评估

详见第6章。

三、认知功能评估

1.简易精神状态量表(MMSE)

表14-3能全面、准确、迅速地反映受试者的智力状态及认知功能缺损程度。共30项,每项回答正确得1分,回答错误或不知得0分,总分范围为0~30分。评分结果:分数为27~30分,认知正常;分数<27分,认知功能障碍;21~26分,轻度认知障碍;0~9分,重度认知障碍。

2.蒙特利认知评估量表(MoCA)(表14-4)

其是用来对认知功能障碍进行快速筛查的评定工具,包括了注意与集中、执行功能、记忆、语言、视结构技能、抽象思维、计算和定向力8个认知领域的11个检查项目。MoCA满分为30分,≥26分,正常;18~26分,轻度认知功能障碍;10~17分,中度认知功能障碍;<10分,重度认知功能障碍。评分越低,认知障碍越重。

3.注意力评估

(1)划销测验:划销测验是对注意力集中程度进行的测验。给受试者出示一段文字(也可以是数字或字母),让其划去相同的文字(数字或字母),如要求受试者划去字母"E"和"R"(见下图)。计算正确的划销数、错误的划销数和划销时间。根据下列公式计算受试者的注意持久性或稳定性指数,并作为治疗前后自身比较的指标。指数=总查阅数/划消时间×(正确划消数-错误划消数)/应划消数。

表 14-3　MMSE

项目		分值	得分
定向力	现在是星期几,几号,几月,什么季节,哪一年?(答对一个得一分)	5	
	我们现在在哪:省市,区或县,街道或乡,什么地方,第几层楼?(答对一个得一分)	5	
记忆力	现在我要说三样东西的名称,在我讲完以后,请您重复说一遍,如"皮球""国旗""树木"。 　请您记住这三样东西,因为几分钟后我会再问您的。(答对一个得一分)	3	
注意力和 　计算力	请您算一算100减去7,然后所得的数目再减去7,如此一直的计算下去,请您将每减一个 　7后的答案告诉我,直到我说停为止:93　86　79　72　65……(答对一个得一分)	5	
回忆力	现在请您说出刚才我让您记住的那三样东西:"皮球""国旗""树木"(答对一个得一分)	3	
语言能力	(出示手表)这个东西叫什么?	1	
	(出示铅笔)这个东西叫什么?	1	
	现在我要说一句话,请您跟我清楚的复述一遍:"四十四只石狮子"	1	
	我给您一张纸,请您按照我说的去做,现在开始:"用右手拿着这张纸,用两只手将它对折起来, 　放在您的大腿上。"(做对一步得一分)	3	
	请您念一念这句话,并且按照上面的意思去做:闭上您的眼睛	1	
	您给我写一个完整的句子。(句子必须有主语,动词,有意义)	1	
	请您在同一张纸上把它画下来。(两个五边形的图案,交叉处有个小四边形)	1	

AEIKNRUNPOEFBDHRSCOXRPGEAEIKNRUNPB
BDHEUWSTRFHEAFRTOLRJEMOEBDHEUWSTRT
NOSRVXTPEBDHPTSIJFLRFENOONOSRVXTPE
GLPTYTRIBEDMRGKEDLPOFZRXGLPTYTRIBS
HMEBGRDEINRSVLEREGOSEHCBRHMEBGRDEI
(供划销试验用的字母列)

　(2)连线测验(TMT):TMT(图 14-1)是目前世界上最普及、最常用的神经心理学测验之一。其中 TMT-A 反映了注意力和视觉检索能力。复旦大学附属华山医院神经心理室采用的是将数字包含在正方形和圆形两种图形中的 TMT,其在临床中被广泛应用。

模式 A

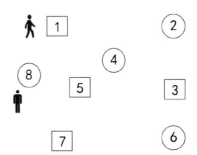

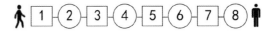

图 14-1　连线测验。

表 14-4　MoCA

项目		分值
视空间与执行功能 戊 甲 结束 ⑤ 乙 ② ① 丁 ④ ③ 开始 丙 （　） （　）	**画钟表(11 点 10 分)** 复制立方体 （　） （　） （　） 轮廓　　数字　　指针	5
命名 		3

记忆	读出下列词语，然后由患者重复上述过程 2 次,5 分钟后回忆		面孔	天鹅绒	教堂	菊花	红色	不计分
		第一次						
		第二次						

注意	读出下列数字,请患者重复 (每秒 1 个)	顺背　　（　）2 1 8 5 4 倒背　　（　）7 4 2	2

读出下列数字,每当数字 1 出现时,患者必须用手敲打一下桌面,错误数大于或等于 2 个不给分 （　）5 2 1 3 9 4 1 1 8 0 6 2 1 5 1 9 4 5 1 1 1 4 1 9 0 5 1 1 2	1

100 连续减 7　（　）93　（　）86　（　）79　（　）72　（　）65 　　　　　4~5 个正确,3 分;2~3 个正确,2 分;1 个正确,1 分;全部错误为 0 分	3

语言	重复:我只知道今天张亮是来帮过忙的人　　　　　（　） 　　　　狗在房间的时候,猫总是躲在沙发下面　　（　）	2

	流畅性:在 1 分钟内尽可能多地说出动物的名字 　　　　　　　　　　　　　　　　　（　）——(n≥11 个名称)	1

语言	词语相似性:如香蕉-橘子=水果　　（　）火车-自行车　　（　）手表-尺子	2

延迟回忆	回忆时不能提示	面孔 （　）	天鹅绒 （　）	教堂 （　）	红色 （　）	菊花 （　）	仅根据非提示回忆计分	5
选项	分类提示							
	多项提示							

定向	（　）日期　（　）月份　（　）年代　（　）星期几　（　）地点　（　）城市	6

	总分	30

4.记忆力评估

韦氏记忆量表(WMS)是应用较广的成套记忆测验,也是神经心理测验之一(表14-5)。

表14-5　韦氏记忆量表

项目	内容	评分方法
(1)经历	5个与个人相关的问题	每答对一题记1分
(2)定向	5个关于时间和空间的问题	每答对一题记1分
(3)数字与数字序次关系	①顺数 1~100	限时记错、漏或退数次数,扣分分别按记分公式算出原始分
	②倒数 100~1	限时记错、漏或退数次数,扣分分别按记分公式算出原始分
	③从 1 起累加,每次加 3,至 49	限时记错、漏或退数次数,扣分分别按记分公式算出原始分
(4)再认	每套识记卡片有 8 项内容,呈现给受试者 30 秒后,要求受试者再次辨认	依照受试者再次辨认内容与呈现的相关性分别记2、1、0 或 -1 分,最高为 16 分
(5)图片回忆	每套图片中有 20 项内容,呈现 1 分 30 秒后,要求受试者说出呈现内容	正确回忆记 1 分,错误扣 1 分,最高得 20 分
(6)视觉再生	每套图片中有 3 张图片,每张图片上有 1~2 个图形,呈现 10 秒后要求受试者将其画出来	按所画图形的准确度记分,最高分为 14 分
(7)联想学习	每套卡片上有 10 对词,分别读给受试者听,同时呈现 2 秒。10 对词完毕后,停 5 秒,再读每对词的前一词,要求受试者说出后一词	5 秒内正确回答 1 词记 1 分,3 遍测验的容易联想分相加后除以 2,与困难联想分之和即为测验总分,最高分为 21 分
(8)触觉记忆	使用一副槽板,上有 9 个图形,让受试者蒙眼并应用利手、非利手和双手分别将 3 个木块放入相应槽中。再睁眼,将各木块的图形及位置默画出来	计时并计算回忆正确的图形和位置的数目,根据公式推断出测验原始分
(9)逻辑记忆	3 个故事包括 14、20 和 30 个内容,将故事讲给受试者听,同时让其看着卡片上的故事,念完后要求其复述	回忆第一个内容记 0.5 分,最高分为 25 分和 17 分
(10)背诵数目	要求顺背 3~9 位数,倒背 2~8 位数	以能背通至最高位数为准,最高分分别为 9 分和 8 分,共计 17 分

四、睡眠评估

匹兹堡睡眠质量指数(PSQI)

PSQI (表14-6) 是美国匹兹堡大学精神科医生 Buysse 博士等人于 1989 年编制的, 是经过验证并使用最为广泛的睡眠障碍评估量表之一,用于评定被试者最近 1 个月的睡眠质量,包括主观睡眠质量、睡眠潜伏时间、总睡眠时间、睡眠效率、睡眠紊乱、用药和日间功能情况,既适用于评估睡眠障碍患者、精神障碍患者的睡眠质量, 也适用于一般人睡眠质量的评估。量表由 9 道题组成,总分范围为 0~21 分,得分越高,表示睡眠质量越差。

五、心理评估

评估内容详见第13章。

表 14-6　PSQI

序号	项目	选项
1	在过去的 1 个月,您通常上床睡觉的时间是(请按 24 小时制填写)?	上床睡觉时间:点　分
2	在过去的 1 个月,您每晚通常需要多长时间(分钟)才能入睡?	<15 分钟
		16~30 分钟
		31~60 分钟
		>60 分钟
3	在过去的 1 个月,您每天早上通常什么时候起床(请按 24 小时制填写)?	起床时间:点　分
4	在过去的 1 个月,您每晚实际睡眠的时间有多少?	>7 小时
		6~7 小时
		5~6 小时
		<5 小时
5	a.近 1 个月,不能在 30 分钟内入睡	无
		<1 次/周
		1~2 次/周
		≥3 次/周
	b.近 1 个月,夜间易醒或早醒	无
		<1 次/周
		1~2 次/周
		≥3 次/周
	c.近 1 个月,夜间去厕所	无
		<1 次/周
		1~2 次/周
		≥3 次/周
	d.近 1 个月,呼吸不畅	无
		<1 次/周
		1~2 次/周
		≥3 次/周
	e.近 1 个月,咳嗽或鼾声高	无
		<1 次/周
		1~2 次/周
		≥3 次/周
	f.近 1 个月,感觉冷	无
		<1 次/周
		1~2 次/周
		≥3 次/周
	g.近 1 个月,感觉热	无
		<1 次/周
		1~2 次/周
		≥3 次/周
	h.近 1 个月,做噩梦	无
		<1 次/周
		1~2 次/周
		≥3 次/周
	i.近 1 个月,疼痛不适	无
		<1 次/周
		1~2 次/周
		≥3 次/周

（待续）

（续）

序号	项目	选项
	j.近 1 个月,其他影响睡眠的事情	无
		<1 次/周
		1~2 次/周
		≥3 次/周
6	您对过去 1 个月的总睡眠质量评分	非常好
		较好
		较差
		很差
7	近 1 个月,您用催眠药物的情况	无
		<1 次/周
		1~2 次/周
		≥3 次/周
8	近 1 个月,您常感到困倦吗	无
		<1 次/周
		1~2 次/周
		≥3 次/周
9	近 1 个月,您做事情的精力不足吗	没有
		偶尔
		有时
		经常

计分方法:

A 睡眠质量

根据条目 6 的应答,计分为较好,计 1 分;较差,计 2 分;很差,计 3 分。

B 入睡时间

1.条目 2 的计分为≤15 分,计 0 分;16~30 分,计 1 分;31~60 分,计 2 分;≥ 60 分,计 3 分。

2.条目 5a 的计分为无,计 0 分;< 1 周/次,计 1 分;1~2 周/次,计 2 分;≥3 周/次,计 3 分。

3.累加条目 2 和 5a 的计分,若累加分为 0 分,计 0 分;1~2 分,计 1 分;3~4 分,计 2 分;5~6 分,计 3 分。

C 睡眠时间

根据条目 4 的应答计分,> 7 小时,计 0 分;6~7 小时,计 1 分;5~6 小时,计 2 分;<5 小时,计 3 分。

D 睡眠效率

1.床上时间 = 条目 3(起床时间)− 条目 1(上床时间)

2.睡眠效率 = 条目 4(睡眠时间)/ 床上时间 × 100%

3.成分 D 计分,睡眠效率>85%,计 0 分;75%~84%,计 1 分;65%~74%,计 2 分,<65%,计 3 分。

E.睡眠障碍

根据条目 5b 至 5j 的应答计分,为无,计 0 分;<1 周/次,计 1 分;1~2 周/次,计 2 分;≥3 周/次,计 3 分。累加条目 5b 至 5j 的计分,若累加分为 0 分,则成分 E 计 0 分,1~9 计 1 分,10~18 计 2 分,19~27 计 3 分。

F.催眠药物

根据条目 7 的应答计分,为无,计 0 分;< 1 周/次,计 1 分;1~2 周/次,计 2 分;≥3 周/次,计 3 分。

G.日间功能障碍

1.根据条目 8 的应答计分,无计 0 分,< 1 周/次计 1 分,1~2 周/次计 2 分,≥3 周/次计 3 分。

2.根据条目 9 的应答计分,没有计 0 分,偶尔有计 1 分,有时有计 2 分,经常有计 3 分。

3.累加条目 8 和 9 的得分,若累加分为 0,则成分 G 计 0 分,1~2 计 1 分,3~4 计 2 分,5~6 计 3 分。

PSQI 总分 =成分 A + 成分 B + 成分 C + 成分 D + 成分 E + 成分 F + 成分 G

评价等级:0~5 睡眠质量很好;6~10 睡眠质量较好;11~15 睡眠质量一般;16~21 睡眠质量很差。

第4节　康复治疗

SARS-CoV-1 和 MERS-CoV 感染幸存者的报告显示,尽管患者"康复",但其症状或潜在的器官损伤仍可持续存在,在新型冠状病毒感染患者中也有类似的情况发生。传染性相关肺炎对康复患者的呼吸系统、心血管系统、神经系统和代谢系统的长期影响可严重损害患者的生活质量,表现为疲劳、气短、呼吸困难、睡眠障碍、吞咽障碍、焦虑/抑郁、心肺功能下降、增加再入院率和死亡率等。已知康复通过综合性干预手段可以系统评估和改善患者的功能障碍,最大限度地提高患者的功能独立性,帮助患者重返家庭和社会。为此,应基于多学科方法建立全面的康复治疗方案,包括身体、心理和精神方面的管理,并兼顾到干预对象的能力、偏好和临床需求。

一、教育

具体内容包括教导患者自我管理;教导护理员(家人和专业人士)如何为自我管理提供支持;教导护理员如何促进实践和(或)安全地提供护理;鼓励护理员协助患者融入社会;向患者和其他合适人员传授疾病及管理知识;为各方设定期望值;教导患者和家属如何应对疾病相关的不确定性。具体管理内容可参照《康复指导手册:COVID-19 相关疾病的自我管理(第二版)》:

1.管理呼吸困难:调整体位(俯卧位、斜侧卧位、前倾坐位、前倾立位、背部倚靠立位)和进行呼吸调节训练。

2.开展体力活动与锻炼:通过感知主观疲劳程度(RPE)指导训练,包括为恢复阶段做准备(RPE 0~1分)、低强度活动(RPE 2~3分)、中等强度活动(RPE 4~5分)、具有协调和有效技能的中等强度练习(RPE 5~7分)、回归到基线练习(RPE 8~10分)。

3.保存体力和疲劳管理:保持节奏、确定优先次序、制订日计划或周计划。

4.声音问题和顽固性咳嗽:补充充足水分、避免声带紧张的说话方式、吸入蒸汽、避免深夜进食或吃不易消化的食物、戒烟和使用代偿交流方式有利于改善声音问题。此外,改用鼻子呼吸、吸食低糖的水煮甜食、停止咳嗽练习和调整体位减少胃反流有利于缓解顽固性咳嗽。

5.管理吞咽问题:调整进食体位、食物质地和进食速度;集中注意力;少食多餐;保持口腔清洁。

6.营养、嗅/味觉问题:保持健康均衡饮食;出现嗅觉或味觉下降时,建议保持口腔卫生,并通过香味刺激开展嗅觉和味觉训练。

7.脑功能问题管理:尽量减少干扰、在不太疲倦时完成活动、保证充足休息、设定合理目标、制订时间表、使用激励措施、一次只做一件事、选用恰当辅助手段和开展脑力锻炼。

8.心理问题管理:保证充足的优质睡眠、选用放松技巧(冥想、正念减压疗法、意念或可视化导引、沐浴、芳香疗法、太极、瑜伽和音乐等)、保持社交、健康饮食和尽可能逐渐恢复日常活动或爱好。

9.疼痛问题管理:可选用药物干预,同时辅以良好睡眠、放松或冥想等调节手段并调整活动节奏。

10.对于需要重返工作岗位的患者,需确定如下内容:返岗前需经过专业评估证实其身体机能是否符合返岗要求;与公司领导沟通,帮助明确患者是否可以胜任相关工作职责及复工计划;对于无法胜任原岗位要求的患者,可以考虑换工作或调动。

二、心肺功能康复

身体锻炼必须适应患者的个人需要和限制;应考虑身体锻炼期间的症状(如呼吸困难、低血氧饱和度和疲劳);患者应接受各康复阶段的身体、心理情绪和营养方面的指导;在评估和现场监测时,如果有传播病毒风险或有再感染风险的患者存在,预防措施,如使用含乙醇的洗手液、保持身体距离和个人防护设备是必不可少的。根据临床严重程度和病程、发病时左心室功能和心脏磁共振上炎症程度,心肌炎后需要恢复高水平运动或体力要求高的患者,需要 3~6 个月的完全休息。心肌炎后,如果左心室的收缩功能和心肌损伤的血清生物标志物正常,24 小时 ECG 监测和运动试验排除相关心律失常,则可以恢复训练和运动。前 2 年需要定期评估。对于患有心血管并发症的竞技运动员，建议停止竞技运动或有氧运动 3~6 个月，直至心脏磁共振成像显示心肌炎症消退或肌钙蛋白正常化为止。对于有心血管并发症的患者，可在 4~12 周进行心电图和超声心动图的临床和影像学评价。

1.有氧运动

可根据心肺运动试验第一通气阈量化个体强度，并可根据患者的耐受性逐渐增加。在每次运动中，可通过检测心率、血氧饱和度来感知运动水平（如 Borg 量表目标值达到 11~13）。运动训练分为准备期、训练期和整理期。具体做法为：每周 3~5 次；持续时间为 20~30 分钟；存在严重疲劳患者可采用间歇性训练。

2.上肢和下肢力量训练

目标为大肌群，如果加载阻力负荷，可选用健身器械、自由重量、弹力带等。起始训练强度为最大力量的 40% 或 OMNI 量表的 4~5 级，每次 3 组，重复 8~12 次。

3.牵伸疗法

ARDS 患者背侧胸壁的顺应性较差。颈部、上胸、胸大肌、侧胸牵伸和屈伸等牵伸疗法已被证明可以增加多达 50mL/cmH$_2$O 的顺应性。此外，还可以进行改良的分段呼吸，即患者对自己的胸廓施加压力，以抵抗胸腔某一区域的呼吸偏移，并促进可能降低通气和活动能力的胸腔邻近区域的扩张。

4.呼吸再训练

帮助控制患者的呼吸频率和呼吸模式，以降低通气滞留、促进膈肌运动、改善肺通气但不增加呼吸能耗。教会患者呼吸技术以处理呼吸困难，从而帮助患者重拾控制自我呼吸的信心和促进患者放松。具体方法包括缩唇呼吸、节奏性呼吸和膈式呼吸，训练体位包括半卧位或侧卧位，或根据患者实际情况选择舒适体位。随着患者能力提高，逐渐升级（由坐→站→步行），并将其应用于复杂的 ADL 活动中。

5.吸气肌训练

（1）缩唇腹式呼吸练习：仰卧位，双腿弯曲，将 1~ 3kg 的重物压在下腹部，为膈肌收缩提供阻力。指导患者通过鼻子吸气并使腹部膨隆，然后通过缩唇缓慢呼气，每次 3 组，每组 10 个。

（2）使用吸气肌训练装置：常用的 POWERbreathe™ 设备是一个带有阀门的吸气肌训练系统，其可以产生阻力以训练呼吸肌。训练之前，需从残气量位测量患者的最大吸气压力（Pimax）。起始训练强度选择 30%~50% 的 Pimax，并可根据患者耐受度或每日评估，动态调整患者的呼吸负荷大小。在训练中，每组 6~10 个，组间间歇 1~2 分钟，持续 20 分钟或达到可耐受最大总量（衰竭的定义为连续 3 次呼吸均未达到 80% 的 Pimax），每周开展 3~5 次。

6.渐进性放松训练

首先，用肌肉发力并绷紧，集中精力感受绷紧的感觉；试着保持这种紧张的感觉 3~5 秒，然后放松 10~15 秒。之后，患者会有肌肉放松的感觉。每次持续 15 分钟。患者跟着录音进行训练，放松的顺序：足→下肢→臀部和腰部→胸部→手臂→肩膀→面部。

7.能量节约技术

包括增加患者感知、活动调节，以及使用辅助工具和代偿。以运动中协调呼吸为例，首先要纠正患者运动中的错误模式，如运动中躯干或肢体处于僵硬姿势、屏气、不协调、浅快呼吸。当运动朝向身体或重心时，与呼气相配合；拉伸或延长胸部的运动，与吸气相配合。

8.家庭康复和远程康复

越来越多的证据表明，以家庭为基础的运动训练是可行的，可以有效地提高患者的运动能力，减少呼吸困难，提高生活质量。值得注意的是，以家庭为基础的项目可以显著提高患者对肺康复的依从性和完成率。如果可能，考虑指导家属帮助监督。远程康复是指利用信息和通信技术远距离提供临床康复服务。可通过多种不同的方式提供服务，包括音频、视频或两者兼而有之的双向实时访问，非同步电子访问，虚拟签到，对录制的视频或图像进行远程评估，或电话评估和管理服务。在远程康复中，可为每例患者提供特定的训练处方，允许患者通过实时视频会议监督（或不监督)。每周至少进行 2 次训练,以取代在门诊进行的监督训练课程。

9.康复干预

根据需要还可开展平衡练习、气道廓清训练、作业疗法、心理支持治疗、营养咨询与支持等必要康复干预。

三、神经康复

1.针对患者合并的神经系统疾病和(或)周围神经病变引起的骨骼肌功能障碍, 除了早期积极运动,包括床上活动、床边坐位、床下坐位、坐站转移、站立活动、步行活动等,还需考虑功能损伤的持续性存在。因为其会在相当长的时间内影响患者的工作、生活和学习, 所以有必要采取积极应对策略来改善患者预后,包括但不限于牵伸、肌力训练、肌耐力训练、协调性训练、日常生活活动能力训练、营养支持等。

2.认知领域损伤包括(但不限于)注意力、记忆力等基本功能,解决问题、决策和判断等高阶功能,以及言语和语义记忆等语言功能的损伤。采用认知活动训练,如拼图、文字和数字游戏、记忆练习和阅读可能有助于提高患者的认知功能。应从具有挑战性但可实现的活动开始,并尽可能增加难度,这对于保持患者的积极性很重要。重要的是,这些患者应该参加日常活动。补偿策略包括清单、笔记和提醒,适用于记忆受损的患者。将活动分解成单独的步骤有助于防止患者感到不知所措。放松练习,包括冥想,可以帮助减轻患者由认知障碍引起的压力。

3.嗅觉训练,例如,对一组气味(通常是柠檬、玫瑰、丁香和桉树)进行 20 秒的反复和刻意的嗅探,每天至少进行 2 次,持续至少 3 个月。鼻内维生素 A 和全身 ω-3 可作为辅助治疗。

四、其他相关康复

(1)疾病相关的吞咽困难可能源于插管引起的口腔、鼻腔和(或)咽部黏膜损伤,吞咽机制减弱,与炎症、多发性神经病变和药物副作用相关的吞咽反射和肌肉张力减弱,影响安全吞咽的认知障碍,通气引起的唾液黏度变化,经口呼吸,药物或脱水。可通过床边简易吞咽评估、纤维喉镜吞咽功能检查、吞咽造影检查等来明确吞咽障碍病因,并针对性地开展吞咽相关的运动肌群训练、呼吸训练、感觉刺激、吞咽辅助策略应用等来帮助改善吞咽功能。

(2)原发性神经损害、创伤性经历,以及长期预后的不确定性和持续的医疗保健差距加剧了经历过的痛苦,常使患者面临创伤后应激障碍(PTSD)的风险。基于其他慢性疾病研究证据,可选用认知康复或认知行为疗法来改善患者的症状,治疗顺序包括:①在治疗开始时引入情绪调节策略是必要的,以减少可能干扰治疗方案的焦虑和消极的自言自语。情绪策略将用于整个治疗过程, 以改变认知功能障碍的不适应性, 增加对情绪困扰的耐受性, 减少任务量和治疗回避。②注意控制策略、记忆编码/检索技能和元认知策略,包括目标管理训练和问题解决, 以上为治疗的基础。这些技能与正念练习是一致的,正念练习强调过滤干扰,同时充分利用认知资源。③行为激活策略可支持疲劳情境下的认知功能,通过调整节奏、引入有氧运动和活动计划等提高患者的参与度和自我效能感。当这些认知和行为策略被内化,并在日常活动中被使用时,提高精神资源的效率将有助于减少疲劳。此外,神经心理干预可以促进患者在其他康复治疗中的动力,并重新恢复自急性感染以来可能无法恢复的角色功能(工作或学习)。例如,在物理治疗中,活动节奏可以帮助患者分配能量消耗以优化身体参与;在职业治疗中, 注意控制可以帮助患者掌握日常功能活动的顺序;元认知策略可以减轻患者的认知功能障碍对语言的下游影响,使其在语言病理方面取得最大进展。

参考文献

[1]Akbarialiabad H,Taghrir MH,Abdollahi A,et al. Long COVI - D,a comprehensive systematic scoping review[J]. Infection, 2021,49(6):1163-1186.

[2]Soriano JB,Murth S,Marshall JC,et al. A clinical case defini - tion of post-COVID-19 condition by a Delphi consensus[J]. Lancet Infect Dis , 2022, 22(4):e1 02-e107.

[3]Carfì A,Bernabei R,Landi F,et al. Persistent symptoms in patients after acute COVID-19[J]. JAMA,2020,324(6):603-605.

[4]Mahase E. COVID-19:what do we know about "long COVID" [J]. BMJ,2020,370:m2815.

[5]Sykes DL,Holdsworth L,Jawad N. et al. Post-COVID-19 symptom burden:what is long-COVID and how should we manageit [J]. Lung,2021,199(2):113-119.

[6]Ngai JC,Ko FW,Ng SS,et al. The long-termimpact of severe acute respiratory syndrome on pulmonary function,exercise capacity and health status [J]. Respirology,2010,15 (3):543-550.

[7]Hosseiny M,Kooraki S,Gholamrezanezhad A,et al. Radiology perspective of corona virus disease 2019(COVID-19):lessons from severe acute respiratory syndrome and middle east respiratory syndrome[J]. AJR Am J Roentgenol,2020,214(5):1078-1082.

[8]Mendelson M,Nel J,Blumberg L,et al. Long-COVID:an evolving problem with an extensive impact [J]. S Afr Med J,2020,111 (1):10-12.

[9]Augustin M,Schommers P,Stecher M,et al. Post-COVID syndrome in non-hospitalised patients with COVID-19:a long itudinal prospective cohortstudy[J]. Lancet Reg Health Eur,2021,6:100122.

[10]Desai AD,Lavelle M,Boursiquot BC,et al. Longterm complications of COVID-19[J]. Am J Physiol Cell Physiol,2022,322 (1):C1 C11.

[11]Dhawn RT,Gopalan D,Howard L,et al. Beyond the clot:perfusion imaging of the pulmonary vasculature after COVID-19 [J]. Lancet Respir Med,2021,9(1):107-116.

[12]Bai Y,Xu JL,Chen LJ,et al. Inflammatory responese in lungs and extra pulmonary sites detected by[18F] fluorodeoxyglucose PET/CT in convalescing COVID-19 patients tested negative for corona virus[J]. Eur J Nucl Med Mol Imaging,2021,48 (8):2531-2542.

[13]Dani M,Dirksen A,Taraborrelli P,et al. Autonomic dysfunction long COVID:rationale,physiology and management strategies[J]. Clin Med(Lond),2021,21(1):e63-e67.

[14]Yong SJ. Persistent brainstem dysfunction in long-COVID:a hypothesis[J]. ACS Chem Neurosci,2021,12(4):573-580.

[15]Chun HJ,Coutavas E,Pine AB,et al. Immunofibroticdrivers of impaired lung function in postacute sequelae of SARS-CoV2 infection[J]. JCI Insight,2021,6(14):e148476.

[16]Afrin LB,Weinstock LB,Molderings GJ. COVID-19 hyperinflammation and post-COVID-19 illness maybe rooted in mast cell activation syndrome[J]. Int J Infect Dis,2020,100:327-332.

[17]Sonnweber T,Boehm A,Sahanic S,et al. Persisting alteration of iron homeostasis in COVID-19 are as sociated with non-resolving lung pathologies and poor patients'performance:a prospective observational cohort study[J]. Respir Res,2020,21 (1):276.

[18]Xu JJ,Zhou M,Luo P,et al. Plasmametabolomic profiling of patients recovered from corona virus disease 2019(COVID-19)with pulmonary sequelae 3 months after discharge[J]. Clin Infect Dis,2021,73(12):2228-2239.

[19]Silva Andrade B,Siqueira S,de Assis Soares WR,et al. Long-COVID and post-COVID health complications:an up-to-date review on clinical conditions and their possible molecular mechanisms[J].Viruses,2021,12(4):700.

[20]Moschonas IC,Tselepis AD. SARS-CoV-2 infection and thrombotic complications:anarrative review [J]. J Thromb Thrombolysis,2021,52(1):111-123.

[21]Ostergaard L. SARS CoV-2 related microvascular damage and symptoms during and after COVID-19:consequences of capillary transit-time changes,tissue hypoxia and inflammation[J]. Physiol Rep,2021,9(3):e14726.

[22]Korompoi E,Gavriatopouolou M,Hicklen RS,et al. Epidemiology and organ specific sequelae of post-acute COVID-19:a narrative review[J]. J Infect,2021,83(1):1-16.

[23]Lindner D,Fitzek A,Brauninger H,et al. Association of cardiac infection with SARS-CoV-2 inconfirmed COVID-19 autopsy cases[J]. JAMA Cardiol,2020,5(11):1281- 1285.

[24]Varga Z,Flammer AJ,Steiger P,et al. Endothelial cell infection and endotheliitis in COVID-19[J]. Lancet,2020,395 (10234):1417-1418.

[25]Chioh FW,Fong SW,Young BE,et al. Convalescent COVID-19 patients are susceptible to end othelial dysfunction due to persistent immuneactivation[J]. Elife,2021,10:e64909.

[26]Savastano MC,Gambini G,Cozzupoli GM,et al. Retinal capillary involvement in early post-COVID-19 patients:a healthy controlled study[J]. Graefes Arch Clin Exp Ophthalmol,2021,259 (8):2157-2165.

[27]Evans PC,Rainger GE,Mason JC,et al. Endothelial dysfunction in COVID-19:a position paper of the ESC Working Group for Atherosclerosis and Vascular Biology,and the ESC Council of Basic Cardiovascular Science[J]. Cardiovasc Res,2020,116 (14):2177-2184.

[28]Sollini M,Ciccarelli M,Cecconi M,et al.Vasculitis changes in COVID-19 survivos with persistent symptoms:an [18F]FDG-PET/CT study[J]. Eur J Nucl Med Mol,2021,10(5):1460-1466.

[29]Wallukat G,Hohberger B,Wenzel K,et al. Functional autoantibodies against G-protein coupled receptors inpatients with persistent Long-COVID-19 symptoms[J]. J Transl Autoimmun,

2021,4:100100.

[30]Baig AM. Deleterious Outcomes in Long-Hauler COVID-19: The Effects of SARS-CoV-2 on the CNS in Chronic COVID Syndrome[J]. ACS Chem Neurosci,2020,11(24):4017-4020.

[31]Kandemirli SG,Altundag A,Yildirim D,et al. Ol-factory Bulb MRI and Paranasal Sinus CT Findings in Persistent COVID-19 Anosmia[J]. Acad Radiol,2021,28(1):28-35.

[32]Raahimi MM,Kane A,Moore CE,et al. Late onset of Guillain-Barré syndrome following SARS-CoV-2 infection:part of 'long COVID-19 syndrome'[J]. BMJ Case Rep,2021,14(1): e240178.

[33]Dong ZY,Xiang BJ,Jiang M,et al. The Prevalence of Gastrointestinal Symptoms,Abnormal Liver Function,Digestive System Disease and Liver Disease in COVID-19 Infection:A Systematic Review and Meta-Analysis[J]. J Clin Gastroenterol, 2021,55(1):67-76.

[34]Mao R,Qiu Y,He JS,et al. Manifestations and prognosis of gastrointestinal and liver involvement in patients with COVID-19:a systematic review and meta-analysis [J]. Lancet Gastroenterol Hepatol,2020,5(7):667-678.

[35]Bornstein SR,Rubino F,Ludwig B,et al. Consequences of the COVID-19 pandemic for patients with metabolic diseases[J]. Nat Metab,2021,3(3):289-292.

[36]Boddu SK,Aurangabadkar G,Kuchay MS. New onset diabetes,type 1 diabetes and COVID-19[J]. Diabetes Metab Syndr,2020,14(6):2211-2217.

[37]Steenblock C,Schwarz PEH,Ludwig B,et al. COVID-19 and metabolic disease:mechanisms and clinical management [J]. Lancet Diabetes Endocrinol,2021,9(11):786-798.

[38]Couzin-Frankel J. Antiviral pills could change pandemic's course[J]. Science,2021,374(6569):799-800.

[39]Patil NR,Herc ES,Girgis M. Cold Agglutinin Disease and Autoimmune Hemolytic Anemia with Pulmonary Embolism as a Presentation of COVID-19 Infection[J]. Hematol Oncol Stem Cell Ther,2022,15(4):213-216.

[40]Finsterer J,Scorza FA,Fiorini AC. SARS-CoV-2 associated Guillain-Barre syndrome in 62 patients[J]. Eur J Neurol,2021,28(1):e10-e2.

[41]Shayestehpour M,Zamani B. The first case of systemic lupus erythematosus (SLE)triggered by COVID-19 infection[J]. Eur Rev Med Pharmacol Sc,2020,24(22):11474.

[42]Khabbazi A,Kavandi H,Paribanaem R,et al. Adherence to medication in patients with rheumatic diseases during COVID-19 pandemic[J]. Ann Rheum Dis,2022,81(10): e200.

[43]Hassen LM,Almaghlouth IA,Hassen IM,et al. Impact of COVID-19 outbreak on rheumatic patients' perceptions and behaviors:A cross-sectional study[J]. Int J Rheum Dis,2020,

23(11):1541-1549.

[44]Mazza MG,De Lorenzo R,Conte C,et al. Anxiety and depression in COVID-19 survivors: Role of inflammatory and clinical predictors[J]. Brain Behav Immun,2020,89:594-600.

[45]Taquet M,Luciano S,Geddes JR,et al. Bidirectional associations between COVID-19 and psychiatric disorder:retrospective cohort studies of 62 354 COVID-19 cases in the USA[J]. Lancet Psychiatry,2021,8(2):130-140.

[46]Silver SA,Beaubien-Souligny W,Shah PS,et al. The Prevalence of Acute Kidney Injury in Patients Hospitalized With COVID-19 Infection:A Systematic Review and Meta analysis [J]. Kidney Med,2021,3(1):83-98.

[47]Bowe B,Xie Y,Xu E,et al. Kidney Outcomes in Long COVID [J]. J Am Soc Nephrol,2021,32(11):2851-2862.

[48]Puthumana J,Thiessen-Philbrook H,Xu L,et al. Biomarkers of inflammation and repair in kidney disease progression[J]. J Clin Invest,2021,131(3):e139927.

[49]Herrera JE,Niehaus WN,Whiteson J, et al. Multidisciplinary collaborative consensus guidance statement on the assessment and treatment of fatigue in postacute sequelae of SARS-CoV-2 infection (PASC) patients [J]. PMR,2021,13 (9):1027-1043.

[50]WHO. Support for rehabilitation: self-management after COVID-19-related illness,secon dedition [EB/OL].(2021-9-27)[2023 -8 -2].https://www.who.int/europe/publications/i/item/WHO-EURO-2021-855-40590-59892.

[51]罗剑锋,赵倩华,郭起浩,等.不同认知功能量表评估受低教育程度老年人认知功能的分析 [J]. 中国临床神经科学,2015,23(4):423-427.

[52]雷宇,郭起浩,李彦江,等.成人缺血性脑血管病的认知损害特征分析[J].中华医学杂志,2014,94(13): 984-989.

[53]段莹,孙书臣. 睡眠障碍的常用评估量表[J]. 世界睡眠医学杂志,2016,3(04):201-203.

[54]Wade DT. Rehabilitation after COVID-19: an evidence-based approach[J]. Clin Med (Lond),2020,20(4):359-365.

[55]Besnier F,Bérubé B,Malo J,et al. Cardiopulmonary Rehabilitation in Long-COVID-19 Patients with Persistent Breathlessness and Fatigue: The COVID-Rehab Study[J]. Int J Environ Res Public Health,2022,19(7):4133.

[56]Swarnakar R,Yadav SL. Rehabilitation in long COVID-19: A mini-review[J]. World J Methodol,2022,12(4):235-245.

[57]Santana AV,Fontana AD,Pitta F. Pulmonary rehabilitation after COVID-19[J]. J Bras Pneumol,2021,47(1):e20210034.

[58]Sacks-Zimmerman A,Bergquist TF,Farr EM,et al. Rehabilitation of Neuropsychiatric Symptoms in Patients With Long COVID: Position Statement[J]. Arch Phys Med Rehabil, 2023,104(2):350-354.

第15章

传染性相关肺炎的神经功能障碍康复治疗

　　传染性相关肺炎主要累及呼吸系统,也可侵犯神经系统而引发多种神经症状及疾病,进一步导致部分患者症状和病情的复杂化。本文以新型冠状病毒感染为例,依据国内外现有的研究报道及临床经验,就疾病神经系统损伤的常见症状、临床表现、康复治疗等方面进行阐述,以为临床诊疗工作提供参考。

第1节　概述

　　人冠状病毒(HCoV)是常见的呼吸道病原体,其S蛋白通过结合细胞膜上的血管紧张素转换酶2(ACE2)而侵入宿主细胞。除了在人类气道上皮、肺组织细胞、肾脏、小肠、睾丸、肌肉及血管内皮细胞中表达外,ACE2也广泛表达于整个神经系统。

　　在自然感染情况下,HCoV可通过神经逆行性播散和血行播散而侵犯中枢神经系统和周围神经系统。病毒侵入分布在呼吸道黏膜的神经末梢,而后利用神经细胞内和细胞间的主动转运过程而扩散,如通过嗅神经、三叉神经通路进入神经系统。中枢神经系统中神经胶质细胞和神经元表达ACE2受体,成为病毒的潜在靶标。血源性播散途径则是血液中的病毒通过血脑屏障进入中枢神经系统的过程。冠状病毒还通过直接与周围神经轴突、髓鞘及肌肉细胞上的ACE2结合,使病毒包膜与宿主细胞膜偶联,直接感染周围神经及肌肉。新型冠状病毒(SARS-CoV-2)不仅具有神经侵袭性、嗜神经性,同时具有潜在的神经毒性。研究认为,属于巢病毒目的冠状病毒可以慢性感染的形式持续存在于人中枢神经系统中,如多发性硬化,它诱发的某些未折叠蛋白反应可能与多种神经退行性疾病(如帕金森病、阿尔兹海默病等)相关。

　　在病毒的直接侵害、免疫损伤、炎症风暴等共同作用下,SARS-CoV-2相关的神经系统临床病变包括脑炎、脑膜炎、脑血管病、周围神经损伤、中枢和周围神经脱髓鞘疾病,以及自主神经功能障碍等。新型冠状病毒感染相关神经系统并发症多发生于感染后1~3周,但亦有副感染性并发症与感染同时起病,感染后免疫介导并发症发生于起病6周以内。对于与新冠病毒感染同时或者感染后6周之内出现脑病、脑血管病、脑/脊髓炎(包括急性播散性脑脊髓炎/急性出血性白质脑炎、急性坏死性脑炎/急性出血性坏死性脑炎、自身免疫性脑炎、急性横断性脊髓炎,以及其他不能分类的脑/脊髓炎)、吉兰-巴雷综合征等表现的患者,需进行进一步的神经系统检查与对症处理。

第2节　临床表现

SARS-CoV-2 感染具有高度的传染性和致病性。针对新型冠状病毒感染患者的各项研究还报道了广泛的中枢神经系统和外周神经系统并发症,最常见的神经系统症状是疲劳/不适、肌痛、头痛、意识障碍、头晕、味觉/嗅觉异常或丧失,较不常见的症状包括视力障碍、神经痛、枕神经痛、共济失调、震颤和抽搐等。

一、中枢神经系统损伤

1.脑病

脑病是一类弥漫性脑功能障碍,通常在短期内迅速进展,是新型冠状病毒感染的几种表现症状或并发症之一。新型冠状病毒感染脑病的临床表现为人格、行为、认知或意识状态的改变,可能出现的症状包括头痛、谵妄、激越、抽搐、嗜睡和意识水平下降等。头痛是 SARS-CoV-2 感染最常见的神经系统表现之一,也可能是脑膜炎、脑炎、血管炎、颅内压升高等广泛神经综合征的一部分,以及与新冠病毒感染的神经炎症机制和其他潜在全身性原因相关的临床病症。谵妄在需要 ICU 住院的患者中更为常见,并且在病例报告中都没有确定谵妄的确切原因。患者在谵妄发作时血氧饱和度正常。在缺乏其他病理的明确诊断证据的情况下,SARS-CoV-2 感染被认为是谵妄的根本原因,这可直接归因于 SARS-CoV-2 侵入中枢神经系统的机制,也可能由镇静治疗、机械通气和环境因素(包括社会隔离)继发的神经炎症反应或多因素损害造成。新型冠状病毒感染危重症患者谵妄可能是严重呼吸衰竭继发的感染缺氧前驱症状,也可能是新型冠状病毒感染的孤立表现。意识和觉醒障碍是另一种常见的神经功能障碍,在高达 37%的新型冠状病毒感染患者中被记录为脑病的表现。在继发的中枢神经系统脑病患者中,脑脊液中的 IL-6、IL-8、TNF-α、β2-微球蛋白、IP-10、MCP-1 等细胞因子水平升高,炎症标志物的升高伴随的免疫反应是一种诱发因素。许多被临床诊断为脑病的患者没有影像学表现,但在急性脑病患者去世后进行的透射电子显微镜研究显示,在额叶切片的脑毛细血管内皮细胞的细胞质空泡内存在病毒颗粒。

冷冻组织逆转录聚合酶链式反应检测证实,脑内存在 SARS-CoV-2 病毒。

2.脑血管病

急性脑血管病在新型冠状病毒感染患者中的发生率为 0.5%~5.9%。脑血管病的临床表现为突发的肢体无力、感觉障碍、复视、眩晕、构音障碍等局灶性神经功能缺损,其中最常见的类型是急性缺血性卒中。重症新型冠状病毒感染患者发生急性脑血管病的风险更高,继发卒中的患者住院死亡率明显增高。中国各项研究显示,感染患者发生缺血性卒中、脑出血和脑血栓形成等脑血管事件的比例为 2%~17%。虽然脑血管并发症导致发生重症新型冠状病毒感染的风险增加了 2 倍, 但与死亡率的显著增加没有直接关联。对于发生中枢神经系统并发症的患者,其白细胞和中性粒细胞计数较高, 淋巴细胞和血小板计数降低,C反应蛋白和 D-二聚体水平升高。严重感染或 ICU 住院、年龄、心血管危险因素、既往合并症(高血压、糖尿病、高脂血症、吸烟或既往脑卒中史)和高凝指标是发生急性脑血管病的危险因素,而新型冠状病毒感染后脑出血范围从大的局灶性出血伴占位效应,到血管源性水肿相关的多发性微出血均有可能。神经系统症状出现的时间变化很大,脑出血最常在发病 2 周后被诊断出来,但也有在鼻塞症状出现 3 天后发生的病例报道。气管插管、抗凝药物的使用、体外膜氧合等医源性操作被认为是出血性脑血管病的危险因素。

3.脑/脊髓炎

脑/脊髓炎是大脑及周围组织、脊髓的炎症过程,新型冠状病毒感染所致的脑/脊髓炎可在病毒感染的急性期出现,也可在感染数周后发生。可能的机制是通过血液途径或通过周围神经末梢的逆行途径直接侵入,脑/脊髓炎的临床表现为意识障碍、精神异常、癫痫发作、认知障碍、肢体无力、肌张力障碍、共济失调、感觉障碍、痛性痉挛或便尿障碍等局灶性神经体征(如感觉异常、虚弱等)。SARS-CoV-2 感染所致的脑炎可伴有明显的帕金森病,PET 显示脑干、内侧颞叶和基底神经节的脑代谢发生明显变化。在目前发表的研究中,病毒性脑炎诊断方法的局限性可能导致其发病率较低。另一方面,脑膜炎是脑膜和脊髓的炎症过程,其典型症状包括发热、头痛、畏光、恐音和颈部僵硬。癫痫发作也可能是脑炎和脑膜炎表现的一部分,所有类型的癫痫发作均有报道,如热性癫痫发作、局灶性癫痫发作、全身性强直-阵挛性癫痫发作、肌阵挛性癫痫持续状态、癫痫持续状态和非惊厥性癫痫持续状态。SARS-CoV-2 可通过嗜神经机制引起易感患者癫痫发作。新型冠状病毒感染患者可能因缺氧、代谢紊乱、器官衰竭或脑损伤而出现癫痫发作,但 SARS-CoV-2 全身感染本身在急性疾病期间发作癫痫的风险较小。许多因新型冠状病毒感染入院的癫痫发作患者存在认知障碍病史、高龄、肌酸激酶和 C-反应蛋白较高等基础原因。虽然新型冠状病毒感染导致自身免疫性脑炎的确切发病机制尚不清楚,但可能与直接损伤血脑屏障的细胞因子风暴和白细胞向大脑迁移增加,以及分子模仿介导的病毒免疫失调有关。许多严重的新型冠状病毒感染患者也可能由于缺氧、电解质紊乱、代谢紊乱和多器官衰竭等毒性代谢过程而出现精神状态改变,而不一定表现为中枢神经系统受累。

二、周围神经损害

新型冠状病毒感染所致的周围神经病包括吉兰-巴雷综合征(GBS)、多发性神经炎、臂丛神经炎、多发颅神经病变及自主神经功能紊乱等。

GBS 的临床表现为急性起病(<4 周)、进行性肌无力、对称性四肢运动和(或)感觉障碍,伴有深肌腱反射减少/缺失、轻中度感觉丧失、肌肉疼痛,可累及脑神经和自主神经。从出现新型冠状病毒感染症状到首次出现 GBS 症状的时间间隔为 8~24 天。在电生理研究中,大多数患者具有典型的 GBS 临床表现,通常是脱髓鞘型(即急性炎症性脱髓鞘多神经病变),但也可能发生原发性轴索损伤,称为急性运动和感觉轴索神经病(AMSAN)或急性运动轴索神经病(AMAN)。米勒费雪综合征是 GBS 的另一种变体,其特征是眼麻痹、步态共济失调和反射性肌无力。合并 GBS 患者的初始临床表现差异很大,新型冠状病毒感染所致的 GBS 的疾病程度更严重。神经系统症状通常发生在呼吸系统症状出现后的 2~3 周内,在严重感染的住院治疗期间出现神经系统症状,偶见在感染后几周出现孤立的神经系统症状。多数患者存在脑脊液"蛋白-细胞分离"的典型特征,但血清神经节苷脂抗体阳性率较低。结合静脉注射免疫球蛋白治疗相对有效且抗-GD1b 阳性,可能提示 SARS-CoV-2 病毒感染后引发了潜在的自身免疫过程。有证据表明,SARS-CoV-2 携带神经节苷脂蛋白的表位与表面周围神经糖脂之间可能发生交叉反应,这可能是 SARS-CoV-2 引发自身免疫性 GBS 的潜在机制。

新型冠状病毒感染还可能导致多发性颅神经病变,包括双侧嗅觉神经病变、视神经病变、动眼神经病变、单侧或双侧面神经麻痹、感音神经性听力损失和下颅神经损伤,其中面神经麻痹最常见。嗅觉功能障碍(即嗅觉缺失或嗅觉减退)是新型冠状病毒感染的早期和常见症状,高达 80% 的患者在发病后 5 天内发生该症状。病毒神经入侵主要以神经元运输作为进入中枢神经系统的主要门户。在疾病急性期中,嗅觉神经、三叉神经、舌咽神经和迷走神经支配的整个呼吸道病毒载量较高,病毒可进入周围神经末梢,然后沿轴突路线逆行传播。

研究报道,在嗅球、脑干,以及 V、IX、X 颅神经的神经元和神经胶质细胞中检测到 SARS-CoV-2 蛋白,这是中枢神经系统感染的表现。SARS-CoV-2 病毒的局灶性分布和重叠的小胶质细胞激活提示了感染的过程,可能导致局部损伤,包括神经元和轴突丢失。并且,病毒可能靶向选择,如网状结构、迷走神经核、孤立束/核和腹侧呼吸束等与呼吸和其他神经控制功能相关的神经解剖结构,可能会损害自主神经功能和自主呼吸。

此外,自主神经功能紊乱相对多见,与乏力、心悸、疲劳不耐受等症状有关,也可见胃肠道症状、体温调节异常。多数病例的直立倾斜试验结果异常。自主神经功能紊乱可持续 6~8 个月,甚至更久,经治疗后部分缓解。小纤维神经病及多灶性轴索或脱髓鞘性神经病也有报道,常出现于新型冠状病毒感染后的 1 个月,表现为神经性疼痛,跟腱反射消失,远端针刺觉、振动觉减退,远端肌肉无力及萎缩等症状,多数患者需要接受免疫治疗。

三、肌肉受损

肌病可能是新型冠状病毒感染的一种表现,11%~

70%的新型冠状病毒感染患者具有与其他病毒性疾病相同的常见症状,包括肌痛、虚弱、疲劳、近端肌肉无力、血清肌酶水平升高。肌肉活检显示明显的肌纤维坏死和少量淋巴细胞浸润,这是免疫介导的坏死性肌病(IMNM)的特征,有时也被称为坏死性自身免疫性肌病(NAM)。IMNM的组织病理学特征是散在性肌坏死、肌吞噬、再生和淋巴细胞浸润的相对缺乏。肌病可由多种途径引起,包括病毒通过ACE2受体侵入,循环病毒毒素损伤肌肉细胞膜,以及细胞因子风暴的强烈产生。肝脏和肾脏疾病也可能是肌病的危险因素。

四、脑雾

长新冠综合征一般定义为在新型冠状病毒感染期间或之后出现的体征和症状持续超过12周,并且无法用其他诊断来解释的一种并发症。一些专家也将症状(如疲劳、记忆问题、呼吸困难、不能归因于任何其他原因的肌肉疼痛)持续超过2周的轻度疾病患者,超过4周的中度至重度疾病患者,超过6周的危重症患者称为长新冠,而"脑雾"是口语表达,指"大脑模糊状态",通常用来描述长新冠后的认知功能障碍。患者感染新型冠状病毒后,脑雾的发生率约为32%,大部分患者的症状可自行缓解,一般不伴有大脑的结构性损伤。认知功能障碍包括记忆、语言、定向、应用、注意力、知觉(视、听、感知)及执行功能障碍等一系列临床症状。

脑雾的临床表现为健忘、记忆混乱、感觉混乱、注意力不集中、定向障碍、找词困难、解决问题和决策方面的困难、处理速度和回忆信息领域的损伤、社交关系和沟通障碍等。感染后重返工作岗位的患者,会出现工作时间减少或角色调整,对认知要求高的任务中可能出现的错误感到焦虑,以及因感染后数周无法工作而自信心下降的情况。脑雾有时被视为感染后慢性疲劳综合征的一部分。慢性疲劳综合征是另一种常见的感染后遗症,其特征是即使在轻度活动后也会出现无精打采和容易疲劳的症状,使患者认为认知和运动任务非常费力。从这个角度来看,脑雾可能是这种更广泛的综合征的症状之一,更适用于认知方面。长新冠患者的脑雾和认知障碍可能继发于神经精神疾病。在抑郁发作期间,学习和记忆,以及注意力和集中力明显受损,决策困难也是抑郁症的典型特征,并且认知效率低下的自我评价也可能导致情绪低落和沮丧。新型冠状病毒感染后患者的睡眠障碍非常频繁,这可能会危及患者的情绪和认知功能。换句话说,精神和心理症状在发病前,或在感染的急性阶段,都会对认知功能产生负面影响,从而发生脑雾。

目前脑雾发生的原因尚不明确,可能的一种解释是"持续的免疫激活"。神经内分泌和神经免疫系统的慢性激活将增加患长新冠的风险。另一种可能性是在新型冠状病毒感染大流行的背景下,新型冠状病毒感染患者经历的脑雾症状属于创伤后应激障碍(PTSD)的一种形式。研究表明,脑雾与压力和创伤后症状之间有重要的相关性。此外,低氧血症、高凝状态、神经炎症、灰质丢失、微血管损伤、脑干功能障碍、轻度脑病、感知系统破坏和精神疾病等也被认为是患者神经认知衰弱的触发因素。SARS-CoV-2的主要传播方式是接触、飞沫和空气传播。特别是,空气传播意味着呼吸道飞沫可能沉积在呼吸道深处,并最终通过嗅觉神经束进入大脑。然后,它们可能到达右颞叶、边缘和旁边缘区域、小脑和下丘脑。特别是在下丘脑正中隆起处,有高浓度的肥大细胞和小胶质细胞,它们很容易受到SARS-CoV-2等病毒的攻击,并释放促炎分子。下丘脑功能的自主神经改变可能导致认知异常、睡眠失调和深度疲劳。此外,边缘系统的损伤可能会影响情感调节。以上因素会导致脑部炎症,最终导致脑雾和(或)认知功能障碍。

第3节　康复治疗

一、一般治疗

新型冠状病毒感染的一般治疗策略参考国家现行的新型冠状病毒感染诊疗方案。

二、对症治疗

对于程度较轻的神经系统相关症状,经对症治疗大多可以缓解。头痛、肌痛的初始治疗药物为对乙酰氨基酚及非甾体抗炎药。当明确存在炎症性肌痛时，糖皮质激素抗感染治疗可能有效；对于新型冠状病毒感染后的情绪障碍，经心理疏导、适度运动可以缓解，严重者予以抗焦虑抑郁、改善睡眠的药物治疗。患者情绪状态及失眠的改善有助于缓解脑雾等症状，一般无须给予改善认知的药物治疗。

三、专科治疗

对于脑炎、脑病等神经系统并发症：①应积极控制体温，给予甘露醇等降颅压及镇静、止惊治疗；②对于病情进展迅速者，及时进行气管插管机械通气；③严重脑病，特别是急性坏死性脑病患者，应尽早给予甲泼尼龙 20~30mg/(kg·d)，连用 3 日，随后根据病情逐渐减量；④丙种球蛋白（IVIG）静脉注射，总量 2g/kg，分 1 或 2 日给予；⑤也可酌情选用血浆置换、托珠单抗或改善线粒体代谢的鸡尾酒疗法（维生素 B_1、维生素 B_6、左卡尼汀等）。脑炎、脑膜炎、吉兰-巴雷综合征等的治疗原则与其他病因引起的相关疾病相同。

1.脑卒中的治疗

新型冠状病毒感染患者的急性卒中管理方法与传统的卒中诊疗指南一致。静脉溶栓及机械取栓术均可使患者获益。对于 C 反应蛋白、D-二聚体升高及肝功能受损的患者，行溶栓治疗时发生出血的风险可能会增加，机械取栓时需警惕可能存在多血管区域梗死、易再闭塞、易发生血栓碎裂及高血栓负荷等情况。对于脑出血高危人群，如高龄、高血压控制不良、既往脑出血或动脉瘤病史、颅内多发微出血患者，应严密监测其血压、凝血功能等指标，使用抗凝药物时宜谨慎，需评估抗凝治疗与出血的风险获益比，并与患者家属充分沟通。此外，需注意抗病毒药物奈玛特韦/利托那韦不能与利伐沙班、替格瑞洛、氯吡格雷、辛伐他汀等抗凝、稳斑药物联用。

2.抗癫痫发作及癫痫持续状态的治疗

对于新型冠状病毒感染后首次出现癫痫发作的患者，应综合考虑是否应用抗癫痫发作药物；若癫痫发作反复发生，应在积极治疗原发病的基础上，短期应用抗癫痫发作药物；对于 SE，应尽快终止癫痫发作，具体操作参考相关指南共识。对于新型冠状病毒感染急性期后出现的癫痫发作，应考虑规范应用抗癫痫发作药物进行治疗。对于既往有癫痫病的患者，若新型冠状病毒感染使癫痫发作的频次或程度加重，应根据个体情况调整药物剂量或种类。

3.免疫相关药物治疗

免疫相关药物治疗可能增加某些病原体（包括病毒）感染的风险。当神经免疫性疾病合并新型冠状病毒感染时，需关注原有免疫调节药物的给药方案，不建议突然停用免疫调节药物；当发生新型冠状病毒感染所致的神经免疫性疾病时，应及时给予相应的免疫调节药物治疗。在临床上，免疫调节药物的选择与调整主要依据以下情况而定：新型冠状病毒感染及神经系统疾病的严重程度、重型/危重型新型冠状病毒感染的危险因素、药物的药代动力学特点及药物不良反应。同时，需注意在疾病的不同阶段，免疫调节药物的作用不同，如在新型冠状病毒感染的初期用药会抑制机体的保护性免疫反应，可能有害；而对于重型/危重型新型冠状病毒感染患者，则需早期用药，以便尽早减轻炎症反应及细胞因子风暴导致的继发性损伤。

对于神经免疫性疾病较重或快速进展的患者，糖皮质激素及静脉用丙种球蛋白（IVIG）治疗可能是有益的，但需警惕血栓形成的风险。既往接受强效疾病修饰治疗药物（如利妥昔单抗、阿仑单抗等）的患者，由于其免疫状态低下，更容易发生重型/危重型新型冠状病毒感染，同时更易合并细菌、真菌等感染。对于这类患者，应严密监控并给予相应的预防感染措施，可以考虑给予 IVIG 或胸腺素等治疗。

四、中医治疗

本病属于中医"疫"病范畴，病因为感受"疫戾"之气，各地可根据病情、证候及气候等情况进行辨证论治。涉及超药典剂量，应当在医生指导下使用。针对非重点人群的早期新型冠状病毒感染者，可参照《新冠病毒感染者居家中医药干预指引》《关于在城乡基层充分应用中药汤剂开展新冠病毒感染治疗工作的通知》中推荐的中成药或中药协定方进行居家治疗。

1.轻型推荐中成药：藿香正气胶囊（软胶囊、丸、水、口服液)、疏风解毒胶囊(颗粒)、清肺排毒颗粒、化湿败毒颗粒、宣肺败毒颗粒、散寒化湿颗粒、金花清感颗粒、连花清瘟胶囊(颗粒)等。针灸治疗推荐穴位：合谷、后溪、阴陵泉、太溪、肺俞、脾俞。针刺方法：每次选择 3 个穴位，针刺采用平补平泻法，得气为度，留针 30 分钟，每日 1 次。

2.中型推荐中成药：金花清感颗粒、连花清瘟胶囊(颗粒)、清肺排毒颗粒、化湿败毒颗粒、宣肺败毒颗粒、散寒化湿颗粒等。针灸治疗推荐穴位：内关、孔最、曲池、气海、阴陵泉、中脘。

3.重型、危重型推荐中成药：清肺排毒颗粒、化湿败毒颗粒、喜炎平注射液、血必净注射液、热毒宁注射液、痰热清注射液、醒脑静注射液、参附注射液、生脉注射液、参麦注射液。对于功效相近的药物可根据个体情况选择一种，也可根据临床症状联合使用两种。中药注射剂可与中药汤剂联合使用。针灸治疗推荐穴位：大椎、肺俞、脾俞、太溪、列缺、太冲。

4.恢复期针灸治疗推荐穴位：足三里(艾灸)、百会、太溪。隔物灸贴取穴：大椎、肺俞、脾俞、孔最，每次贴敷 40 分钟，每日 1 次。

五、康复治疗

针对新型冠状病毒感染患者的呼吸功能、躯体功能，以及心理障碍，积极开展康复训练和干预，尽最大可能恢复患者的体能、体质和免疫能力。

1.脑血管病

脑卒中后功能障碍的评定及治疗是康复的核心内容，功能障碍主要包括运动、言语、认知、感觉、吞咽、精神心理、心肺功能障碍等。当病情稳定时，应对急性脑卒中患者进行个体化和全面的康复评估(Ⅰ级推荐，A 级证据)。脑卒中的"三级康复"服务体系可以使患者获得更好的运动功能、ADL 和生活质量，同时减少相关并发症的发生。一级康复，即早期康复，多在发病后 14 天内开始。此阶段多为卧床期，主要进行良肢位摆放、关节被动活动，以及早期床边坐位保持和坐位平衡训练。康复应循序渐进地进行，强度个体化，并应考虑患者的体力、耐力和心肺功能。对于康复训练，在早期阶段每天至少持续 45 分钟，之后适当增加强度是有益的(Ⅱa 级推荐，B 级证据)。二级康复一般

在康复中心和综合医院中的康复医学科进行。此阶段的训练内容主要是坐位平衡、移乘、站立、重心转移、迈步、进食、更衣、二便管理等，以及全身协调性训练、立位平衡、实用步行、手杖使用及上下楼梯等。在二级康复的基础上，社区康复医生根据患者居住环境制订康复计划并负责实施训练，其是三级康复内容。如果患者的功能恢复达到平台期，可以对患者及其家属进行康复宣教，使患者可以在家中进行常规的锻炼以维持功能。脑卒中的三级康复网络——卒中单元、康复医学科或康复中心、社区康复，是脑卒中患者接受全面系统康复治疗的有力保证(Ⅰ级推荐，A 级证据)。

针对脑卒中后运动功能康复训练，尽早实施转移和关节活动范围训练，可以预防坠积性肺炎、深静脉血栓形成等并发症。功能电刺激、肌电生物反馈结合常规康复，可以改善瘫痪肢体的肌肉力量和功能(Ⅰ级推荐，B 级证据)。任务导向性训练、运动想象疗法、日常活动能力训练等是有效的具体治疗方法。经颅直流电刺激(tDCS)、重复经颅磁刺激、经皮神经电刺激(TENS)联合常规物理治疗，以及选择性针灸等可有效缓解卒中后痉挛。对于脑卒中后的吞咽功能障碍问题，目前还没有充分的证据表明药物治疗、NMES、咽部电刺激、物理刺激、tDCS 和经颅磁刺激的有益作用(Ⅱb 级推荐，B 级证据)。建议对失语症患者进行失语症康复治疗(Ⅰ级推荐，A 级证据)。采用个体化干预措施治疗认知-沟通障碍，并建议强化治疗，但对于最佳训练次数、强度、持续时间还没有达成共识(Ⅱa 级推荐，B 级证据)。认知训练策略包括实践、补偿策略和适应技术(Ⅱa 级推荐，B 级证据)，虚拟现实训练对于语音、视觉和空间学习都是有益的(Ⅱa 级推荐，B 级证据)，经颅直流电刺激结合虚拟现实技术有利于提高患者的生活质量。重复经颅磁刺激和 tDCS 可用于改善偏侧忽略(Ⅱa 级推荐，B 级证据)。在脑卒中后的心肺功能障碍方面，脑卒中后心肺运动能力是影响患者生活质量和功能恢复的关键因素，需加强对呼吸道分泌物的管理(Ⅱa 级推荐，B 级证据)，建议制订个体化康复计划以改善心肺功能(Ⅰ级推荐，B 级证据)。

2.脊髓炎

对于脊髓损伤、脊髓炎或脊髓炎谱系等相关脊髓受累疾病的康复治疗，需要在不同时期采取针对性不同的康复治疗策略。急性期往往以床旁康复为主，如

体位管理、良肢位摆放、关节活动度训练、肌力训练、手功能训练、呼吸与排痰训练、间歇导尿膀胱管理,同时注意预防压疮、深静脉血栓形成、肺部感染、尿路感染、直立性低血压等并发症的发生。恢复期康复训练以离床康复训练为主,包括转移训练、站立、步行训练、呼吸及排痰训练,二便管理等。慢性期的康复训练以帮助患者回归家庭、工作及社会为主,注重心理干预及社会支持。

(1)物理疗法:强推荐急性期患者先从卧床到坐位的适应性训练开始,逐步过渡到功能性训练。强推荐采用物理疗法,如抗阻训练、手法辅助、步态指导等对 SCI 患者进行训练以增强患者的残存肌力,提高患者的日常生活活动能力(B 级证据)。强推荐伤后或术后 4 周的 SCI 患者进行水中肢体功能训练、定时翻身(≤2 小时)、患肢被动活动练习以防止关节挛缩,并进行肢体运动功能训练(人工辅助、机器人、外骨骼等)(B 级证据)。强推荐 SCI 患者进行体能训练、轮椅移动训练以提高其独立生活能力(B 级证据)。

(2)呼吸训练:强推荐 SCI 患者进行吸气肌力量训练、心肺功能训练(B 级证据)。例如,每周进行 2 次20 分钟的中等至高强度有氧训练;每周 2 次,每次 3组膈肌、腹肌等主要肌群的力量训练(吸气肌抗阻训练、发声训练)等。强推荐呼吸、排痰训练,体位引流,呼吸功能锻炼(B 级证据),以防治肺部感染、肺不张。

(3)物理因子治疗:强推荐不完全性 SCI 患者采用功能电刺激(FES)治疗(A 级证据),弱推荐经颅磁刺激以减轻脊髓损伤后神经病理性疼痛(B 级证据)。

(4)作业治疗:强推荐在患者急性期过后尽早开始作业疗法训练。对于基本能生活自理的 C7、C8 损伤患者,可以利用肱三头肌的强伸肘作用完成双臂支撑,抬起身体进行臀部减压及床、轮椅之间的转移。推荐治疗师指导患者在各种环境和条件下进行轮椅操作训练,必要时到院外进行实地训练,如崎岖不平的路面、坡道、人员密集的街道、狭窄的路段等(B 级证据)。强推荐对出院后回归家庭患者的生活环境进行改造,根据患者的实际情况选择适合的个性化治疗方案(C 级证据)。

(5)心理干预:强推荐在康复训练过程中结合心理干预,对 SCI 患者常规行心理健康教育、心理疏导,并配合应用抗抑郁药物改善患者的抑郁症状(B 级证据)。

(6)职业康复:强推荐对 SCI 患者进行职业康复。职业康复是以患者为中心的康复理念的重要体现(B级证据)。

(7)辅助具:强推荐 SCI 患者应用轮椅,并佩戴和使用矫形器、自助具进行训练和完成日常生活活动(B级证据)。

3.吉兰-巴雷综合征

在患者病情稳定后,建议早期进行正规的神经功能康复训练。在疾病早期,建议针对患者的具体问题进行对应治疗。对于呼吸肌麻痹或呼吸功能障碍的患者,建议进行呼吸肌训练,如辅助或主动腹式呼吸、缩唇呼吸,以及吸气肌、呼气肌训练。对于存在肺部感染患者,建议进行体位引流、排痰训练,同时加强患者的有效咳嗽训练。肺部超短波治疗有助于减轻肺部的炎症症状。

早期康复治疗包括良肢位摆放、关节被动活动以预防关节挛缩、肌肉废用性萎缩、压疮等并发症的发生。使用神经肌肉电刺激治疗可加强患者的肌肉收缩和感觉刺激以促进肢体功能恢复。中期运动治疗主要是利用患者尚存的肌力进行康复训练,循序渐进地进行增强肌力训练(等张、等长肌肉收缩训练)及辅助器械(电动起立床站立等)的训练。后期康复治疗主要从被动活动、主动助力训练逐渐过渡到主动抗阻训练,同时加强患者的日常生活活动能力训练,如转移、穿衣、吃饭、步行等以增加患者的独立生活能力。

神经功能障碍患者康复中的注意事项:在新型冠状病毒感染恢复期开始神经功能康复治疗前,应给予全面的心肺功能评估、运动疲劳度评估和运动耐量评估等,并给予适当强度的康复治疗,循序渐进地完成。治疗中应密切观察患者的血氧饱和度、心率和呼吸频率等指标变化,随时调整治疗方案。治疗后应了解患者的运动疲劳程度及疲劳缓解情况,并根据疲劳程度及缓解情况调整后续康复治疗的强度及频次。对于上下肢肌力训练和肌耐力训练(如踏车练习、沙袋练习),需遵循逐渐递增的原则。对于呼吸肌群功能障碍的患者,需强化呼吸训练,调整呼吸模式。对于气道廓清障碍的患者,需加强气道管理及排痰训练。在康复训练过程中,需关注患者的心理健康教育,并加强心理干预支持。

4.脑雾

目前还没有针对脑雾这类认知功能障碍并发症

的直接治疗方法。虽然新型冠状病毒感染后脑雾与创伤性脑损伤导致的认知功能障碍不同，但其认知症状的康复有一些共同特征，这些特征可以被推广到各种疾病。认知康复可被应用于有认知功能障碍的脑雾患者，包括患者的心理教育，以及认知技能训练，心理教育包括脑雾的定义、可能的病因，以及影响恢复过程

的一般因素。运动锻炼通常被推荐用于注意力和处理速度，以及情绪症状的康复。患者可以进行有氧运动，从低强度的持续运动开始，如散步、椅子瑜伽或伸展运动，并在可以耐受的范围内适当增加运动强度，有利于患者从脑雾状态中恢复。

参考文献

[1]中国医师协会神经内科医师分会.新型冠状病毒感染所致神经系统疾病临床救治专家推荐意见[J].解放军医学杂志，2023,48(2):9.

[2]丁晶,汪昕.重视新型冠状病毒感染患者的神经系统受累症状[J].中国科学基金,2021,01:110-111.

[3]陈向军,邵凌云,关鸿志.新型冠状病毒感染相关神经系统并发症的评估与管理中国专家共识(2023)[J].中国临床神经科学,2023,02:121-131.

[4]Ellul MA,Benjamin L,Singh B,et al. Neurological associations of COVID-19[J]. Lancet Neurol,2020,19(9):767-783

[5]Dale Lucy. Neurological Complications of COVID-19：A Review of the Literature[J]. Cureus,2022,14:e27633.

[6]中华人民共和国国家卫生健康委员会,国家中医药.新型冠状病毒感染诊疗方案(试行第十版)[J].中国医药,2023,02:161-166.

[7]雷晓辉,惠艳娉,张妮,等.关于不同人群感染新型冠状病毒的恢复期康复治疗[J].西安交通大学学报(医学版),2023,07:1-6.

[8]Keyhanian K,Umeton RP,Mohit B,et al. SARS-CoV-2 and nervous system：From pathogenesis to clinical manifestation[J]. J Neuroimmunol,2020,350:577436.

[9]Li YC,Bai WZ,Hashikawa T. The neuroinvasive potential of SARS-CoV2 may play a role in the respiratory failure of COVID-19 patients [J]. J Med Virol,2020,92(6):552-5.

[10]Ellul MA,Benjamin L,Singh B,et al. Neurological associations of COVID-19[J]. Lancet Neurol,2020,19(9):767-83.

[11]Orfei MD,Porcari DE,D'arcangelo S,et al. A New Look on Long-COVID Effects：The Functional Brain Fog Syndrome[J]. J Clin Med,2022;11(19):5529.

[12]Jennings G,Monaghan A,Xue F,et al. Comprehensive Clinical Characterisation of Brain Fog in Adults Reporting Long COVID Symptoms[J]. J Clin Med,2022,11(12):3440.

[13]Guerrero JI,Barragan LA,Martinez JD,et al. Central and peripheral nervous system involvement by COVID-19: a systematic review of the pathophysiology,clinical manifestations,neuropathology,neuroimaging,electrophysiology,and cerebrospinal fluid findings[J]. BMC Infect Dis,2021,21(1):515.

[14]Favas TT,Dev P,Chaurasia RN,et al. Neurological manifestations of COVID-19: a systematic review and meta-analysis of proportions [J]. Neurol Sci,2020,41(12):3437-70.

[15]Khatoon F,Prasad K,Kumar V. COVID-19 associated nervous system manifestations [J]. Sleep Med,2022,91:231-6.

[16]Taga A,Lauria G. COVID-19 and the peripheral nervous system. A 2-year review from the pandemic to the vaccine era[J]. J Peripher Nerv Syst,2022,27(1):4-30.

[17]Gentile F,Bocci T,Coppola S,et al. Putative Role of the Lung-Brain Axis in the Pathogenesis of COVID-19-Associated Respiratory Failure：A Systematic Review[J]. Biomedicines,2022,10(3):729.

[18]Krishnan K,Lin Y,Prewitt KM,et al. Multidisciplinary Approach to Brain Fog and Related Persisting Symptoms Post COVID-19 [J]. J Health Serv Psychol,2022,48(1):31-8.

[19]Zhang T,Zhao J,Li X,et al. Chinese Stroke Association guidelines for clinical management of cerebrovascular disorders：executive summary and 2019 update of clinical management of stroke rehabilitation[J]. Stroke and Vascular Neurology,2020,5(3):10.

[20]Fehlings Michael G,Tetreault Lindsay A,Aarabi Bizhan,et al. A Clinical Practice Guideline for the Management of Patients With Acute Spinal Cord Injury：Recommendations on the Type and Timing of Rehabilitation[J]. Global Spine J,2017,7:231S-238S.

[21]崔尧,张春佳,胥鑫.脊髓损伤康复治疗临床实践指南[J].中国老年保健医学,2022,05:8-15.

[22]中华医学会神经病学分会.中国吉兰-巴雷综合征诊治指南2019[J].中华神经科杂志,2019,11:877-882.

[23]陈金亮,王殿华.吉兰-巴雷综合征的诊断与治疗[M].北京：人民军医出版社,2009.

索 引